Dr. SARFRAZ ZAIDI

FĂ-ȚI DIABETUL TIP 2 SĂ DEA ÎNAPOI

– o abordare ştiinţifică unică –

Înțelege-i cauzele profunde şi ține-ți sub control diabetul!

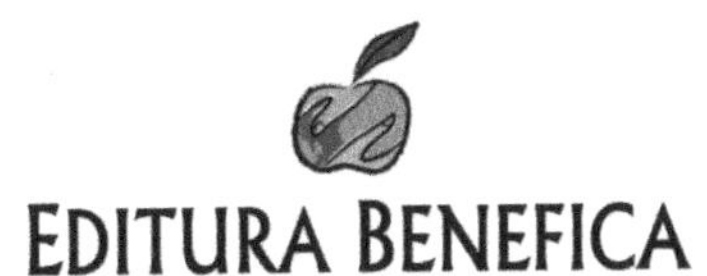

Descrierea CIP a Bibliotecii Naţionale a României
Zaidi, Sarfraz
Fă-ţi diabetul tip 2 să dea înapoi : o abordare ştiinţifică unică; Înţelege-i cauzele profunde şi ţine-ţi sub control diabetul! / dr. Sarfraz Zaidi ; trad.: Belciug Ana-Maria-Briana - Bucureşti : Benefica International, 2015
ISBN 978-606-93350-2-4
I.Belciug, Ana-Maria-Briana (trad.)
616.441-008.64

Traducere: Ana-Maria Briana Belciug
Redactare: Editura Benefica International

Comenzi:
Tel. 0721 101 888
021 323 1985
office@editurabenefica.ro
www.editurabenefica.ro

DECLINAREA RESPONSABILITĂȚII

Informațiile din această carte sunt adevărate și complete din cunoștințele noastre. Această carte este doar un ghid informativ pentru cei care doresc să știe mai multe despre problemele de sănătate. Informațiile din această carte nu au intenția de a înlocui sfaturile unui furnizor de servicii medicale. Autorul și editorul declină orice responsabilitate pentru deciziile pe care le luați pe baza informațiilor conținute de această carte. Informațiile furnizate aici nu ar trebui folosite în timpul niciunei intervenții medicale de urgență sau pentru diagnosticarea și tratamentul vreunei afecțiuni. În niciun caz această carte nu are intenția de a înlocui, anula sau de a se opune sfatului dat dumneavoastră de propriul furnizor de servicii medicale. Informațiile conținute în această carte sunt generale și vă sunt oferite fără vreo garanție din partea autorului sau editorului. Autorul și editorul declină orice responsabilitate în legătură cu utilizarea acestei cărți. Numele și datele de identificare ale persoanelor asociate cu întâmplări descrise în carte au fost schimbate. Orice asemănare cu persoanele reale este pur întâmplătoare. Orice duplicare sau distribuire a informațiilor conținute în această carte este strict interzisă.

CUPRINS

SECȚIUNEA 1

Obținerea datelor

Introducere I

Capitolul 1
Ce este diabetul de tip 2? 1

Capitolul 2
Care este tipul dumneavoastră de diabet:
tip 1 sau tip 2? 3

Capitolul 3
Cum vă puteți da seama dacă cineva are diabet tipul 1
sau tipul 2? 6

Capitolul 4
Insulina poate provoca mai mult rău decât bine la
diabetul de tip 2 8

Capitolul 5
De ce continuați să luați în greutate în ciuda faptului că
urmați sfaturile dieteticianului? 12

Capitolul 6
De ce nivelul zahărului din sânge este mai ridicat
dimineața decât în seara anterioară? 15

Capitolul 7
De ce crește nivelul zahărului din sânge fără niciun motiv
aparent? 20

Capitolul 8
De ce nivelul zahărului din sânge explodează atunci când sunteți în spital? 24

SECȚIUNEA 2

Preluați controlul diabetului dumneavoastră

Capitolul 9

Abordarea mea științifică pentru tratarea diabetului de tip 2 25

Capitolul 10

Abordarea mea unică pentru managementul stresului 51

Capitolul 11
Noua mea abordare științifică a dietei pentru diabet.... 108

Capitolul 12
Faceți sport: cât de mult și ce fel de sport? 139

Capitolul 13
Vitamine și minerale pentru diabet 144

Capitolul 14
Plante medicinale pentru diabet 189

Capitolul 15
Medicamente cu prescripție, atunci când este necesar.. 218

Capitolul 16
Monitorizarea diabetului, a hipertensiunii arteriale și a colesterolului 239

Capitolul 17
Ce înseamnă nivelul scăzut al zahărului din sânge (hipoglicemia) şi cum se tratează 245

SECȚIUNEA 3

Prevenirea, tratarea, remisiunea complicațiilor diabetului

Capitolul 18
Prevenirea, tratarea, remisiunea complicațiilor diabetului 250

Capitolul 19
Bolile de inimă la diabetici 253

Capitolul 20
Accidentul vascular cerebral la diabetici 260

Capitolul 21
Pierderea memoriei/demența la diabetici 264

Capitolul 22
Insuficiența renală la diabetici 268

Capitolul 23
Neuropatia periferică diabetică 281

Capitolul 24
Neuropatia autonomă diabetică 288

Capitolul 25
Impotența la diabetici 290

Capitolul 26
Slaba circulație la nivelul picioarelor la diabetici 294

Capitolul 27
Bolile de ochi la diabetici........ 296

Capitolul 28
Ficatul gras la diabetici 297

Capitolul 29
Scăderea imunității împotriva infecțiilor la diabetici.... 302

SECȚIUNEA 4

Rețete 305

Mulțumiri........366

Despre autor........367

SECȚIUNEA 1

OBȚINEREA DATELOR

INTRODUCERE

„Domnule doctor, îmi iau medicamentele în fiecare zi. Atunci de ce este nivelul de zahăr din sânge ridicat?" a întrebat Peter în timpul primei sale consultații cu mine. Am putut să îi simt întreaga frustrare.

Peter a fost în grija unui alt medic timp de câțiva ani. Inițial, el a fost pe un singur medicament, apoi pe două, trei şi în sfârşit pe insulină. În ciuda tuturor acestor medicamente, el a continuat să aibă un nivel ridicat al zahărului din sânge. A fost să consulte un dietetician şi i-a urmat sfaturile în cea mai mare parte a timpului. De asemenea, a mers pe jos în fiecare zi, dar nimic nu părea să funcționeze.

Văd diabetici ca Peter în fiecare zi. Ceea ce mă uimeşte este cât de puțin ştiu aceştia despre cauza principală a tipului lor de diabet. Ei au fost la medici şi la dieteticieni, dar nu au auzit de rezistența la insulină – cauza principală a diabetului de tip 2 care afectează aproximativ 95% dintre diabetici. Restul de 5% sunt diabetici de tip 1. Se pare că nimeni nu le-a explicat ce provoacă cu adevărat diabetul de tip 2.

Medici, dieteticieni şi pacienți urmează pur şi simplu aceeaşi idee: diabetul înseamnă nivel ridicat de zahăr în sânge şi se ține sub control prin dietă, exerciții fizice şi medicamente. Dacă un medicament nu funcționează, se trece pe altul sau se adaugă altul. Cu toții continuă să vâneze zahărul din sânge de parcă ar fi la o vânătoare de *gâşte sălbatice.* La final toți par să fie frustrați.

Medicii nu au timp şi uneori nici cunoştinţe aprofundate despre rezistenţa la insulină. Ei urmează pur şi simplu „ghidul" marilor organizaţii medicale: ce medicamente să prescrie, şi în ce ordine, care se schimbă la câţiva ani. Dieteticienii continuă să urmeze „ghidul" marii lor organizaţii şi să urmeze algoritmii creaţi de aceste organizaţii. Eu numesc aceasta medicină *robotică*; medicii şi dieteticienii funcţionând precum *roboţii* marilor organizaţii medicale. Nu e nicio surpriză că, în cele din urmă, nimic nu pare să funcţioneze şi pacienţii suportă consecinţele complicaţiilor oribile ale diabetului.

Scopul scrierii acestei cărţi este să vă echipez cu cunoştinţe atât *ştiinţifice* cât şi *practice* despre tipurile de diabet: ce funcţionează şi ce nu funcţionează şi de ce. Apoi, puteţi folosi aceste informaţii pentru a vă angaja într-o conversaţie plină de sens cu medicul dumneavoastră personal şi să preluaţi frâiele diabetului dumneavoastră.

CAPITOLUL 1

CE ESTE DIABETUL DE TIP 2?

Majoritatea (aproximativ 95%) dintre pacienți au diabet de tip 2. Spre deosebire de diabeticii de tip 1, majoritatea diabeticilor de tip 2 nu au nevoie de insulină injectabilă pentru a-și gestiona diabetul. În cazul diabetului de tip 2, corpul este capabil să producă insulină, dar există rezistență la această acțiune. Aceasta e cunoscută drept rezistența la insulină.

Ce este rezistența la insulină?

Insulina este un hormon produs de celule specializate din pancreas, cunoscute ca celule beta. Una dintre principalele funcții ale insulinei este să conducă glucoza din sânge către celule, în special către celulele musculare, unde este folosită drept combustibil pentru a produce energie.

Gândiți-vă la celule ca la o cameră mică și la vasul de sânge ca la un hol în afara camerei. Glucoza este persoana de livrare, alergând de-a lungul holului și încercând să intre în cameră, dar ușa este închisă. Insulina funcționează ca un portar, care deschide ușa pentru ca glucoza să poată intra. Insulina trebuie să deschidă ușa pentru ca glucoza să intre în celulă.

La persoanele predispuse de a dezvolta diabetul de tip 2, ușile din peretele celulei sunt greu de deschis, ca și cum balamalele lor ar fi ruginite. Prin urmare, insulina nu poate deschide cu ușurință ușa. Aceasta se numește rezistența la insulină.

Cum se ajunge la diabetul de tip 2

Acum, în loc de un portar, aveți nevoie de trei sau patru portari să deschidă ușa. Cu alte cuvinte, pancreasul dumneavoastră produce din ce în ce mai multă insulină ca răspuns la rezistența la insulină. Acest lucru ține nivelul de zahăr în limite normale pentru mult timp.

Dacă rezistența la insulină nu este tratată, așa cum se întâmplă adesea, pancreasul devine în cele din urmă epuizat și producția de insulină începe să scadă. În acest stadiu, nivelurile glucozei din sânge încep să crească și veți începe să dezvoltați gradual prediabet și apoi diabet.

Capacitatea pancreasului de a produce insulină variază de la o persoană la alta. Unii oameni au o capacitate limitată de a produce insulină. Aceștia dezvoltă diabet la o vârstă mai tânără – pe la douăzeci și treizeci de ani sau chiar în adolescență. Alții au o capacitate extraordinară de a produce mari cantități de insulină. Acești pacienți nu dezvoltă diabet decât foarte târziu. Ei pot muri din cauza unui atac de cord sau a unui atac cerebral înainte să dezvolte diabet.

Țineți minte, diabetul este doar una dintre manifestările rezistenței la insulină. Alte manifestări includ prediabet, hipertensiune arterială, dezechilibru al colesterolului, boli de inimă, atac cerebral, demență, ficat gras și un risc crescut de cancer.

CAPITOLUL 2

CARE ESTE TIPUL DUMNEAVOASTRĂ DE DIABET: TIP 1 SAU TIP 2?

În cazul diabetului de tip 1 are loc o distrugere completă a celulelor producătoare de insulină, numite celule beta, din pancreas. Este un proces autoimun, în care sistemul dumneavoastră imunitar începe să atace şi să distrugă propriile celule producătoare de insulină. În cele din urmă producerea de insulină încetează şi se dezvoltă diabetul.

În cazul diabetului de tip 2, pe de altă parte, corpul este capabil să producă insulină, dar are loc o rezistenţă la acţiunea insulinei. Este o boală complet diferită de diabetul de tip 1.

De ce este important să ştiţi ce tip de diabet aveţi?

Este crucial să ştiţi ce tip de diabet aveţi deoarece tratamentul potrivit pentru diabetul de tip 2 este complet diferit de cel pentru diabetul de tip 1.

În timp ce un diabetic de tip 1 are nevoie de tratament cu insulină pentru a supravieţui, un diabetic de tip 2 nu are nevoie. Un diabetic de tip 2 suferă de rezistenţă la insulină. De aceea, tratamentul unui diabetic de tip 2 ar trebui să aibă ca scop tratarea rezistenţei la insulină. Insulina nu tratează rezistenţa la insulină.

Din nefericire, mulţi diabetici de tip 2 sunt trataţi cu medicamente care stimulează pancreasul să producă din ce în ce mai multă insulină şi totuşi nu se face nimic pentru a trata rezistența la insulină. În cele din urmă, pancreasul este epuizat și nu mai poate să producă uriașe cantități de insulină. Putem numi aceasta epuizare pancreatică. În acest stadiu, acești pacienți sunt trecuți pe injecții cu insulină pentru a le controla glucoza din sânge. Unii pacienți (și în mod surprinzător, unii medici) cred în mod eronat că tipul lor de diabet este convertit de la tipul 2 la tipul 1 și că vor fi nevoiți să stea pe insulină pentru tot restul vieții.

De fapt, dacă diabeticii de tip 2 sunt tratați cu o strategie pentru a le trata rezistența la insulină, aceștia nu vor dezvolta epuizarea pancreatică și nu vor fi nevoiți să treacă pe insulină. Chiar și acei diabetici de tip 2 care sunt deja pe insulină injectabilă pot treptat să iasă de pe insulină. Aceasta este discutată în detaliu în capitolul despre tratarea diabeticilor.

Nu este diabetul adolescenților întotdeauna de tipul 1?

În trecut, obișnuiam în mod eronat să clasificăm diabetul de tip 1 ca „Declanșarea diabetului juvenil" și diabetul de tip 2 ca „Declanșarea adultă" sau „Declanșarea matură". Dar apoi ne-am dat seama că mulți tineri nu erau de fapt diabetici de tip 1, ci de tip 2. De fapt, diabeticii de tip 2 în rândul tinerilor sunt în creștere la un nivel alarmant, datorită culturii noastre privind mâncarea rapidă și procesată și stilului de viață sedentar.

Prin urmare, acum folosim termenii tip 1 și tip 2 și nu îi mai folosim pe cei anteriori legați de categoriile de vârstă. Din păcate, încă văd unii medici care încă folosesc termenii vechi.

Să presupunem că cineva are diabet de tip 1 bazându-ne

pe vârsta sa tânără poate fi foarte înşelător.

Nu este declanşarea diabetului adult întotdeauna de tipul 1?

Diabetul dezvoltat la adulţi este aproape întotdeauna de tip 2, dar rareori poate fi de tip 1. Se întâmplă la oamenii care sunt slabi şi care îşi fac multe griji. Medicamentele pe cale orală nu funcţionează la aceşti pacienţi. Ei trebuie să treacă pe insulină pentru a-şi controla zahărul din sânge.

CAPITOLUL 3

CUM VĂ PUTEȚI DA SEAMA DACĂ CINEVA ARE TIPUL 1 SAU TIPUL 2?

Un endocrinolog, expertul în diabet, poate diagnostica dacă aveți diabet de tip 1 sau tip 2 pe baza unor informații clinice.

Din păcate, un medic care nu este specialist în diabet poate să clasifice incorect tipul de diabet pe care îl aveți.

Sunteți probabil un diabetic de tip 2 dacă:

- **Nu** sunteți pe insulină
- Sunteți pe insulină, dar în trecut ați fost tratat cu succes cu pastile pentru diabet timp de mai mulți ani înainte să fiți trecut pe insulină
- Sunteți pe doze relativ mari de insulină (de obicei mai mult de 40 de unități/zi)
- Sunteți obez
- Aveți un nivel ridicat al trigliceridelor (mai mult de 150 mg/dl)
- Aveți un nivel scăzut de colesterol HDL (mai puțin de 50 mg/dl la femei și mai puțin de 40 mg/dl la bărbați)
- Aveți hipertensiune arterială (mai mare de 130/80 mm Hg)
- Aveți în familie persoane cu diabet, hipertensiune arterială, boli de inimă, atac cerebral sau colesterol ridicat

Sunteți probabil un diabetic de tip 1 dacă:

- Ați fost pe insulină încă de la diagnosticarea dumneavoastră cu diabet sau la scurt timp după aceea (deşi, uneori, medicul vă poate pune pe insulină chiar dacă sunteți diabetic de tip 2)
- Sunteți pe doze relativ mici de insulină (de obicei mai puțin de 40 unități/zi)
- Sunteți slab
- Nu aveți persoane cu diabet în familie
- Nu aveți un nivel ridicat de trigliceride şi scăzut de colesterol HDL
- Nu aveți hipertensiune arterială

Teste de sânge pentru a clasifica tipul de diabet:

Este un test special de sânge care poate ajuta la a clasifica dacă o persoană este de tip 1 sau de tip 2. Acest test de sânge este cunoscut ca testul peptidul C, care este un hormon produs de pancreas împreună cu insulina. Testul de sânge pentru peptidul C ar trebui efectuat la o oră după masă.

Aproape toți pacienții cu diabet de tip 2 au o parte din producția de insulină şi peptid C. De fapt, mulți diabetici de tip 2 au o producție excesivă de insulină şi un nivel ridicat de peptid C. În schimb, majoritatea diabeticilor de tip 1 nu au deloc producție de insulină şi, astfel, nici peptid C în sângele lor. Rareori, peptidul C este detectabil în cantități foarte mici în stadiile incipiente ale diabetului de tip 1. În aceste cazuri dificile, pot fi făcute teste suplimentare de sânge precum anticorpi cu celule antiinsulină sau anticorpi anti-GAD. Aceşti anticorpi sunt prezenți la majoritatea pacienților cu diabet de tip 1.

CAPITOLUL 4

INSULINA POATE PROVOCA MAI MULT RĂU DECÂT BINE LA DIABETUL DE TIP 2

În timp ce insulina este un medicament care salvează viața în cazul diabeticilor de tip 1, pare să nu fie alegerea corectă pentru majoritatea diabeticilor de tip 2. Iată de ce.

La pacienții cu diabet de tip 2, diabetul este una dintre manifestările unui proces al bolii grav dăunătoare din corp numit rezistența la insulină. În termeni simpli, rezistența la insulină înseamnă că propria insulină – un hormon produs în mod natural de pancreas – devine mai puțin eficientă în a-și face treaba. Ca răspuns la rezistența la insulină, pancreasul produce din ce în ce mai multă insulină. Această mare cantitate de insulină nu este bună pentru corpul dumneavoastră.

Nivelul ridicat de insulină cauzează hipertensiune arterială

Un nivel ridicat de insulină cauzează hipertensiune arterială. Această asociere dintre nivelurile ridicate de insulină și dezvoltarea hipertensiunii arteriale a fost confirmată de mai mulți cercetători (1).

Nivelul ridicat de insulină cauzează îngustarea vaselor de sânge

Un nivel ridicat de insulină cauzează îngustarea vaselor de sânge, inclusiv a arterelor coronare. Astfel, nivelul ridicat de insulină este asociat cu boala coronariană. Această asociere a fost documentată de mai multe studii clinice excelente – Studiul polițistului Helsinki (2), Studiul Potențial Paris (3) și Studiul Danez (4).

Cum provoacă insulina boli cardiace? Insulina stimulează creșterea ușoară a celulelor musculare din pereții arterelor și provoacă îngroșarea și rigiditatea pereților arteriali, care, la rândul lor, contribuie la îngustarea vaselor de sânge (5). Hipertensiunea (creșterea tensiunii arteriale) în sine determină în continuare îngustarea vaselor de sânge. Vasele de sânge îngustate duc la atacuri de cord și la accidente vasculare cerebrale.

Nivelul ridicat de insulină cauzează dezvoltarea tumorilor, inclusiv a cancerului

Un nivel ridicat de insulină duce, de asemenea, la dezvoltarea tumorilor, atât beningne cât și maligne deoarece insulina este un hormon care promovează dezvoltarea. Cauzează dezvoltarea țesuturilor – atât benigne cât și canceroase. Mai multe studii clinice au arătat o predominanță a cancerului la oamenii cu Sindromul Rezistenței la Insulină. Anumite tipuri de cancer, în special cancerul de sân, de colon și cancerul de prostată au fost legate de rezistența la insulină. Un excelent și detaliat studiu, cunoscut sub numele de Studiul Sănătății Asistentelor a fost publicat în 2003 în Diabetes Care (6). În acest studiu, 111.488 de asistente medicale americane care aveau între 30 și 55 de ani și vindecate de cancer în 1976 au suferit prin anul 1996 de apariția diabetului de tip 2 și în 1998 de cancer la sân. Femeile cu diabet de tip 2 s-au dovedit a avea o mai mare frecvență de cancer la sân decât cele care nu aveau diabet.

De ce insulina poate provoca mai mult rău decât bine dacă sunteți diabetic de tip 2

Acum, imaginați-vă că un pacient diabetic de tip 2, care produce deja o mare cantitate de insulină, ca rezultat la rezistența la insulină, este pus pe insulină pentru a controla nivelul ridicat de zahăr din sânge. Este ca şi cum ați pune gaz pe foc, nu-i aşa? Acest pacient are deja un mare risc pentru bolile cardiace, hipertensiune şi dezvoltare a cancerului datorate nivelului ridicat de insulină. A adăuga mai multă insulină sub forma unor injecții cu insulină sau a unei pompe cu insulină poate controla nivelul ridicat de zahăr din sânge, dar va creşte riscul pentru hipertensiunea arterială, atacurile de cord şi a cancerului. Inversul este de asemenea adevărat. Dacă tratați diabetul de tip 2 tratând sursa acestuia, rezistența la insulină, atunci se poate reduce riscul atacurilor de cord şi a cancerului.

Un studiu excelent de la Universitatea de Medicină din Texas Centrul de Cancer Anderson din Houston a arătat că pacienții cu diabet de tip 2 care foloseau insulina aveau de 5 ori mai multe şanse să dezvolte cancer pancreatic comparativ cu cei care nu au folosit insulina. Pe de altă parte, pacienții care erau pe Metformin au avut un risc cu 62% mai scăzut pentru dezvoltarea cancerului pancreatic (7).

Metformin tratează rezistența la insulină. Prin urmare, nu a fost nicio surpriză că Metformin a determinat o scădere a riscului de cancer pancreatic în acest studiu. În această carte, veți învăța strategia mea completă pentru a trata rezistența la insulină.

Insulina provoacă, de asemenea, creşterea în greutate, retenția de apă şi nivelul scăzut al zahărului în sânge (hipoglicemia). Nivelul scăzut de zahăr în sânge poate să vă ameninţe viaţa. Probabil acum puteţi înţelege de ce abordarea mioapă de a controla nivelul de zahăr din sânge cu insulină poate fi un dezastru în cazul pacienţilor cu diabet tip 2.

Atenţie:

Nu trebuie niciodată să opriţi insulina sau orice alt medicament fără a consulta înainte medicul personal.

REFERINŢE

1. Manicardi V, Camellini L, Bellodi G, Coscelli C, Ferrannini E. Dovezi privind asocierea dintre hipertensiunea arterială şi hiperinsulinemia la bărbaţii obezi. *J Clin Endocrinol Metabolism* 1986; 62(6):1302–4.
2. Pyorala K., Savolainen E, Kaukola S, Haapakoski J. Insulina plasmă ca factor de risc al bolii coronariane: relaţia cu alţi factori de risc şi valoarea predictivă în timpul a 9 ani şi jumătate de urmărire a Studiului Poliţiştilor din Helsinki. *Acta Med Scand Suppl* 1985; 701:38–52.
3. Eschwege E, Richard JL, Thibult N, et al. Mortalitatea în cazul bolilor de inimă în raport cu diabetul, glucoza din sânge şi nivelul insulinei plasmă. Studiul Paris Prospective, zece ani mai târziu. *Horm Metab Res Suppl* 1985; 15:41–46.
4. Moller LF, Jespersen J. Grăbirea nivelului de insulină ser şi a bolii de inimă într-un grup de danezi: 17 ani de analiză. *J Cardiovasc Risk* 1995; 2:235–240.
5. Despres J-P, Lamarche B, et al. Hiperinsulinemia ca factor independent de risc pentru boala cardiacă ischemică. *N Engl J Med* 1996; 334:952–957. Salomaa V, Riley W, Kaark JD, et al. Diabetul non-dependent de insulină şi grăbirea concentraţiei de insulină sunt asociate cu indicele de rigiditate arterială, studiul ARIC. *Circulation* 1995; 91:1432–1443. 239
6. Michels KB, Solomon CG, Hu FB, et al. Diabetul de tip 2 şi incidenţa ulterioară a cancerului la sân în Studiul Sănătăţii Asistentelor. *Diabetes Care* 2003; 26:1752–1758.
7. Li D, Yeung SC, Hassan MM, Konopleva M, Abbruzzese JL. Terapiile antidiabetice afectează riscul cancerului pancreatic. *Gastroenterology*. 2009 Aug;137(2):482-8

CAPITOLUL 5

DE CE CONTINUAȚI SĂ LUAȚI ÎN GREUTATE, ÎN CIUDA FAPTULUI CĂ URMAȚI SFATURILE DIETETICIANULUI?

Mulți diabetici continuă să ia în greutate în ciuda vizitei la dietetician şi a urmării sfatului acestuia. În mod evident, aceştia devin chiar frustrați. Aduc vorba despre asta şi îşi întreabă medicul, dar nu primesc un răspuns satisfăcător.

Iată câteva dintre motivele pentru care puteți lua în greutate în ciuda urmării unei diete.

1. Dieta în sine poate fi greşită

Multe recomandări dietetice sunt bazate pe cunoştințe învechite. În mod tipic, aceste diete permit prea mulți carbohidratați. Din acest motiv mulți diabetici nu pierd în greutate când urmează aceste diete. Mai multe despre aceasta în Capitolul 11: Noua mea abordare ştiințifică a dietei pentru diabet.

2. Medicamentele pentru diabet

Multe medicamente pentru diabet pot provoca luarea în greutate. Insulina este cea mai cunoscută. Alte medicamente pentru diabet care provoacă creşterea în greutate sunt:

- Glucotrol XL, Glucotrol (glipizidă)
- Amaryl (glimepiridă)
- Micronase, Diabeta, Glynase (gliburidă)
- Diabinese (clorpropamidă)
- Actos (pioglitazonă)

- Avandia (rosiglitazonă)
- Prandin (repaglinidă)
- Starlix (nateglinidă)

3.Alte medicamente

Diabeticii iau adesea mai multe medicamente în plus față de medicamentele lor pentru diabet. Multe dintre aceste medicamente pot produce creşterea în greutate.

Medicamente utilizate în mod obişnuit care provoacă creşterea în greutate:

- Steroizi precum Deltasone (prednison), Decadron (dexametazonă)
- Paxil (paroxetină)
- Zyprexa (olanzapina)
- Remeron (mirtazapină)
- Depakote (acid valproic)
- Thorazin (clorpromazină)
- Elavil (amitriptilină)
- Medroxiprogesteron acetat (MPA)

4. Deficitul de vitamine

Deficitul de vitamine precum deficitul vitaminei B12 şi a vitaminei D sunt comune şi pot provoca creşterea în greutate. Nivelul scăzut de vitamina D agravează rezistența la insulină care poate provoca creşterea în greutate. Nivelul scăzut al vitaminei B12 conduce la un metabolism scăzut şi în consecință la creşterea în greutate. Deficitul de vitamina B12 este în mod deosebit obişnuit la diabeticii pe Metformin.

5. Tiroida subactivă (hipotiroidism)

Mulţi diabetici suferă de asemenea de tiroidă subactivă, numită hipotiroidism. De multe ori, puteţi avea hipotiroidism, dar medicul personal nu l-a diagnosticat încă. Acelor pacienţi care au fost diagnosticaţi cu hipotiroidism le sunt de obicei prescrise Syntroid, Levoxyl sau Unithroid, care sunt denumiri de marcă pentru Levotiroxină sau T4. Mulţi pacienţi cu hipotiroidie au nevoie de T3 (Liothyronine) în plus faţă de T4 (Levotiroxină), altfel ei continuă să sufere de metabolism scăzut sau de creşterea în greutate.

*Pentru a afla mai multe detalii, vă rog să consultaţi cartea mea, **„Hipotiroidismul şi tiroidita Hashimoto”.***

6. Stres

Stresul afectează aproape pe toată lumea. Diabeticii nu fac excepţie. Stresul provoacă creşterea în greutate în câteva zile.

- Stresul provoacă mâncatul
- Stresul provoacă hipotiroidismul
- Stresul provoacă creşterea nivelului de cortizol care agravează rezistenţa la insulină la diabeticii de tip 2
- Stresul poate provoca depresie care poate duce la mâncatul emoţional şi lipsa de exerciţii fizice care culminează cu creşterea în greutate.

Mai multe despre stres şi controlarea lui în Capitolul 10

CAPITOLUL 6

DE CE NIVELUL ZAHĂRULUI DIN SÂNGE ESTE MAI RIDICAT DIMINEAȚA DECÂT ÎN SEARA ANTERIOARĂ?

Diabeticii de tip 2 observă deseori că nivelul de glucoză din sânge este ridicat dimineața deşi era la un nivel mai bun seara anterioară înainte de a merge la culcare. Vă întrebați ce s-a întâmplat?! Nu am mâncat nimic pe timpul nopții şi nivelul de glucoză din sânge a crescut. Nu are niciun sens!

Există diverse motive pentru care glocoza din sânge poate exploda dimineața, ceea ce este denumit „hiperglicemie accelerată".

1. Gustările înainte de culcare

Mulți diabetici mănâncă o gustare înainte de culcare deoarece aşa sunt sfătuiți de dieteticianul lor. Aceasta este cea mai frecventă cauză a nivelului ridicat de glucoză în sânge dimineața. O gustare înainte de culcare poate fi potrivită pentru un diabetic de tip 1, dar nu pentru majoritatea diabeticilor de tip 2 care sunt pentru început supraponderali. Oprirea sau reducerea gustărilor înainte de culcare pot preveni accelerarea hiperglicemiei.

2. Creşterea producţiei de glucoză de către ficat (gluconeogeneză).

În mod normal, ficatul produce glucoză din grăsimi şi din proteine atunci când postiţi. Aceasta se numeşte gluconeogeneză. În timpul nopţii, nu mâncaţi timp de 8-10 ore ceea ce reprezintă o etapă de post pentru corpul dumneavoastră. Prin urmare, ficatul continuă să producă glucoză în timp ce dormiţi. Acesta este un mecanism încorporat pentru a furniza o aprovizionare constantă cu glucoză creierului. De fapt, o persoană sănătoasă, care nu este sub influenţa medicamentelor, poate posti timp de 72 de ore şi glucoza din sângele său va rămâne în limitele normale.

În cazul diabeticilor de tip 2, acest fenomen al gluconeogenezei trece la o treaptă *ridicată* datorită rezistenţei la insulină de la nivelul ficatului. În consecinţă, ficatul produce glucoză la o rată mult mai ridicată decât la non-diabetici, din care rezultă o valoare a glucozei mai ridicată dimineaţa decât cu o seară înainte.

Puteţi preveni această producţie exagerată de glucoză de către ficat prin tratarea rezistenţei la insulină la nivelul ficatului. Metformin este un medicament foarte eficient în tratarea rezistenţei la insulină la nivelul ficatului. Prin urmare, dacă luaţi Metformin după cină şi nu mâncaţi o gustare înainte de culcare, dimineaţa glucoza din sânge nu va fi probabil mai ridicată decât în seara precedentă.

3. Fenomenul zorilor

În zori, există o creştere la următorii hormoni din corpul dumneavoastră: hormonul de creştere, cortizolul, glucagonul şi adrenalina, toate acestea provocând o creştere a nivelului de glucoză în sânge. De fapt, este vorba despre ceasul nostru biologic: este natura care ne spune să ne trezim şi să mergem la muncă pe câmpuri precum strămoşii noştri au făcut-o timp de mii de ani. Stilul nostru modern de viaţă, de a dormi după răsăritul soarelui, durează doar de câteva sute de ani. Poate dura mii de ani înainte ca ceasul nostru biologic să se regleze. Între timp, puteţi să vă treziţi devreme dimineaţa pentru a face o plimbare sau nişte exerciţii fizice acasă. Acest lucru va contracara creşterea glucozei din sânge dimineaţa.

4. Insuficientă insulină

Uneori, un diabetic poate să nu aibă destulă insulină în primele ore ale dimineţii şi acest lucru dă naştere la un nivel ridicat de glucoză în sânge dimineaţa.

Unii diabetici de tip 2 sunt pe o acţiune prelungită a insulinei precum Lantus (glargin) sau Levemir (detemir) care pot să nu dureze până la primele ore ale dimineţii. Ajustarea dozei şi/sau momentul injectării insulinei, după consultarea medicului personal, pot avea grijă de această problemă.

Unii diabetici de tip 2 sunt pe pompe cu insulină în zilele noastre care folosesc un singur tip de insulină de scurtă durată. Nivelul de bază al dozei dumneavoastră de insulină poate fi scăzut în orele dimineţii datorită fenomenului zorilor. Monitorozarea continuă a glucozei este foarte folositoare în această situaţie. Alternativ, vă puteţi trezi la ora 3 dimineaţa pentru a verifica nivelul de glucoză din sânge. Creşterea dozei de bază de insulină, după o consultare a medicului dumneavoastră personal, pentru primele ore ale dimineţii, poate rezolva deseori această problemă a hiperglicemiei de dimineaţă.

5. Hipoglicemia din timpul nopții, urmată de hiperglicemie revenită la normal (efectul Somogzi)

Efectul Somogzi este un fenomen întâlnit uneori la diabeticii de tip 1, dar poate să apară şi la diabeticii de tip 2 care sunt pe insulină.

Practic, se întâmplă când sunteți pe prea multă insulină în timpul nopții ceea ce provoacă o scădere a glucozei din sânge numită hipoglicemie. În consecință, corpul dumneavoastră eliberează o mare cantitate de adrenalină şi glucagon care contracarează hipoglicemia provocând o eliberare a glucozei de către ficat din glucoza *stocată* sub forma glicogenului. Acest proces se numeşte Glicogenoliză.

Detectarea efectului Somogzi poate fi chiar o provocare. Trezirea în timpul nopții cu transpirații şi ritm cardiac crescut provocate de eliberarea de adrenalină este de obicei un semn al hipoglicemiei. Ar trebui desigur să verificați glucoza din sânge exact la aceeaşi oră şi să acționați în consecință. Uneori, puteți dormi în perioada hipoglicemiei. Cel mai bun mod de a detecta hipoclicemia nocturnă este prin Monitorizarea continuă a glucozei (MCG) sau prin monitorizarea frecventă a glucozei din sânge (de 8-10 ori) inclusiv prin trezirea la ora 3 dimineața pentru verificarea glucozei din sânge.

6. Corectarea exagerată a hipoglicemiei în timpul nopții

Corectarea exagerată a hipoglicemiei pe durata nopții este mult mai comună decât efectul Somogzi pentru provocarea nivelului ridicat de glucoză din sânge dimineața. Hipoglicemia de la miezul nopții poate fi înfricoşătoare. Este de înțeles că mulți diabetici supra-reacționează consumând o mare cantitate de glucoză care provoacă mai apoi un nivel ridicat al glucozei dimineața. Vă rog să consultați capitolul despre hipoglicemie pentru a afla mai multe despre tratarea în mod corespunzător a hipoglicemiei.

CAPITOLUL 7

DE CE CREŞTE NIVELUL ZAHĂRULUI DIN SÂNGE FĂRĂ NICIUN MOTIV APARENT?

Uneori nivelul de zahăr din sânge creşte chiar dacă nu aţi schimbat regimul alimentar, rutina exerciţiilor fizice sau medicamentele împotriva diabetului. Vă întrebaţi ce se întâmplă. Iată o listă cu diverse motive care pot creşte nivelul de zahar din sânge:

Stresul:

Atât stresul fizic cât şi cel psihologic pot provoca o creştere a glucozei din sânge. De exemplu, dezvoltarea unor dureri în zona spatelui, a gâtului, umerilor, sau în orice altă parte a corpului. Apoi, puteţi observa că nivelul de zahăr din sânge creşte. Stresul este o boală aşa cum infecţia vezicii urinare, gripa sau chiar operaţia pot cauza o creştere a nivelului de zahăr în sângele dumneavoastră.

Stresul psihologic, mai ales frustrarea şi furia, provoacă o creştere ascuţită a nivelului de zahăr din sânge precum şi a presiunii sanguine. Furia este una dintre cauzele principale ale unui atac de cord acut.

Reversul este de asemenea adevărat. Atunci când nu sunteţi stresat, nivelul din zahăr din sângele dumneavoastră scade frumos. Aud deseori de la pacienţii mei că nivelul de zahăr din sângele lor era mult mai bun atunci când se aflau într-o vacanţă fără stres, deşi nu erau chiar foarte stricţi la dietă sau făceau vreun efort fizic intens.

Stresul, atât cel fizic cât şi cel psihologic, provoacă o creştere a adrenalinei şi a cortizolului, ambele cauzând creşterea nivelului de zahăr în sânge.

Menstruația

Unele femei experimentează un nivel crescut de glucoză în sânge cu 3-5 zile înainte sau în timpul menstruației. Ce provoacă această creştere a nivelelor de glucoză din sânge? Răspunsul este progesteronul care este la un nivel ridicat în sângele dumneavoastră înainte de debutul menstruației. Progesteronul este un hormon produs de ovare. Acesta agravează rezistența la insulină şi în consecință creşte nivelul glucozei din sânge. Progesteronul cauzează de asemenea şi poftele de zahăr din perioada SPM (sindromului premenstrual) care creşte ulterior nivelul de glucoză din sânge. În plus, stresul menstruației, în special dacă este dureroasă, poate ridica şi nivelul de zahăr din sânge în timpul menstruației.

Medicamentele

Uneori, medicul dumneavoastră adaugă un medicament pentru altă problemă de sănătate decât diabetul. Unele medicamente pot influența glucoza din sângele dumneavoastră. Cele mai comune sunt:

1. Steroizii.

Folosiți de obicei pentru artrită, tendinită, astm sau probleme ale pielii. Multe protocoale de chimioterapie pentru cancer includ şi steroizi. Primiți steroizii sub formă de injecții sau pastile. Ulterior, vă veți confrunta cu o creştere a glicemiei. Vă veți întreba ce creşte nivelul de zahăr din sânge, mai ales dacă medicul dumneavoastră nu v-a avertizat că diabetul vă v-a ieşi de sub control prin adăugarea steroizilor.

Cunoaşterea legăturii dintre steroizi şi creşterea glucozei din sângele dumneavoastră vă poate pregăti să ştiţi cum să faceţi faţă când nivelul glicemiei creşte după un tratament cu steroizi. Ar trebui să verificaţi mai des nivelul glucozei din sânge după un astfel de tratament şi să faceţi ajustări ale dozelor medicamentelor pentru diabet consultându-vă cu endocrionologul dumneavoastră.

2. Beta-blocante

Aceste medicamente sunt folosite de obicei la pacienţii cu hipertensiune arterială şi boli de inimă. Beta-blocante comune sunt: atenolol, propranolol, metoprolol şi sotalol. Aceste medicamente pot creşte nivelul de zahăr din sânge şi prin urmare, ar trebui folosite cu prudenţă de pacienţii cu diabet.

Medicamentele beta-blocante pot de asemenea să complice hipoglicemia. Corpul răspunde la hipoglicemie producând adrenalină care cauzează simptome de hipoglicemie, precum transpiraţia şi bătăile puternice de inimă. Medicamentele beta-blocante interferă cu acţiunile adrenalinei şi, prin urmare, pot interfera cu simptomele hipoglicemiei. Cu alte cuvinte, puteţi avea hipoglicemie şi să nu ştiţi. Aşa că fiţi atenţi şi discutaţi această problemă cu medicul dumneavoastră pentru a fi sigur că potenţialele beneficii ale medicamentului beta-blocant depăşesc potenţialele riscuri.

3. Anticoncepţionalele / Terapia de substituţie hormonală.

Anticoncepţionalele precum şi terapia de substituţie hormonală la femeile aflate la menopauză pot mări valorile nivelului de zahăr din sânge. Aşa că urmăriţi îndeaproape nivelul zahărului din sânge dacă decideţi să luaţi anticoncepţionale sau să urmaţi o terapie cu substituţie de hormoni.

CAPITOLUL 8

DE CE NIVELUL ZAHĂRULUI DIN SÂNGE EXPLODEAZĂ ATUNCI CÂND SUNTEȚI ÎN SPITAL?

Îmi găsesc deseori pacienți cu diabet, cu un bun control asupra diabetului lor, care merg la spital pentru vreo boală acută și descoperă că diabetul lor a crescut, ieșind de sub control. Toată lumea se întreabă ce s-a întâmplat.

O serie de factori sunt de obicei responsabili de acest fenomen.

- Stresul (fizic sau mental) al unei boli acute. Imaginați-vă în camera de urgențe foarte aglomerată a unui spital când așteptați câteva ore bune înainte ca cineva să vă consulte.
- Fluidele intravenoase. Aproape toată lumea sfârșește prin a le primi când stă în spital. Deseori, ele conțin glucoză.
- Dieta. Pacienții primesc de obicei în spital o dietă bogată în calorii dar și în carbohidrați.
- Întreruperea medicamentelor antidiabetice. Deseori, pacienții nu-și primesc medicamentele antidiabet cât timp așteaptă să fie consultați, cât timp așteaptă rezultatele testelor sau internarea.

Prin urmare, data viitoare când veți fi în spital, fiți proactivi (fără a fi furios) și acordați atenție capcanelor frecvente menționate mai sus.

SECȚIUNEA 2

PRELUAȚI CONTROLUL DIABETULUI DUMNEAVOASTRĂ

CAPITOLUL 9

ABORDAREA MEA ȘTIINȚIFICĂ PENTRU TRATAREA DIABETULUI DE TIP 2

Tratamentul obişnuit, uzual al diabeticilor de tip 2 *nu* este foarte ştiinţific. Aşa cum am dezvoltat mai devreme, cauza sursă a diabetului de tip 2 este rezistenţa la insulină. Nu are sens că trebuie să tratăm rezistenţa la insulină pentru a putea controla diabetul de tip 2?

Medicina obişnuită este conştientă de faptul că rezistenţa la insulină este cauza diabetului de tip 2. Dar când vine vorba de tratament, *ignoră* în mod convenabil cauza sursă. În schimb, se concentrează mai mult pe controlul nivelului de zahăr din sânge prin orice medicament fără a da prea mare atenţie rezistenţei la insulină. De ce? Deoarece majoritatea medicamentelor antidiabet (cu excepţia a două medicamente despre care voi vorbi în capitolul despre medicamente antidiabet) nu tratează rezistenţa la insulină. Industria medicamentelor antidiabet este uriaşă şi are multă putere.
În plus, există şi puternica industrie a asigurărilor medicale.

În opinia mea, industria farmaceutică şi a asigurărilor

medicale influenţează, în mod direct sau indirect, aşa numitele *directive* ale marilor organizaţii medicale din Statele Unite ale Americii. Aceste directive spun medicilor cum să prescrie medicamentele antidiabet pentru pacienţii lor. De ce urmează medicii aceste directive? Deoarece medicii din Statele Unite se tem de procesele medicale. Există o credinţă comună printre medici că cea mai mare apărare împotriva oricărui litigiu medical de succes este să adere la directivele marilor organizaţii medicale.

Probabil acum înţelegeţi de ce medicina obişnuită *nu* se concentrează pe tratarea rezistenţei la insulină în cazul tratamentului diabetului de tip 2.

Ce se întâmplă dacă nu trataţi rezistenţa la insulină, dar încercaţi să controlaţi nivelul de zahăr din sânge prin orice medicament antidiabet pe care l-a recomandat vreo mare organizaţie medicală? Suferiţi de consecinţele netratării rezistenţei la insulină. Aceste consecinţe includ boli coronariene, atac cerebral, slaba circulaţie la nivelul picioarelor, demenţă, apariţia cancerului, boli de rinichi, neuropatie periferică şi boli de ochi.

În plus, rezistenţa dumneavoastră la insulină se agravează dacă rămâne netratată. Apoi, trebuie să adăugaţi din ce în ce mai multe medicamente pentru a putea controla nivelul de zahăr din sânge. Aceasta poartă numele de abordare „intensificată". Adăugaţi tot mai multe etape (medicamente) cu trecerea timpului pentru a vă putea controla nivelul de zahăr din sânge. În cele din urmă, majoritatea diabeticilor ajung pe insulină şi, în consecinţă, dezvoltă multe complicaţii ale rezistenţei la insulină şi diabet.

Acum cincisprezece ani, am avut curajul să mă eliberez din această închisoare a acestor directive medicale. În schimb, m-am concentrat pe tratarea diabetului de tip 2 şi a rădăcinii sale – rezistenţa la insulină. Doar atunci am putut nu doar să tratez în mod eficient nivelul de zahăr din sânge, dar şi să previn alte complicaţii ale rezistenţei la insulină şi ale diabetului. O numesc abordarea mea ştiinţifică pentru a trata diabetul de tip 2.

Cu abordarea mea, odată ce rezistenţa la insulină este sub control, începeţi să reduceţi numărul de medicamente şi chiar să ieşiţi de pe insulină. De aceea îmi place să numesc această abordare de „reducţie". Reduceţi etapele (medicamentele) cu trecerea timpului în loc de a adăuga etape (medicamente).

În ultimii cincisprezece ani am văzut câteva rezultate excelente la pacienţii mei cu diabet. Noul meu plan de tratament, subliniat în această carte, nu doar controlează diabetul, dar reduce de asemenea serul trigliceridelor, creşte colesterolul HDL (bun), schimbă colesterolul LDL din tipul B (mai periculos) în tipul A (mai puţin periculos) şi restabileşte capacitatea organismului de a sparge cheagurile. Îndeplineşte aceste obiective majore prin tratarea în mod eficient a rezistenţei la insulină – cauza principală a acestor probleme medicale. În acest fel, strategia noului tratament reduce semnificativ riscul atacului de cord, a atacului cerebral, a amputaţiei piciorului, a demenţei, a bolilor de rinichi, bolilor de ochi sau orice alte complicaţii ale diabetului. Cei care au trecut deja printr-o angioplastie coronară pot opri cercul vicios a angioplastiilor repetate. Cei care au suferit un atac cerebral pot preveni viitoarele episoade. Cei cu pierderi de memorie şi cu demenţă pot preveni viitoarele deteriorări. Cei care au dezvoltat un stadiu incipient al bolii renale pot preveni o viitoare evoluție și pot evita dializa renală. Pacienții cu diabet pot preveni acum amputarea piciorului și orbirea. Aceasta a fost cu siguranță experiența mea clinică ca director al Centrului Medical Endocrinologic și Diabet Jamila.

Folosind această strategie a noului tratament, marea majoritate a pacienților mei cu diabet de tip 2 nu au nevoie să recurgă la injecții cu insulină pentru a-și controla diabetul. Mulți pacienți care sunt deja pe injecții cu insulină ies gradual de pe acestea. Marea majoritate a pacienților mei cu diabet nu au avut nevoie de angioplastii coronariene, de operații bypass pe inimă sau de dializă renală. Pacienții cu accidente vasculare anterioare nu au suferit episoade ulterioare. Nu au existat amputări de picioare sau pierderi de vedere de mulți ani.

Strategia mea de tratament pentru a trata diabetul de tip 2

Strategia mea de tratament pentru a trata diabetul de tip 2 conține cinci pași;

- Managementul stresului
- Alimentația corectă
- Exerciții fizice corecte
- Vitamine / plante medicinale adecvate
- Medicamente adecvate, dacă este necesar

Voi discuta acești cinci pași în următoarele cinci capitole ale acestei cărți.

Mai întâi, iată câteva studii de caz din experiența mea pentru a ilustra strategia mea de tratament.

Formă uşoară a diabetului de tip 2

În cazul unei forme uşoare a diabetului de tip 2, rezistența la insulină este problema majoră. Ca răspuns la rezistența la insulină, pancreasul produce mari cantități de insulină. Dacă există vreun dubiu cu privire la producția de insulină, cum se poate întâmpla dacă nu sunteți obez, atunci producția de insulină poate fi evaluată prin verificarea nivelului de C-peptide (sau insulină) cu un test de sânge.

Rezistența la insulină are loc la trei niveluri: grăsime, muşchi şi ficat. Printre medicamentele antidiabet, Actos (pioglitazonă) tratează rezistența la insulină la nivelul grăsimii şi a muşchiului, dar are şi efecte slabe la nivelul ficatului. Alt medicament care tratează rezistența la insulină este Metformin, dar acesta tratează în primul rând rezistența la insulină doar la nivelul ficatului.

Prin urmare, la pacienții cu o formă uşoară de diabet, am vizat rezistența lor la insulină prin regim, exerciții fizice, vitamine şi managementul stresului. În unele cazuri, pot adăuga şi Actos (pioglitazonă).

Studiu de caz 1

Nadia, femeie în vârstă de 65 de ani, m-a consultat pentru tiroida ei subactivă (hipotiroidie). Ea s-a plâns de oboseală excesivă. Ținea o dietă vegetariană. Lua suplimentar vitamina B12 şi vitamina D.

Măsurătorile ei clinice au fost după cum urmează:

Înălțime = 63.5 inci (161 cm)
Greutate = 104 pounds (47 kg)

IMC (Indice masă corporală) = 18 kg/m2 (Normal = 18.5

până la 24.9. Exces de greutate până la 25 sau mai mult şi obezitate până la 30 sau mai mult conform Organizaţiei Mondiale a Sănătăţii, OMS)

Circumferinţa taliei = 23 inci sau 58 cm (Normal este mai puţin de 31.5 inci sau 80 cm la femei, conform Federaţiei Internaţionale de Diabet)

Puls = 50 bătăi pe minut
Presiune a sângelui = 108/58 mm Hg

În plus faţă de gestionarea hipotiroidismului ei, am comandat un test de toleranţă la glucoză pe cale orală de 2 ore.

Rezultatele testului de toleranţă la glucoză pe cale orală de 2 ore

	Bază	**1 oră**	**2 ore**
Glucoza din sânge (Nivel normal)	**77 mg/dl** (<decât 126)	**199 mg/dl** (75-200)	**237 mg/dl** (75-140)

Acest test a arătat că ea are diabet după cum reieşise din nivelul de glucoză din sânge în cea de-a 2-a oră de peste 200 mg/dl, deşi glicemia ei era în limite normale.

Am trecut-o pe Planul meu de tratare a diabetului, care includea managementul stresului, regim adecvat, exerciţii fizice şi vitamine. Am decis să nu o trec pe medicamente antidiabet deoarece era un caz uşor de diabet de tip 2.

Doar cu schimbul stilului de viaţă şi cu vitamine, ea a realizat un excelent control al diabetului ei de tip 2 şi a rezistenţei la insulină aşa cum este evidenţiat de HbA1c,

HDL2, modelul LDL şi scăderea nivelului de insulină, toate fiind în limite normale. Ea se simte bine şi doreşte să-şi împărtăşească experienţa cu alţi diabetici pentru a-i ajuta.

Raport de progres al diabetului

	Bază	**9 luni**	**15 luni**	**Limite normale**
Nivelul de glucoză din sânge (mg/dl)	77	87	81	Mai puţin de 100
HbA1c	Nu s-a făcut	5.7 %	5.4%	5.6% sau mai puţin
Colesterol HDL (mg/dl)	53	65	72	Mai mult de 40
Colesterol HDL 2 (mg/dl)	Nu s-a făcut	14	18	Mai mult de 15
Trigliceride (mg/dl)	118	52	41	Mai puţin de 150
Colesterol LDL (mg/dl)	120	94	88	Mai puţin de 100
Model LDL	Nu s-a făcut	B	A	A

Nivelul glucozei din sânge în mg/dl

HDL = Colesterol HDL în mg/dl
HDL2 = Colesterol HDL2 în mg/dl
Trig = Trigliceride în mg/dl
LDL = Colesterol LDL în mg/dl
Model = Model LDL
HbA1c = hemoglobina A1c

Lecţii de învăţat

- Chiar şi persoanele slabe pot dezvolta diabet de tipul 2.
- Poţi fi diabetic chiar dacă nivelul de glucoză din sânge este în limite normale.
- Cel mai bun test pentru diagnosticarea diabetului este testul de toleranţă la glucoză pe cale orală de 2 ore. Acest test diagnostichează diabetul cu câţiva ani înaintea oricărui test de sânge.
- Aş fi ratat diagnosticarea de diabet la acest pacient dacă nu aş fi făcut testul de toleranţă la glucoză pe cale orală de 2 ore.

Studiu de caz 2

Zara, o femeie în vârstă de cincizeci şi patru de ani cu un istoric de trigliceride ridicate şi niveluri crescute de glucoză în sânge, a venit să mă vadă pentru oboseala ei. Mama ei şi cei doi fraţi au toţi diabet de tip 2.

I-am dat un test de 2 ore de toleranţă la glucoză pe cale orală (TTGO) cu următoarele rezultate:

Rezultatele testului de toleranţă la glucoză pe cale orală de 2 ore

	Bază	**1 oră**	**2 ore**
Glucoza din sânge (Nivel normal)	**111 mg/dl** (<decât 126)	**279 mg/dl** (75-200)	**247 mg/dl** (75-140)

Testul a confirmat că era într-adevăr diabetică. Nu era obeză. Prin urmare, am verificat nivelul ei de C-peptide care era ridicat indicând că producea mari cantități de insulină ca răspuns la rezistența la insulină.

Am pus-o pe planul meu de 5 pași pentru a-i trata rezistența la insulină și diabetul. Diabetul Zarei este sub un control excelent așa cum este evidențiat de nivelul ei A1c de hemoglobină, care a rămas în limitele non-diabetice în ultimii peste treisprezece ani.

Acum trei ani, Zara a dezvoltat o infecție la genunchi după ce un medic chirurg ortoped i-a făcut o injecție cu steroid în genunchi pentru artrită degenerativă. Zara a fost pe antibiotice intravenoase timp de șase săptămâni. Deși infecția i s-a vindecat, articulația ei de la genunchi a fost distrusă din cauza infecției. Prin urmare, ea nu mai poate să meargă prea mult. În ciuda limitării ei de a merge pe jos, Zara continuă să aibă un excelent control al diabetului ei și a rezistenței la insulină.

Raport de progres al diabetului

	Inițial	**4 ani**	**11 ani**	**13 ani**
Nivelul de glucoză din sânge (mg/dl)	111	85	83	92
HbA1c	Nu s-a făcut	5.5 %	5.8%	5.7%
Colesterol HDL (mg/dl)	55	65	57	59
Colesterol HDL 2 (mg/dl)	Nu s-a făcut	26		14

Trigliceride (mg/dl)	101	61	63	76
Colesterol LDL (mg/dl)	109	69	177	144
Model LDL	Nu s-a făcut	A		A

Nivelul glucozei din sânge în mg/dl

HDL = Colesterol HDL în mg/dl
HDL2 = Colesterol HDL2 în mg/dl
Trig = Trigliceride în mg/dl
LDL = Colesterol LDL în mg/dl
Model = Model LDL
HbA1c = hemoglobina A1c

Zara nu a dezvoltat nicio complicație a diabetului/rezistenței la insulină în ultimii treisprezece ani. La vârsta de şaizeci şi şapte de ani ea se bucură în continuare de o sănătate fizică bună cu excepţia dificultăţii de a merge provocată de genunchiul bolnav. A învăţat cum să se descurce cu stresul zilnic. De aceea diabetul ei/rezistenţa la insulină stă sub un control excelent chiar şi fără exerciţii fizice.

Zara vrea să-şi împărtăşească minunata experienţă cu alte persoane care suferă de diabet de tipul 2.

Lecţii de învăţat

- Testul de 2 ore de toleranţă la glucoză pe cale orală este superior oricărui alt test pentru a arăta nivelul de glucoză din sânge în diagnosticarea precoce a diabetului de tip 2.
- Corpul dumneavoastră produce o mare cantitate de insulină în stadiile de început ale diabetului de tip 2.

- Cu abordarea mea de 5 paşi, puteţi realiza un control excelent al diabetului de tip 2/rezistenţei la insulină. Apoi nu mai trebuie să adăugaţi în permanenţă mai multe medicamente.
- Dacă pentru un anumit motiv nu puteţi să faceţi exerciţii fizice, aşa cum s-a întâmplat cu acest pacient, puteţi încă să obţineţi un control excelent al diabetului de tip 2/rezistenţei la insulină dacă rămâneţi fidel celorlalţi patru paşi din abordarea mea.

Forma moderată a diabetului de tip 2

Atunci când diabetul de tip 2 nu este diagnosticat pentru o perioadă de timp, acesta progresează către o etapă mai avansată. Este evidenţiat printr-un nivel mai înalt de hemoglobină A1c decât în cazul persoanelor cu cazuri mai uşoare. Aceşti pacienţi au dezvoltat unele complicaţii de diabet până la momentul când diabetul le-a fost diagnosticat.

Ca şi în cazurile uşoare, rezistenţa la insulină este problema majoră în cazurile de diabet moderat de tip 2. Încă mai este suficientă producţie de insulină de către pancreas. Prin urmare, mă concentrez pe tratarea rezistenţei la insulină la aceste persoane. În acest scop, folosesc abordarea mea în 5 paşi – management al stresului, dietă, exerciţii fizice, vitamine şi medicamente.

Studiu de caz 3

Liz, o femeie de şaizeci şi opt de ani m-a consultat pentru managementul proaspătului ei diagnostic de diabet de tip 2.

Avea un istoric de prediabet şi era pe Metformin, dat de către primul ei medic. Apoi, i s-a descoperit un nivel ridicat de glucoză în sânge de 149 mg/dl şi HBA1C de 7.0%, ambele indicând că ea devenise diabetică.

În acest moment, m-a consultat pe mine. Se plângea de oboseală excesivă. Măsurătorile ei clinice erau după cum urmează:

Greutate = 208 pounds (94 kg)
Înălţime = 63.75 inci (162 cm)

IMC (Indice masă corporală) = 36 kg/m2 (Normal = 18.5 până la 24.9. Exces de greutate până la 25 sau mai mult şi obezitate până la 30 sau mai mult conform Organizaţiei Mondiale a Sănătăţii, OMS)

Circumferinţa taliei = 41 inci sau 104 cm (Normal este mai puţin de 31.5 inci sau 80 cm la femei, conform Federaţiei Internaţionale de Diabet)

Presiune a sângelui = 140/70 mm Hg
Puls = 80 bătăi pe minut

Conform acestor măsurători ea era obeză şi avea o hipertensiune uşoară.

I-am făcut un test de 2 ore de toleranţă la glucoză pe cale orală (TTGO) pentru a-i confirma diagnosticul de diabet şi de asemenea pentru a evalua starea producţiei ei de insulină.

Rezultatele testului de toleranţă la glucoză pe cale orală de 2 ore

	Bază	**1 oră**	**2 ore**
Glucoza din sânge (Nivel normal)	**126 mg/dl** (<decât 126)	**291 mg/dl** (75-200)	**214 mg/dl** (75-140)

Insulina din sânge (limite normale)	**17 mU/L** (3-28)	**83 mU/L** (29-112)	**114 mU/L** (22-79)

Rezultatele TTGO arătau în mod clar că prediabetul ei progresase la diabet de tip 2. Avea şi mari niveluri de insulină ceea ce este un caz tipic pentru stadiile incipiente ale diabetului de tip 2. Nivelurile ridicate de insulină sunt rezultatul unei rezistențe la insulină. Sigur că doar Metformin era ineficient în tratarea rezistenței ei la insulină şi prevenirea faptului de a deveni diabetică.

În plus la nivelurile ridicate de glucoză din sânge, ea avea şi HDL scăzut şi trigliceridele mari pentru mult timp. Primul ei medic a pus-o pe Simvastatin (generic pentru Zocor) pentru a-i trata tulburarea de colesterol. Simvastatin este un medicament statină şi mai sunt câteva precum Atorvastatin (Lipitor), Rosuvastatin (Crestor), Pravastatin (Pravachol) şi Lovastatin (Mevacor).

Când a venit să mă vadă, panoul ei de lipide era următorul:

	Rezultatul pacientului	**Limite normale**
Colesterol HDL	50 mg/dL	Mai mult de 40
Colesterol HDL	12 mg/dL	Mai mult de 15
Trigliceride	164 mg/dL	Mai puțin de 150
Colesterol LDL	98 mg/dL	Mai puțin de 100
Model LDL	A/B	A

Nivelul ei total de HDL era în limitele normale, dar HDL2, care este colesterolul cel mai protector, era într-adevăr scăzut. Prin urmare, ar trebui să vă verificați nivelul de HDL2 dacă doriți cu adevărat să ştiți nivelul de colesterol cel mai protectiv. Nivelul scăzut de HDL2 însemna că ea avea rezistență la insulină în ciuda faptului că lua Metformin și Simvastatin.

Nivelul trigliceridelor ei era ridicat și tiparul de LDL era A/B, ambele indicând că rezistența ei la insulină nu era tratată în ciuda faptului că era pe Metformin și Simvastatin. Cantitatea ei de LDL era mai mică de 100 mg/dL care se datora Simvastatinului. Acest studiu de caz ilustrează în mod clar că Simvastatin (și alte statine) doar scad colesterolul LDL, dar nu tratează rezistența la insulină. Nici chiar Metformin singur nu tratează rezistența la insulină în mod eficient.

Ea era obeză cu o linie a taliei de 41 de inci. Presiunea sângelui ei era ușor ridicată la 140/70. Se confrunta, de asemenea, cu multă oboseală.

Management:

Am diagnosticat-o cu Sindromul rezistenței la insulină și am trecut-o pe programul meu de tratament în 5 pași pentru diabetul de tip 2 și rezistența la insulină.

Am diagnosticat-o și cu o tiroidă subactivă (hipotiroidism) care fusese ratată de primul ei medic din cauza faptului că TSH era în așa numitele limite normale: o capcană obișnuită. Pentru mai multe detalii, vă rog consultați cartea mea „Hipotiroidism și tiroida Hashimoto".

Într-o perioadă de 9 luni ea a pierdut 20 de kg. Acum, are multă energie și se simte grozav. Vrea să-și împărtășească minunata experiență cu alte persoane care suferă de diabet de tip 2.

Raport de progres al diabetului

	Bază	**3 luni**	**6 luni**	**9 luni**
Nivelul de glucoză din sânge (mg/dl)	149	98	88	93
HbA1c	7.0%	5.7 %	5.6%	5.6%
Colesterol HDL (mg/dl)	50	57	67	74
Colesterol HDL 2 (mg/dl)	12	16	20	21
Trigliceride (mg/dl)	164	100	93	88
Colesterol LDL (mg/dl)	98	81	83	97
Model LDL	A/B	A	A	A

Nivelul glucozei din sânge în mg/dl

HDL = Colesterol HDL în mg/dl
HDL2 = Colesterol HDL2 în mg/dl
Trig = Trigliceride în mg/dl
LDL = Colesterol LDL în mg/dl
Model = Model LDL
HbA1c = hemoglobina A1c

După cum vedeți, diabetul ei a regresat, aşa cum e evidențiat de nivelul de glucoză din sânge precum şi de HbA1c care apare în limitele non-diabetice în trei luni de tratament. Aceste niveluri continuă să fie în limitele non-diabetice şi în luna a noua, la momentul scrierii acestei cărți.

În plus, colesterolul HDL2 şi trigliceridele s-au îmbunătățit enorm. Modelul ei de LDL s-a schimbat în A din A/B. Toate aceste schimbări indică clar că rezistența ei la insulină a ajuns la un control excelent în 3 luni şi continuă să fie sub un control excelent şi la 6 luni. Ea se simte minunat şi dorește să-și împartă experiența cu alte persoane cu diabet pentru a le ajuta.

Lecții de învățat:

1. Metformin singur de obicei nu previne progresul de la prediabet la diabet așa cum este clar în acest caz. Aceasta a fost experiența noastră la Centrul Medical de Endocrinologie și Diabet Jamila. Într-un studiu clinic de referință (1), PPD (Program de Prevenire a Diabetului) din Statele Unite, cercetătorii au descoperit că dieta și exercițiile fizice au fost mai eficiente decât Metformin în prevenirea progresiei de la prediabet la diabet (58% versus 31%).

2. Cea mai bună măsurare de colesterol HDL este HDL2 și nu HDL total.

3. Medicamentele cu statine vă scad colesterolul LDL, dar nu au efect semnificativ asupra HDL sau trigliceridelor sau rezistenței la insulină.

4. Este important să se verifice modelul LDL, în plus față de cantitatea sa. Modelul B este asociat cu rezistența la insulină și poartă un risc mult mai ridicat de evenimente cardiovasculare decât modelul A. Modelul A/B poartă un risc intermediar.

5. Un nivel ridicat al HDL2, un nivel scăzut al trigliceridelor și o trecere de la modelul LDL B la A, înseamnă că rezistența la insulină începe să fie sub control.

6. O abordare globală care vizează managementul stresului, dieta, exercițiile fizice, vitaminele și medicamentele orale potrivite vă poate întoarce diabetul de tip 2 chiar în limitele non-diabetice.

7. Medicii ratează deseori diagnosticul de tiroidă subactivă (hipotiroidism) deoarece sunt concentraţi mai ales pe TSH (Hormonul de Stimulare a Tiroidei) pentru diagnosticarea hipotiroidismului. În cazul unei boli cronice, precum diabetul, hormonul tiroidian activ (T3) se duce în jos în întregul corp exceptând glanda pituitară unde este produs TSH. Astfel, glanda pituitară este sănătoasă, dar restul corpului suferă de hipotiroidism. Pentru mai multe detalii, consultaţi cartea mea „Hipotiroidismul şi tiroida Hashimoto".

Diabet sever de tip 2

Atunci când diabetul de tip 2 nu este diagnosticat pentru o perioadă foarte mare de timp, acesta progresează spre un stadiu mai avansat aşa cum este evidenţiat de nivelul ridicat de hemoglobină A1c mai mult de 8%.

În cazurile severe de diabet, în plus faţă de rezistenţa la insulină, există o scădere relativă a producţiei de insulină de către pancreas.

Această scădere a producţiei de insulină are loc datorită a două motive:

1. Glucotoxicitate: Nivelurile ridicate de glucoză din sânge au un efect toxic asupra celulelor producătoare de insulină din pancreas. Acest fenomen este numit glucotoxicitate. Este reversibil cu un bun control al nivelurilor de glucoză din sânge.

2. Lipotoxicitate: Pacienţii cu rezistenţă la insulină au un nivel ridicat de acizi graşi liberi care sunt toxici celulelor producătoare de insulină din pancreas. Acest fenomen este cunoscut ca lipotoxicitate. Acizii graşi liberi sunt măsuraţi de obicei în laboratoare de cercetare şi nu într-o clinică comună.

În practica din clinici, noi folosim serul nivelului de trigliceride ca o evaluare a cantității de acizi grași liberi. Dacă nivelul dumneavoastră de trigliceride este mai mare de 150 mg/dl înseamnă că aveți un nivel ridicat de acizi grași liberi.

Pe scurt, există trei defecte fundamentale în cazurile severe la pacienții cu diabet de tip 2:

- Rezistența la insulină în mușchi și grăsime
- Rezistența la insulină în ficat
- Scăderea producției de insulină de către pancreas *față* de rezistența la insulină. Ca o regulă generală, cu cât e mai lungă durata diabetului, cu atât e mai mică producția de insulină.

Toate aceste trei defecte trebuie să fie abordate pentru a trata eficient diabetul. Imaginați-vă o incintă triunghiulară pentru fiara furioasă numită diabet. Nu o puteți ține sub control dacă asigurați doar una sau două dintre laturile triunghiului. Va continua să meargă spre o ieșire violentă oriunde va găsi o deschizătură. Trebuie să controlați toate cele trei laturi ale triunghiului pentru a o ține înăuntru. Numesc acest procedeu tratamentul triunghi pentru diabet.

Studiu de caz 4

Alfredo, un bărbat de 42 de ani, este un bun exemplu de pacient cu diabet sever care a realizat un control excelent al acestuia folosind abordarea mea de tratament.

Alfredo m-a consultat pentru diagnosticul său de diabet. Pe parcursul anului trecut, a experimentat o sete excesivă, urinare frecventă și vedere încețoșată, dar nu a cerut sfatul unui medic. În cele din urmă, a mers la un spital local unde i s-a găsit un nivel ridicat de glucoză în sânge către 465 mg/dl.

A fost trimis acasă pe Glucophage (Metformin). Două săptămâni mai târziu, el a venit să mă vadă.

Tatăl, mama şi doi bunici de-ai lui Alfredo aveau toţi diabet de tip 2. Bunicul lui dinspre mamă avea hipertensiune arterială, boli cardiace coronariene şi atac cerebral.

Măsurătorile clinice ale lui Alfredo erau următoarele:

Greutate = 152 pounds (69 kg)
Înălţime = 67.0 inci (170 cm)

IMC (Indice masă corporală) = 24 kg/m2 (Normal = 18.5 până la 24.9. Exces de greutate până la 25 sau mai mult şi obezitate până la 30 sau mai mult conform Organizaţiei Mondiale a Sănătăţii, OMS)

Presiune a sângelui = 105/70 mm Hg
Puls = 80 bătăi pe minut

Rezultatele de laborator

Nivelul de glucoză din sânge = 228 mg/dl (ar trebui să fie 70-100 mg/dl)

HbA1c = 12.2 % (ar trebui să fie mai mic de 6.0%)

Trigliceride = 155 mg/dl (ar trebui să fie mai mic de 150 mg/dl)

Colesterol HDL = 37 mg/dl (ar trebui să fie mai mare de 40 mg/dl la bărbaţi)

Colesterol LDL = 183 mg/dl Tip B (ar trebui să fie mai mic de 100 mg/dl şi model tip A)

ALT = 66 u/l (ar trebui să fie mai mic de 30 u/l) (ALT, prescurtarea de la alanină aminotransferază, este un test de sânge pentru funcţia hepatică. Un nivel ridicat de ALT înseamnă că funcţia hepatică este anormală).

Diagnostic

Având în vedere nivelul lui crescut de trigliceride, nivel scăzut de colesterol HDL, colesterol LDL de tip B, şi istoricul familiei sale, am suspectat că diabetul lui Alfredo era de tip 2 şi că suferea de Sindromul Rezistenţei la Insulină. Cu toate acestea, considerând simptomele sale de sete excesivă şi urinare şi faptul că nu era supraponderal, am vrut să fiu sigur că nu avea diabet de tip 1. Aşa că am comandat un test al nivelului de C-peptide care s-a dovedit a fi de 2.0 ng/ml (limita normală = 0.8 – 3.1 ng/ml) indicând că el avea într-adevăr diabet de tip 2.

Nivelul său crescut de ALT indica inflamarea ficatului din cauza ficatului gras, o complicaţie a rezistenţei la insulină şi diabet de tip 2. Mai multe în capitolul 28 : Ficat gras la diabetici.

Management

L-am informat pe Alfredo despre diabet şi Sindromul Reistenţei la Insulină şi l-am trecut pe abordarea mea de tratament în 5 paşi.

În ultimii zece ani el continuă să aibă un excelent control al diabetului său. Nivelul său de A1C a rămas sub 6.5%, deseori sub 6.0% indicând că diabetul său de tip 2 a regresat şi a rămas în limitele non-diabetului.

Un bun control al rezistenţei la insulină i-a transformat şi modelul LDL din model B (foarte dăunător) în model A (mai puţin dăunător) şi a rămas la modelul A de mai bine de zece ani.

Cu control asupra rezistenței la insulină, HDL-ul său a crescut de la 37 mg/dl la 53 în câteva luni și a rămas mai ridicat de 50 în ultimii zece ani. Ultima verificare a HDL-ului său era de 68 mg/dl.

ALT a coborât la un nivel normal într-o lună și a rămas în limitele normale în ultimii zece ani.

Alfredo se bucură de o sănătate fizică și psihică excelentă. Nu a dezvoltat nicio complicație a diabetului/rezistenței la insulină în ultimii zece ani. El este încă foarte activ în cariera sa solicitantă precum și în viața personală, dar a învățat cum să-și controleze stresul cotidian care este cheia succesului său pe termen lung în privința managementului diabetului/rezistenței la insulină.

El se simte grozav și dorește să își împărtășească experiența cu alți diabetici.

Raport de progres al diabetului

	Baza	**O lună**	**5 luni**	**10 luni**	**2 ani**	**4 ani**	**10 ani**
FBG (mg/dl)	228	90	113	105	99	116	127
HbA1c	12.2 %	9.0 %	5.7%	5.6%	5.3 %	5.9%	6.4 %
HDL (mg/dl)	37			53		55	68
HDL 2 (mg/dl)				14			17
Trig (mg/dl)	155			87		103	77
LDL (mg/dl)	183			50		69	54

Model LDL	B	A	A	A			A
25 OH Vitamina D (ng/ml)			42			57	

FBG = Nivelul glucozei din sânge(Fasting Blood Glucose) în mg/dl
HDL = Colesterol HDL în mg/dl
HDL2 = Colesterol HDL2 în mg/dl
Trig = Trigliceride în mg/dl
LDL = Colesterol LDL în mg/dl
Model = Model LDL
HbA1c = hemoglobina A1c

Lecții de învățat

- Abordarea mea în 5 pași poate regresa chiar și diabetul sever și incontrolabil de tip 2 la limitele non-diabetice.
- Controlul eficient al rezistenței la insulină este cel mai bun mod de a crește colesterolul HDL (bun) și de a schimba modelul LDL din B (mai dăunător) în A (mai puțin dăunător).
- Diabetul sever necontrolat de tip 2 poate provoca probleme ficatului care sunt reversibile printr-un excelent control al rezistenței la insulină.
- Puteți preveni toate complicațiile diabetului și ale rezistenței la insulină cu un excelent control al rezistenței la insulină.
- Un excelent control al rezistenței la insulină previne tratamentul cu insulină.

Cum să ieşiţi de pe tratamentul cu insulină în diabetul de tip 2

Aşa cum am dezvoltat mai devreme, mulţi pacienţi cu diabet de tip 2 ajung la insulină deoarece rezistenţa lor la insulină nu este tratată eficient. Insulina poate controla nivelul de zahăr din sânge, dar aceşti pacienţi dezvoltă complicaţii ale rezistenţei la insulină care includ boli coronariene, atac cerebral, slaba circulaţie la nivelul picioarelor, demenţă, dezvoltarea cancerului, boli renale, neuropatie periferică şi boli ale ochilor.

Studiu de caz 5

Susan, femeie caucaziană de 67 de ani, m-a consultat pentru managementul diabetului ei.

A fost diagnosticată cu diabet de tip 2 acum aproximativ treizeci şi unu de ani. În plus, avea hipertensiune arterială, colesterol HDL scăzut, trigliceride ridicate, obezitate abdominală şi tiroidă subactivă. În ultimii ani, ea a fost în grija unui endocrinolog.

Acum patru ani, endocrinologul său a oprit tratamentul cu Metformin pe care era de mai mulţi ani şi a trecut-o pe Byetta. A dezvoltat greaţă şi vărsături severe. Endocrinologul ei a trecut-o de pe Byetta pe Bydureon, dar greaţa şi vărsăturile au continuat. A dezvoltat de asemenea letargie şi depresie.

Acum aproximativ un an, ea a fost internată în spital cu nivelul de glucoză din sânge la limita de 500. În acel moment, endocrinologul său a trecut-o pe 2 tipuri de insulină: Levemir şi Novolog. Câteva luni mai târziu s-a adăugat şi Victoza. Acum, ea făcea *cinci* injecţii zilnic cu medicamente pentru diabet, dar diabetul ei era încă în afara controlului. Își verifica GS (glucoza din sânge – glicemia) de 4 ori pe zi. Nivelul de glicemie dinainte de masă era în jur de 150-200 şi după masă în jur de 150. În plus, avea un episod hipoglicemic la fiecare 1-2 săptămâni.

A dezvoltat o retinopatie diabetică, având nevoie de mai multe tratamente cu laser. A dezvoltat de asemenea şi nefropatie diabetică şi a fost să consulte un nefrolog. Microalbumina sa urinară/creatinina era **388** acum un an, a crescut la **796** acum nouă luni. Era deja la **978** când a venit să mă vadă.

Lua o listă lungă de medicamente şi suplimente după cum urmează:

Levemir FlexPen (insulina detemir)
Novolog FlexPen (insulină aspart)
Victoza (liraglutid) = 0,6 mg de două ori pe zi
Losartan = 100 mg pe zi
Hidroclorotiazidă = 12,5 mg pe zi
Pravastatină = 80 mg pe zi
Synthroid (levotiroxina) = 150 mcg pe zi
Vitamina B12 Acid folic-= 1,000-400 mcg
Vitamina C (acidul ascorbic) = 250 mg
Vitamina D3 = 2000 de unități
Biotina
Magneziu = tabletă de 250 mg
Drojdie de orez roşu Co Q10 = 60-600 mg
Ulei de peşte = 360-1,200 mg

Am petrecut mult timp cu ea, învățând-o despre abordarea mea în 5 paşi pentru diabet şi sindromul rezistenței la insulină. I-am oprit medicamentele cu insulină, atât Levemir cât şi Novolog. I-am oprit şi Victoza.

La patru luni, ea avea deja un excelent control asupra diabetului ei. Se simțea mult mai bine. Pierduse 2,3 kg.

Raport de progres al diabetului

	Baza	4 luni
FBG (mg/dL)	157	109
HbA1c	8.2%	6.6%
HDL (mg/dL)	40	46
Trigliceride (mg/dL)	262	207
LDL (mg/dL)	72	68
Microalbumină / Cr (mcg/mg)	978	430

FGB = Nivelul glucozei din sânge în mg/dl
HDL = Colesterol HDL în mg/dl
LDL = Colesterol LDL în mg/dl
HbA1c = hemoglobina A1c

Susan este încântată că are un control atât de bun asupra diabetului ei și că nu mai face injecții cu insulină sau Victoză. Este în special încântată să vadă că situația bolii ei de rinichi se îmbunătățește.

Se simte minunat și vrea să își împărtășească experiența cu alți diabetici pentru a-i ajuta.

Lecții de învățat

- Dacă nu tratați rezistența la insulină, veți dezvolta complicații ale diabetului. Această pacientă a dezvoltat boli de ochi și de rinichi în ciuda faptului că lua multe medicamente.
- Dacă nu tratați rezistența la insulină, veți ajunge în cele din urmă să faceți terapie cu insulină, care ar putea sau nu să vă controleze nivelul de zahăr din sânge. După cum bine puteți vedea, această pacientă era pe două tipuri de insulină și pe Victoză, dar

diabetul ei era încă pierdut de sub control, iar boala ei de rinichi se înrăutăţea.

- Tratând într-un mod eficient rezistenţa la insulină, ea a realizat un control mult mai bun asupra zahărului din sânge în decurs de câteva luni.

Vă rog să consultaţi şi studiul de caz 6 pentru a învăţa cum să renunţaţi la terapia cu insulină, în Capitolul 22: Boli de rinichi la diabetici.

Aceste studii de caz ilustrează clar că rezistenţa la insulină, cauza principală a diabetului de tip 2, trebuie tratată la pacienţii cu diabet de tip 2. Doar atunci puteţi opri progresul şi deseori să întoarceţi cursul diabetului de tip 2.

În următoarele Cinci Capitole, am elaborat strategia mea de tratament în 5 paşi pentru a trata diabetul de tip 2 ţintind rezistenţa la insulină.

Referinţe

1. Knowler WC, Barrett-Connor E, Fowler SE, Hamman RF, Lachin JM, Walker EA, Nathan DM. Reducerea incidenţei diabetului de tip 2 cu intervenţia stilului de viaţă sau Metformin. *N Engl J Med* . 2002; 346: 393-403.

CAPITOLUL 10

ABORDAREA MEA UNICĂ PENTRU MANAGEMENTUL STRESULUI

Mulţi diabetici ştiu că nivelul lor de zahăr din sânge creşte atunci când sunt stresaţi, chiar dacă obiceiurile alimentare nu s-au schimbat deloc. Ei ştiu de asemenea că nivelul de zahăr din sânge scade odată cu eliminarea stresului.

Chiar stresul subtil poate ridica nivelurile de glucoză din sânge. De exemplu, unii diabetici devin atât de preocupaţi de rezultatele nivelului de zahăr din sânge încât se stresează din acest motiv. Ca urmare, rezultatele nivelului de zahăr din sânge încep să crească. Apoi, ei devin şi mai stresaţi şi astfel se instalează un cerc vicios.

Managementul de urgenţă al stresului

Atunci când vă confruntaţi cu o situaţie acută, stresantă, faceţi următoarele lucruri:

Pauză. Luaţi-vă o pauză. Nu *spuneţi* şi nu *faceţi* nimic.

Simţiţi *emoţia* cum creşte în dumneavoastră. Nu o *suprimaţi.* În acelaşi timp, nu vă lăsaţi *consumaţi* de acea emoţie. În schimb, începeţi să *număraţi.* Vedeţi cât timp îi ia *emoţiei* să dispară.

Fiţi foarte atent la ce se întâmplă în jurul dumneavoastră: *obiectele* şi *spaţiile* în care sunt ele; *sunetele* şi *linştea* care rămân în fundalul celorlalte sunete; *mişcările* şi *calmul* care rămân în fundalul tuturor mişcărilor.

Ţineţi minte 3 S: Spaţiu, Silenţiozitate şi Static.

Fiţi atenţi la *respiraţie.*

Odată ce emoţia s-a liniştit, folosiţi *logica* şi *analizaţi* întreaga situaţie ca o *terţă parte*, dintr-un *punct neutru.* Veţi fi uimiţi să vedeţi că emoţia dumneavoastră era *disproporţionată* faţă de situaţia actuală. Apoi, *renunţaţi* complet la orice s-a întâmplat. Fiţi atenţi la *vocea interioară* sâcâitoare care vrea să *descompuneţi* ceea ce „s-a întâmplat". *Râdeţi* pur şi simplu şi *treceţi* mai departe.

Ieşiţi la o plimbare în parcul din vecinătate sau chiar în curtea dumneavoastră.

Priviţi natura: copacii, cerul, florile, stelele, apusul de soare, răsăritul de soare. De asemenea, fiţi atenţi la *liniştea* care este întotdeauna acolo. Sunetele vin şi pleacă, dar liniştea este întotdeauna acolo.

Folosiţi simţul dumneavoastră *olfactiv* pentru a conştientiza anumite mirosuri.

Relaxaţi-vă în mod regulat

Faceţi anumite activităţi pentru a *relaxa* stresul în mod regulat astfel încât să nu crească până la un punct de *criză.* Iată câteva sugestii:

Faceţi câteva *întinderi* în fiecare zi sau şi mai bine, de câteva ori pe zi, doar câteva minute de întinderi la un moment dat, doar atât.

Din când în când fiţi atenţi la respiraţie, doar pentru un minut. De asemenea, respiraţi adânc timp de un minut, de câteva ori în timpul unei zile.

Mergeţi la plimbare zilnic în mod regulat.

Managementul stresului şi rădăcinile sale

Ştiţi probabil unele dintre *sfaturile* pe care vi le-am dat. Acestea funcţionează, dar doar *temporar*. Deseori, continuaţi să vă luptaţi cu *stresul de fiecare zi*.

În această secţiune, ne vom uita *mai adânc* la ceea ce înseamnă *stres*. Vom investiga ce este stresul cu adevărat, care este cauza sa principală şi cum vă puteţi elibera de stres odată pentru totdeauna.

Ce este stresul?

În sfârşit aţi ajuns acasă după o zi lungă de muncă. Este timpul să vă relaxaţi. Vă întindeţi comod pe canapea. Fără să vă daţi seama, imediat mintea dumneavoastră este înapoi la muncă. Vă gândiţi la cum a fost ziua: acel client enervant; şeful nerecunoscător şi lacom; colegul gelos şi egoist.

În sfârşit, soţul dumneavoastră ajunge acasă extenuat şi plângându-se despre toate neplăcerile pe care le-a avut peste zi. Şi el îşi exprimă îngrijorările despre viitorul economic sumbru al familiei sale.

Pe robotul telefonului auziţi memento-ul pentru programarea pe care o aveţi a doua zi la medicul dumneavoastră pentru a discuta rezultatul biopsiei. Dacă biopsia se dovedeşte a fi canceroasă? Un val de fiori trece prin corpul dumneavoastră. În pat, vă suciţi şi vă răsuciţi, dar somnul este la kilometri distanţă. La ora 2 noaptea, luaţi câteva somnifere şi reuşiţi să dormiţi vreo patru ore.

În cabinetul medicului raportul biopsiei dumneavoastră este bun, dar greutatea dumneavoastră este în creştere, aveţi hipertensiune arterială şi nivelul de zahăr din sânge este de asemenea ridicat peste limită. Mai târziu, în drum spre muncă, nu vă puteți împiedica să nu vă gândiți la tatăl dumneavoastră, care nu a mai putut să meargă la bătrânețe din cauza unui atac cerebral provocat de tensiunea ridicată a sângelui şi la mama dumneavoastră care şi-a pierdut vederea din cauza diabetului.

Dintr-o dată, simțiți cum vă bate inima cu putere, vă strânge în piept şi corpul îşi pierde toată puterea. Apoi, vă treziți în camera de urgențe a unui spital...

Stresul de zi cu zi are consecințe oribile. Toată lumea suferă de el într-o anumită măsură. Oamenii îl acceptă de nevoie. „Este parte din viața noastră şi nu putem face nimic în privința asta." În acest fel ei *îşi raționalizează* traiul stresant.

Este posibil să fii liber de stres? Nu este nevoie să înțelegeți complet stresul înainte de a vă elibera de el? De dragul discuției, voi împărți stresul în două tipuri:

- Stresul exterior
- Stresul interior

Stresul exterior

Stresul exterior este ceea ce, în general, menționăm atunci când vorbim despre stres. Acesta este stresul datorat unui factor extern, deseori fără un control din partea noastră, precum pierderea unei persoane dragi, pierderea unei slujbe, pierderea unui zbor.

Acestea sunt, de fapt, situații care continuă să se întâmple oricum. Există scurte perioade când simțim o oarecare uşurare. Puteți să spuneți „A! În sfârşit, nu mai am niciun stres!", dar înainte să vă dați seama, o altă situație stresantă soseşte.

De exemplu, după ani de muncă grea, aveţi în sfârşit munca visurilor dumneavoastră. Aveţi o casă drăguţă, o maşină frumoasă şi o familie minunată. Apoi într-o zi, aveţi un accident serios de maşină şi vă petreceţi următoarele câteva săptămâni în cârje. În cele din urmă, reveniţi la munca dumneavoastră, dar aflaţi că firma la care lucraţi are mari probleme financiare. În curând, sunteţi concediat. Lipsa unui loc de muncă, în mod evident, creează un imens stres. Câteva luni mai târziu, soţia dumneavoastră este diagnosticată cu cancer. Cât timp face chimioterapie, aflaţi că aveţi nevoie de o operaţie de bypass la inimă. Între timp, adolescentul dumneavoastră are probleme cu profesorii. Deveniţi un vizitator frecvent al biroului directorului şcolii.

Alt exemplu: Ajungeţi în sfârşit să aveţi pensia la care aţi visat ani de zile. Curând după pensionare, aflaţi că aveţi cancer de prostată pentru care vă operaţi. Ca o complicaţie a operaţiei, nu vă mai puteţi controla urinarea. Câteva luni mai târziu, soţia dumneavoastră cade, îşi luxează un şold şi ajunge la spital. Între timp, fiica dumneavoastră vă sună să vă anunţe că trece printr-un divorţ şi că va avea nevoie de ajutor financiar de la dumneavoastră.

Ei bine, aţi prins ideea mai multor tipuri de stres exterior pe care îl întâlnim în vieţile noastre!

Stresul interior

Stresul interior, pe de altă parte, este altă poveste. Este acolo permanent. Cu câteva excepţii, toată lumea suferă de el. Stă cu dumneavoastră oriunde aţi merge.

Ce este acest stres interior? Este sentimentul de nelinişte, agitaţie, goliciune, inutilitate, tristeţe, plictiseală, frustrări, necazuri, mânie, ură, gelozie, insecuritate, vinovăţie, teamă, nervozitate şi anxietate.

De unde vine acest stres interior? Dacă sunteţi mai atent, veţi afla că acest stres interior vine din *vocea interioară*, vocea din capul dumneavoastră care nu se opreşte niciodată chiar dacă nu aveţi nimic de rezolvat. Deseori, nu sunteţi complet conştienţi de asta. E ca şi cum mintea vă este pe *pilot automat*. Cu alte cuvinte, gândiţi în mod constant. Aveţi o minte ocupată care nu se opreşte niciodată. Gândurile atrag apoi emoţii şi vă creează un stres emoţional. Prin urmare, este logic să concluzionăm că *gândurile emoţionale* sunt cauza principală pentru stresul dumneavoastră interior.

Care este sursa gândurilor?

De unde vin gândurile? Când mă gândeam într-o zi la această întrebare, am făcut o simplă, dar profundă, observaţie. Noi oamenii gândim mereu în termeni ai limbajului. De exemplu, dacă ştiţi limba engleză şi nici o altă limbă, veţi gândi întotdeauna în engleză, nu în chineză, franceză sau hindi. Observaţi acum acest lucru singuri.

Pentru a gândi aveţi nevoie să cunoaşteţi o limbă. Prin urmare, limba este sursa gândurilor.

Care este sursa limbii?

Evident, următoarea întrebare este de unde vine limba? Nu sunteţi născut cu ea, nu-i aşa? O învăţaţi de la părinţi, profesori, fraţi, prieteni şi cu ajutorul multor unelte de lucru precum cărţile, instrumentele electronice şi uneori chiar anumitor tehnici.

Ce este o limbă?

Să folosim bunul simţ şi să explorăm ce este o limbă. Este un *mijloc* de a comunica unii cu alţii. O limbă este cuprinsă din cuvinte, aşa-i? Şi fiecare cuvânt are ataşat de el un concept. În realitate, fiecare cuvânt este un sunet. De exemplu, ascultaţi o limbă pe care nu o cunoaşteţi. Tot ceea ce auziţi sunt sunete: sunete care nu au niciun sens. Pentru a avea sens, trebuie să ştiţi care sunt conceptele ataşate acelor sunete. Astfel, putem spune că un cuvânt este format dintr-un sunet şi un concept ataşat. Chiar şi limba scrisă are concepte ataşate cuvintelor. Chiar şi limbajul semnelor are concepte ataşate semnelor.

Ce sunt conceptele?

Să folosim bunul simţ şi să aflăm de unde vin conceptele. Conceptele sunt creaţia unei societăţi, nu-i aşa? Atunci când creşteţi într-o societate, părinţii vă învaţă limbajul acelei societăţi. Ei rostesc un sunet şi arată către o persoană sau vreun obiect. Ei îl repetă încontinuu până când veţi face o *conexiune* între acel sunet şi persoană sau obiect. De exemplu: Ca şi copil auziţi sunetul Mama iar mama dumneavoastră arată cu degetul spre ea. După mai multe repetări, faceţi o conexiune între sunet şi persoană. Ea nu mai este doar o altă formă de viaţă, ci Mama. Ea vă dă mâncare, confort şi căldură. Vă *ataşaţi* de ea. Mai târziu, ea vă oferă jucării, cadouri, prieteni, brioşe, prăjituri, bani şi aşa mai departe. Vă ataşaţi din ce în ce mai mult de „Mama dumneavoastră".

După ce creşteţi mari într-o societate, sunteţi *bombardaţi* cu concepte pe care societatea le-a creat, precum conceptele de succes, eşuare, realizare, bani, faimă, dorit, nedorit, moralitate, etichetă, responsabilitate, cultură, obiceiuri, religie, naţionalitate, trecut, viitor, siguranţă etc. Pe baza acestor concepte, unele gânduri se pot trezi precum gândurile legate de pierdere, a fi ratat, proscris, pedeapsă, suferinţă, cum cineva ar trebui sau nu ar trebui să se poarte, de ce s-a întâmplat, de ce nu s-a întâmplat, dar dacă, de ce eu, de ce nu eu etc. Toate aceste gânduri atrag emoții precum teama, mânia, tristețea, gelozia, vina. În acest mod gândurile creează o mare cantitate de stres pentru dumneavoastră.

Cine gândește?

Dacă sunteți atent, vă dați seama că întotdeauna „eu" este cel care-i judecă pe ceilalți, care-i blamează pe ceilalți, căruia îi este teamă de una sau de alta etc. „Eu" este cel care gândește. Prin urmare, „eu" este la rădăcina întregului nostru stres. Cine este acest „eu"? Trebuie să descoperim asta, dacă vrem cu adevărat să ne eliberăm de stres.

„Eu" virtual

Cine este acest „eu" care gândește în mod constant și care creează stres? Puteți răspunde, „Oh! Sunt eu." Serios?

Să ne uităm puțin la acest „eu". Îmi puteți arăta unde este? Este în capul dumneavoastră, nu-i așa? Este o abstracție, o iluzie, o fantomă. Este o entitate *virtuală* în capul dumneavoastră care vă *fură* identitatea. Nu este deloc „adevăratul" dumneavoastră. De ce spun asta? Deoarece nu sunteți născut cu asta. Pentru a vă cunoaște „Eul adevărat, original", observați bebelușii, o zi sau două. Am avut posibilitatea de a fi responsabil de o creșă în perioada de început a carierei mele de doctor și am observat aproximativ șaizeci de nou-născuți în fiecare zi. Mai târziu, am avut minunata experiență de a avea propriii mei copii.

Când observați copiii mici, vedeți că imediat ce nevoile lor fizice imediate sunt îndeplinite (ex. Stomac plin, scutec curat și pătură caldă) ei sunt *veseli* în interior! *Zâmbesc* și merg la somn. Ei nu au nici *trecut* nici *viitor*. Ei *nu* sunt îngrijorați dacă mama va fi primprejur pentru următoarea porție de hrană. Dacă ar fi, nu ar putea să doarmă. Ei nu gândesc. De aceea, nu există concepte, judecată, mânie sau *griji*. De aceea ei nu au nicio problemă să doarmă. Ei sunt atât de *vulnerabili*, dar *teama* rămâne la mile depărtare de ei. Există o totală *lipsă de control*, dar *niciun fel de frică*.

Odată ce stomacul lor est plin, ei *nu* mai vor mâncare. Dacă s-ar forța să mănânce mai mult decât au nevoie, ar regurgita. Ei mănâncă să-şi potolească foamea şi atât. *A vrea mai mult* nu există şi de aceea ei sunt atât de *mulțumiți*. Îi puteți hrăni cu lapte de la sân, lapte de vacă sau lapte praf. Pentru ei nu contează, atâta timp cât mâncarea este agreată de stomacul lor şi le satisface foamea.

Ei nu spun „Nu-mi place laptele tău, mamă. Îmi place laptele praf mai mult." Nu veți auzi, „Mamă, m-ai învelit într-o pătură roz cu fluturaşi pe ea. Sunt băiat. Prin urmare, am nevoie de o pătură albastră cu desene cu dinozauri pe ea."

Ei sunt veseli doar privind în jur. Ei *trăiesc clipa* cu adevărat. Ei fac asta *în mod spontan* fără a face vreun efort din a trăi în prezent.

De ce spun că nou-născuții nu gândesc? Deoarece, dumneavoastră gândiți întotdeauna la nivel de limbă. Nou-născuții *nu* cunosc nicio limbă. Prin urmare, putem concluziona că bebeluşii nu gândesc. Ei nu au nici concepte. De ce? Deoarece conceptele apar din limbaj. Fără limbaj – fără concepte.

Nou-născuților nu le place sau le displace cineva datorită culorii pielii, religiei, naționalității sau bunăstării. Asta deoarece ei nu au *achiziționat* niciun *concept* despre religie, naționalitate, istorie sau bani. *Conceptele* nu există deloc. *A-i plăcea* și *a-i displăcea* nu există. Nu există nici *preferințe sau judecăți*. Nici *jenă* sau *rușine*.

Nici furie, nici ură, nici a dori mai mult, nici prejudecăți, nici teamă... Doar veselie pură, mulțumire și pace. Aceasta este adevărata natură umană. Îmi place să o numesc „Adevăratul Eu", eul cu care dumneavoastră și cu mine și cu toți oamenii de pe planetă ne-am născut.

Acum să vedem ce se întâmplă cu acest bebeluș fără teamă, vesel și liniștit.

Eul dobândit

Treptat, un alt Eu se dezvoltă pe măsură ce creșteți într-o societate. Aceasta poate fi numit *Eul dobândit*. Îl *dobândiți* ca rezultat la *condiționarea psihologică* primită de la părinți, de la școală și apoi de la societate în general.

Pe măsură ce creșteți, Eul dobândit este din ce în ce mai mare. Stă în scaunul șoferului, împingându-l pe adevăratul Eu pe locul pasagerului și mai târziu, pe locul din spate și, în cele din urmă, în portbagaj.

Ca adult, tot ceea ce vedeți este Eul dobândit. Vă identificați cu Eul dobândit. *Asta credeți dumneavoastră că sunteți*. **Acesta devine „Eul" virtual care stă în capul dumneavoastră.** Identitatea dumneavoastră este *deturnată* de Eul dobândit. În loc să vedeți adevăratul deturnător, credeți că acesta sunteți de fapt dumneavoastră. Cât e de ironic!

Acest Eu dobândit este baza întregului stres. El reacționează la declanșatorii din exterior pe care îi numește surse de stres și îi blamează pentru stresul dumneavoastră. De fapt, Eul dobândit reacţionează la declanşatori şi creează stresul pentru dumneavoastră. Astfel, adevărata sursă a întregului stres stă în interiorul dumneavoastră. Este bine să ştiţi acest fapt real. De ce? Deoarece este sursa stresului din interiorul dumneavoastră, deci este soluţia.

Eul dobândit vă chinuie şi creează stres chiar şi atunci când nu există situaţii stresante. Creează în mod convenabil situaţii *ipotetice* (Sindromul Dar dacă) pentru a vă înspăimânta. Îmi place să-l numesc *un monstru* deoarece este chiar înspăimântător şi pare puternic, dar în cele din urmă, el este cu adevărat virtual.

Din păcate, nu aveţi nici măcar o idee despre ce se întâmplă deoarece vă identificaţi complet cu Eul dobândit, creierul din spatele întregului dumneavoastră stres. Aţi putea să-l numiţi inamicul din interior.

Din nefericire, sunteţi complet dezlipit de Adevăratul Eu, sursa veseliei adevărate, a mulţumirii şi a păcii interioare. În înhăţarea totală a Eului dobândit, suferiţi şi vă creaţi stres nu doar pentru sine, dar şi pentru ceilalţi.

Crearea Eului dobândit/„Eului" virtual

De unde vine Eul dobândit? Vine din condiţionarea psihologică din partea societăţii pe măsură ce creşteţi. Astfel, Eul dumneavoastră dobândit este lăstarul societăţii în care trăiţi, care este la rândul lui un Eu dobândit colectiv pe care îl putem numi Eul Dobândit Colectiv al Societăţii.

Eul dumneavoastră dobândit începe cu „Eul" virtual, care este de fapt un concept care se descarcă în capul dumneavoastră. Părinţii selectează cu grijă un model pentru dumneavoastră. Îl numesc numele dumneavoastră, care este de fapt un sunet. Părinţii pronunţă acest sunet atunci când arată către dumneavoastră. După ce fac acest lucru în mod repetat, ei reuşesc în sfârşit să vă introducă în cap că sunteţi Peter, Sarah, Ali sau Rekha. În acelaşi timp, ei vă introduc şi conceptele de Mama şi Tata.

Pe măsură ce creşteţi într-o societate, dobândiţi din ce în ce mai multe concepte care se învârt în jurul conceptului de „Eu" precum straturile unei cepe.

Cum vă creează Eul Dobândit stresul?

Odată ce Eul dobândit *vă fură* identitatea, vă *conduce* viaţa. Apoi, experimentaţi viaţa prin *filtrele* create de Eul dobândit. Aceste filtre vin din concepte, cunoştinţe, informaţii şi experienţe. Experienţele pot fi personale dar şi ale celorlalţi (experienţe virtuale pentru dumneavoastră), sub forma unor poveşti şi opinii pe care le vedeţi în ziar, cărţi, reviste, TV sau internet sau pe care le auziţi de la prieteni şi familie.

Practic, Eul dobândit vrea să trăiască o viaţă foarte sigură. Vrea siguranţă. De ce? Deoarece este *prin natura sa* nesigur. *Nu* este real. Este virtual, o fantomă, o iluzie, dar el crede că este real şi vrea să trăiască pentru totdeauna. Destul de nebun, nu-i aşa?

Pentru a fi în siguranţă, Eul dobândit *interpretează* fiecare experienţă (reală sau virtuală; nu contează) pe baza informaţiei stocate în el şi *judecă* experienţa ca fiind bună sau rea, ceea ce atrage o emoţie, bună sau rea. Apoi, *stochează* întreaga experienţă împreună cu emoţia respectivă în cutia dumneavoastră de *memorie*, unde este *vie* chiar şi după câţiva ani. Astfel vă creează Eul dobândit *memoriile* sau trecutul. Pe baza trecutului, el creează mai multe gânduri pe care le numeşte „Viitorul meu".

Stresul creat de „Trecut şi Viitor”

Păstrând vii vechile evenimente *moarte*, Eul dobândit păstrează *focul* vechilor emoţii arzând în interiorul dumneavoastră. Le numeşte „trecutul meu” şi „amintirile mele”. Judecă aceste amintiri ca fiind bune sau rele.

Prin reprezentarea amintirilor rele, Eul dobândit continuă să experimenteze emoţiile *negative* ataşate acestor amintiri sub formă de *umilire, mânie, ură, amărăciune, gelozie şi răzbunare.*

Prin înlocuirea amintirilor bune, Eul dobândit începe să *rateze* acele experienţe minunate şi devine *trist.*

Eul dobândit vrea să-şi schimbe trecutul

Iată un alt fenomen interesant. Eul dobândit vrea să controleze lumea virtuală a amintirilor. Este strâns legat de amintirile frumoase, dar vrea să fugă de amintirile urâte. De aceea, el încearcă să modifice poveştile şi evenimentele.

De exemplu:

„Dacă profesorul meu nu m-ar fi umilit în faţa întregii clase, aş fi fost o persoană fericită azi.”

„De ce nu am văzut indiciile? M-a înşelat dintotdeauna! De ce m-am căsătorit cu el?”

„De ce am acceptat slujba asta? Şeful meu este atât de zgârcit şi exigent.”

„De ce nu mi-am vândut acţiunile acum şase luni când piaţa financiară era atât de ridicată?”

Dar, desigur, Eul dobândit nu poate schimba ceea ce s-a întâmplat deja. Se simte enervat, frustrat, nervos şi uneori vinovat. Cu cât încearcă să schimbe acele amintiri dureroase, cu atât mai puternice devin ele. Ce ironie!

Eul dobândit vrea să asigure un viitor fericit

În plus, Eul dobândit nu vrea niciun eveniment rău să se întâmple din nou, niciodată! El vrea o siguranță perfectă. Eul dobândit a fost condiționat să învețe din trecut. De aceea, el vrea să creeze o lume perfectă pentru el în care sunt doar lucruri bune, iar lucrurile rele nu există. El vrea să creeze un paradis pentru el însuşi. De aceea, el continuă să genereze noi gânduri pentru a împiedica evenimentele rele să se întâmple din nou.

Sindromul „Dar dacă"

Dar apoi un alt gând întrerupe: „Dar dacă nu îl pot împiedica să se întâmple din nou?" care atrage teamă şi anxietate.

Prins în „Sindromul Dar dacă, Ce se poate, Ce voi face" Eul dobândit creează un film virtual. Astfel, el creează o cantitate uriaşă de teamă în interiorul dumneavoastră. Pentru siguranță şi pace, Eul dobândit vă privează de orice linişte psihică pe care ați avut-o. Cât de contraproductiv!

Câteva exemple:

„Dar dacă îmi pierd locul de muncă din nou?"

„Dar dacă şeful mă insultă din nou?"

„Dar dacă mă îngraş din nou?"

„Dar dacă pierd iar?"

„Dar dacă voi fi înțepat iar de o albină?"

„Dar dacă publicul va râde iar de mine?"

„Dar dacă voi redeveni sărac?"

„Dar dacă îmi voi pierde prietenii din nou?"

„Dar dacă voi fi iar părăsit?"

„Dar dacă voi întârzia din nou?"

„Dar dacă voi pierde iar avionul?"

„Dar dacă nimeni nu-mi va acorda iar atenție?"

„Dar dacă soțul mă înșală din nou?"

„Dar dacă voi avea din nou un atac de astm?"

În realitate, aceste situații nu există deloc. Cu alte cuvinte, Eul dumneavoastră dobândit este atât de nesigur și de înspăimântat de propria sa moarte încât creează toate scenariile posibile, îngrozitoare și încearcă să își dea seama cum poate scăpa de moarte prin orice mod posibil. Făcând aceasta, el creează tone de temeri inutile pentru dumneavoastră.

Eul dobândit creează atașament și evitare

Din experiențele care sunt etichetate ca fiind bune, Eul vrea *mai mult* și de cele etichetate ca fiind rele, el vrea să *fugă.* Aceasta este regula de bază a *atașamentului* și *evitării* psihologice.

Eul dobândit devine foarte *atașat* de experiențele bune, cum ar fi lauda și validarea, care oferă o eliberare *temporară* de nesiguranța lui. De aceea Eul dobândit se atașează de concepte precum *bani, putere, succes* și *frumusețe*, toate aducând laude și validarea și furnizând *liniște temporară* față de nesiguranță.

Eul dobândit este de asemenea *lăudat* de familie, prieteni şi fani privind succesul lui, faima şi realizările. El vrea din ce în ce mai mult din aceste experienţe. El se simte *validat* şi atunci cînd este legat, unit sau responsabil de cineva.

De exemplu, dacă deţineţi un animal de companie, *validează* existenţa dumneavoastră ca proprietar şi oferă Eului dobândit o eliberare temporară de nesiguranţă. De aceea el nu vrea să-şi *piardă* niciodată animalele de companie, familia, prietenii şi fanii. *Chiar şi ideea de a-i pierde trece prin stratul fin ca hârtia al nesiguranţei şi stârneşte o nesiguranţă profundă, inerentă, care atrage o uriaşă cantitate de frică.*

Eul dobândit caută de asemenea validare prin identităţi conceptuale precum un doctor, avocat, profesor, lider politic, social sau religios, vedetă de film, angajat al unei anumite companii, cetăţean al unei anumite ţări, membru al unui grup social, politic sau religios, etc. Iată de ce chiar şi gândul de a-şi pierde identitatea virtuală creează o uriaşă cantitate de teamă. De aceea vă este atât de teamă de posibilitatea de a vă pierde licenţa profesională, cariera, cetăţenia, alegerile, etc.

Eul dobândit nu vrea *niciodată* să *piardă* nimic sau pe nimeni care este „Al meu". Aceasta ar însemna să piardă o parte din „Mine". Cât de groaznic ar fi asta! De aceea îi este teamă să-şi piardă posesiunile. Cu cât aveţi mai multe posesiuni în calitate de „Al meu, mine", cu atât mai mult *vă temeţi* să le pierdeţi şi cu atât mai mult încercaţi să le protejaţi. Puteţi ajunge să trăiţi într-o comunitate închisă pentru a vă proteja lucrurile care vă aparţin. Chiar şi ştirile că cineva a fost jefuit creează o mulţime de teamă în dumneavoastră.

În plus, Eul dobândit vrea să *evite* experienţele neplăcute, precum eşec, pedeapsă, singurătate, umilire, sărăcie, îmbătrânire, boală şi moarte mai ales. *Chiar şi gândul unor astfel de experienţe neplăcute atrage o teamă intensă.*

Eul dobândit interpretează fiecare situaţie/persoană

Eul dobândit vrea imediat să interpreteze fiecare situaţie pe care o întâlneşte şi fiecare persoană pe care o întâlneşte, pe baza unor informaţii stocate. De ce? Deoarece vrea să se simtă în siguranţă. Judecă cu rapiditate dacă o persoană este sigură sau nesigură pe baza aspectului, fără să schimbe măcar un cuvânt. A judeca atrage după sine emoţii. De exemplu, dacă judecă o persoană ca fiind nesigură, veţi începe să simţiţi teamă, chiar dacă cealaltă persoană nu v-a făcut nimic.

De multe ori, acesta nu vrea să rişte, aşa că nu va interacţiona cu nicio persoană pe care nu o cunoaşte. Vă aduceţi probabil aminte de „nu vorbi cu străinii" din copilărie. De asemenea, vreţi să fiţi sigur că aţi descărcat acest mesaj foarte important în Eul dobândit al copilului dumneavoastră. Poate că aţi citit vreo poveste cu o fetiţă răpită de un străin într-un loc îndepărtat despre care nu ştiţi nimic. Trece prin sentimentul dumneavoastră de siguranţă. În mod ironic, vă întăreşte profeţia de autoîndeplinire de a vă fi „teamă de străini". Evident, nu auziţi şi nici nu daţi importanţă nenumăratelor întâlniri sigure cu străinii.

Eul dobândit creează aşteptări

Eul dobândit este descărcat cu conceptul de „cum ar trebui şi cum nu ar trebui alţii să se comporte cu dumneavoastră şi cum ar trebui sau nu ar trebui dumneavoastră să vă comportaţi cu ei". De exemplu, aşteptaţi anumite tipuri de comportament de la soţ/soţie, părinţi, fraţi, surori, prieteni şi colegi şi invers. Într-un fel, societatea ne dictează cum ar trebui să ne îndeplinim fiecare rolul. O putem numi cartea descrierilor rolului, scrisă de Eul colectiv dobândit al societăţii. Fiecare persoană care trăieşte într-o anume societate este impregnată cu această carte a descrierilor rolului.

Toată lumea ştie descrierea rolului său şi ştie de asemenea descrierea rolului celorlalţi. De exemplu, această carte vă spune cum ar trebui să se comporte o soţie, cum ar trebui să se comporte un soţ, cum ar trebui să se comporte un părinte, cum ar trebui să se comporte un prieten, cum ar trebui să se comporte un copil, cum ar trebui să se comporte un profesor, cum ar trebui să se comporte un medic etc. Dă naştere în mod automat la aşteptări.

Aşteptaţi ca ceilalţi să-şi joace rolul exact, ca la carte. Ei aşteptă ca dumneavoastră să vă jucaţi rolul bine. Dar ce se întâmplă dacă cineva nu-şi joacă rolul bine? Deveniţi frustrat şi, uneori, nervos. De fapt este Eul dobândit care se simte dezamăgit, frustrat şi nervos deoarece Eul dobândit este cel care construieşte aşteptările. Eul dobândit crede în toate conceptele conţinute de cartea descrierilor rolului.

Cu cât e mai apropiată relaţia, cu atât sunt mai mari aşteptările... Şi mai multă durere emoţională dacă cineva nu se ridică la aşteptările dumneavoastră. Durerea emoţională se manifestă ca nervozitate, frustrări şi mânie.

Exemple:

- *O soţie/un soţ care nu se ridică la înălţimea aşteptărilor este cel mai frecvent caz de divorţ. Merge cam așa: Într-o căsătorie, după ce s-a liniștit perioada de interes sexual, își arată adevăratele fațede Eul dobândit al amândurora în cele mai adânci straturi. Acum fiecare soț/soție începe să vadă defectele celeilalte persoane deoarece persoana respectivă nu se ridică la nivelul așteptărilor. Acest lucru duce inițial la supărare care continuă să se construiască în cutia de memorie și duce în cele din urmă la durere și furie. Apoi într-o zi, are loc o mare lovitură și căsătoria se încheie cu un divorț.*

- *Frații, surorile și prietenii apropiați devin nervoși și furioși dacă așteptările lor nu sunt întâlnite. Uneori ei sfârșesc prin a pune punct unor relații de-o viață.*
- *Copiii care nu reușesc să se ridice la nivelul așteptărilor părinților provoacă multă durere și suferință atât părinților lor, cât și lor. De exemplu, părinții au sperat că fiul lor să devină medic, dar fiul a avut note mici la școală. Acest lucru a provocat multe dureri de cap și certuri urâte între fiu și părinții lui.*
- *Părinții s-au așteptat ca fiica lor să se căsătorească cu cineva pe care ei îl considerau potrivit pentru ea, dar ea s-a căsătorit cu altcineva. O altă cauză de furie și durere.*
- *O soție a așteptat un cadou de ziua ei dar nu a primit nimic. Rezultatul? Durere, tristețe și furie.*
- *Un soț a așteptat ca soția lui să fie drăguță cu prietenii lui, dar ea i-a numit nenorociți imaturi, ceea ce a provocat o ceartă imensă, durere și mânie.*
- *Un angajat a așteptat o mărire de salariu, dar nu a primit ceea ce a provocat durere și resentimente.*

- *O persoană a aşteptat anii de aur minunaţi de după pensionare, dar a sfârşit prin a avea cancer care a dus la amărăciune şi mânie, în plus faţă de durerea aflării ştirii cancerului.*
- *În plus, faţă de viaţa lor personală, oamenii construiesc şi aşteptări în legătură cu oamenii politici şi religioşi, vedetele de cinema, cântăreţii, artiştii etc. Şi sunt foarte dezamăgiţi şi nervoşi dacă idolul lor nu se ridică la nivelul aşteptărilor create de ei. Unii devin atât de supăraţi încât ajung să-şi ucidă idolul.*
- *Oamenii creează de asemenea aşteptări în jurul sistemelor politice, economice şi religioase şi sunt foarte supăraţi atunci când aşteptările lor nu sunt îndeplinite.*
- *Oamenii au aşteptări şi de la „cât de mult vor trăi". Se numeşte* ***speranţă de viaţă****. Ne simţim înşelaţi dacă cineva apropiat nouă moare înainte de momentul când credem noi că ar trebui să se întâmple.*

Eul dobândit colectiv al societăţii vă promite că veţi fi recompensat dacă respectaţi regulile şi pedepsit dacă nu le respectaţi. Acum, ce se întâmplă dacă respectaţi regulile şi nu sunteţi recompensat şi cineva care nu respectă regulile este recompensat? Veţi deveni foarte dezamăgit şi furios.

De exemplu, sunteţi o persoană onestă care trece printr-o perioadă financiară grea în timp ce un escroc, un mincinos se scaldă în bani. „Viaţa este nedreaptă" vă puteţi spune. Vă simţiţi foarte dezamăgit şi furios pe viaţă.

Eul dobândit creează autodreptate

Un alt motiv comun pentru furie şi frustrare este autodreptatea.

Ce este autodreptatea? În termeni simpli, ea înseamnă „Eu am dreptate”. *Implică,* de asemenea, şi „tu te înşeli”. Aceasta este cauza principală a tuturor diferențelor, disputelor, argumentelor, certurilor, bătăilor, proceselor în instanță, bătăliilor şi războaielor, toate acestea creând, în mod evident, o uriaşă cantitate de furie.

Cu puține excepții, toată lumea suferă de autodreptate. Interesant este faptul că oamenilor nu le place să li se spună că au autodreptate deoarece se consideră a fi o valoare negativă. Ei nu cred că sunt persoane care îşi dau singure dreptate în mod automat, dar ei văd uşor asta la alte persoane. Ei îi judecă pur şi simplu pe ceilalți ca având autodreptate şi nu merg mai profund. De fapt, ei cred că au *dreptate* că cineva are autodreptate. E interesant, nu-i aşa?

Autodreptatea este o cauză de suferință extrem de comună şi unul dintre motivele tuturor conflictelor umane. Dacă vrem să înțelegem conflictele umane, ar fi logic să analizăm mai profund autodreptatea.

Care este baza autodreptății?

De ce credem că noi avem dreptate şi că ceilalți greşesc? De exemplu, pentru acelaşi eveniment, diferiți oameni vor avea păreri diferite. Fiecare crede că el are dreptate şi că ceilalți greşesc. Evenimentul este acelaşi, dar interpretările lui sunt diferite. În mod evident, problema se află la nivelul interpretărilor. Dar cine face interpretările? Este Eul dobândit, nu-i aşa?

De obicei, atunci când o persoană se uită la un eveniment, Eul dobândit *interpretează* acel eveniment pe fundalul informațiilor deja stocate în mintea sa condiționată.

Desigur, aceste informaţii stocate variază de la o persoană la alta. Prin urmare, interpretarea aceluiaşi eveniment variază de la o persoană la alta. Majoritatea oamenilor se află în captivitatea Eului lor dobândit. Prin urmare, ei cred cu tărie că interpretarea lor asupra evenimentului este *corectă.*

Dacă ne uităm mai în profunzime la compoziţia Eului dobândit al unei persoane, constatăm că o parte importantă din el o reprezintă *cartea descrierilor rolului.* Această carte, cum am observat mai devreme, descrie cum o persoană *ar trebui* şi *nu ar trebui* să se comporte într-o societate dată. În plus faţă de crearea aşteptărilor, oferă de asemenea un istoric împotriva celuilalt cu care fiecare continuă să *judece* comportamentul celorlalţi. Vă spune dumneavoastră şi tuturor celorlalţi „ce este *corect* şi ce este *greşit*"; „ce este *virtute* şi ce este *viciu*". Aceasta este baza *moralităţii.*

În plus faţă de *cartea descrierilor rolului*, Societatea dumneavoastră descarcă în Eul dobândit multe alte concepte. De exemplu, vă dă conceptele despre „drepturile dumneavoastră", „drepturile umane", „drepturile animalelor", „regulile de conducere", „regulile din sport". Toate aceste concepte devin parte din Eul dumneavoastră dobândit şi vă oferă mai multă muniţie să aveţi *dreptate.* Aceste concepte vă întăresc autodreptatea.

Atunci când sunteţi constrânşi de Eul dobândit, aceste concepte şi reguli devin *credinţele* dumneavoastră. Atunci când ceilalţi nu respectă regulile, deveniţi frustrat şi nervos. De exemplu, sunteţi pe drum, respectând regulile de circulaţie şi un alt şofer nu le respectă. Eul dumneavoastră dobândit vă consideră corect şi consideră că celălalt a greşit. Aceasta vă face să fiţi furios. Aceasta este baza furiei rutiere, care uneori, poate duce la violenţă fizică.

În plus, Societatea descarcă în Eul dobândit cunoştinţe despre istorie, care este în primul rând o interpretare a anumitor evenimente de către Eul dobândit al unui istoric. Acesta este motivul pentru care sunt atât de multe interpretări diferite ale aceluiaşi eveniment şi desigur, fiecare istoric consideră că el are dreptate. Interpretarea istoricului a evenimentelor devine parte din Eul dumneavoastră dobândit şi credeţi că sunt complet adevărate (deşi evenimentul poate s-a întâmplat înainte ca dumneavoastră şi istoricul să fiţi născuţi). Diferite Euri dobândite, cu diferite versiuni ale aceluiaşi eveniment istoric sau personalitate istorică, intră apoi în discuţii argumentate aprinse şi se enervează unii pe alţii.

Cu acest bagaj de informaţii, Eul dobândit judecă şi evenimentele politice, sociale şi culturale actuale. De obicei, este cineva care se numeşte expert care o face pentru dumneavoastră, la o emisiune TV, într-un ziar sau într-o carte. Eurile dobândite cu diferite versiuni ale istoriei interpretează evenimentele actuale în mod diferit şi fiecare crede că are dreptate. Cu acest bagaj cultural, oamenii intră în conflicte aprinse şi devin nervoşi şi supăraţi unii pe alţii.

Este interesant de notat că într-o societate dată, există concepte colective despre ceea ce este corect şi ceea ce este greşit. Aceasta creează o autodreptate colectivă care se întăreşte constant de către mass-media din acea societate. Ce este corect într-o societate poate fi greşit în altă societate. Acest lucru creează conflicte între diferite societăţi. Aceasta este baza conflictului, mâniei şi violenţei colective dintre diferite naţiuni.

Apoi, în interiorul unei anumite societăţi, există diferite concepte despre ceea ce este corect şi ceea ce este greşit, depinzând de diferitele grupuri sociale, politice şi religioase din acea societate. Aceasta creează conflict, mânie şi violenţă între diferite grupuri din interiorul unei societăţi.

Apoi, în cadrul unui grup există diferite concepte despre ceea ce este corect şi ceea ce este greşit. Drept urmare, în cadrul aceluiaşi grup, oamenii se enervează şi se ceartă unii cu alţii. Chiar şi în cadrul unei familii, există diferite concepte despre ceea ce este corect şi ceea ce este greşit. Duce la conflict, mânie şi violenţă (de obicei verbală, dar uneori chiar fizică) între diferiţi membri ai aceleiaşi familii. De exemplu, soţul poate crede în disciplinarea copiilor dar dumneavoastră nu. Aceasta ar putea conduce la o ceartă serioasă şi la conflict verbal.

Apoi, în interiorul unui individ, există concepte conflictuale asupra a ceea ce este corect şi ceea ce este greşit. Există un cod de etică la locul de muncă şi altul pentru acasă, un cod de etică pentru prieteni şi altul pentru duşmani, un standard pentru dumneavoastră şi un alt standard pentru ceilalţi.

Totul se reduce la „Eu”. Pe baza conceptelor ataşate „Eului” virtual (Eul dobândit) judecaţi pe toată lumea fie ca prieten, fie ca duşman. Aşa îi percepeţi pe ceilalţi oameni – fie ca prieteni, fie ca duşmani: acasă, în cartier, la locul de muncă, în grupul dumneavoastră social, politic sau religios, în ţara sau în lumea dumneavoastră. Sunteţi supărat şi furios pe duşmani, ceea ce duce deseori la violenţă, verbală, dar şi fizică.

Eul dobândit reacționează la insulte

Un alt motiv pentru care oamenii devin furioşi este reprezentat de *insulte*. Evident, sunteți furios când cineva vă insultă. *Puteți sau nu puteți* să vă exprimați furia.

Mulți oameni se luptă pentru returnarea remarcilor jignitoare sau a gesturilor. De asemenea, sunt şi cei care *pretind* că sunt politicoşi şi civilizați la suprafață, în timp ce spumegă în interior de furie. Mai târziu, ei îşi exprimă mânia atunci când vorbesc cu soțul/soția sau cu prietenii. Unii chiar îşi suprimă mânia atât de mult încât la suprafață ei *reuşesc* să rămână politicoşi şi civilizați tot timpul. Ei pot chiar încerca să *falsifice* un zâmbet, dar în interior, ei se simt iritați şi nici măcar nu ştiu de ce se simt aşa.

Care este baza insultelor?

Este posibil ca dumneavoastră să nu fi fost niciodată insultat? Nu vorbesc despre suprimarea mâniei şi a pretinde că nu sunteți insultat, ci în realitate – să nu vă simțiți chiar insultat deloc, atunci când cineva vă insultă.

Pentru a fi cu adevărat eliberat de insulte, trebuie să vă dați seama „cine este în interiorul dumneavoastră cel care primeşte insultele de fapt".

Folosiți logica şi veți descoperi că Eul dobândit este cel insultat. Adevăratul Eu nu este niciodată insultat. De ce spun acest lucru? Deoarece un nou-născut nu este niciodată insultat. Puteți încerca să insultați un bebeluş spunând orice doriți, dar bebeluşul nu va fi insultat. În acelaşi mod, imaginați-vă pe cineva care încearcă să vă insulte în altă limbă sau prin gesturi pe care nu le înțelegeți. Evident, nu veți fi insultat. Prin urmare, putem concluziona că pentru a avea loc o insultă, cineva trebuie să înțeleagă conceptele atașate acelor cuvinte sau gesturi. Altfel, acestea nu au nicio putere.

De unde învățați cuvintele și gesturile și toate conceptele atașate lor? Nu sunteți născut cu ele. Le învățați în mod evident pe parcurs ce creșteți într-o anume societate. De aceea este logic să concluzionăm că Eul dobândit este cel care e de fapt insultat.

Fiecare cuvânt are atașat de el un concept. De exemplu, cuvântul STUPID are un concept întreg de neinteligență, inadecvare și inutilitate atașat de el. Atunci când Eul dobândit învață acest cuvânt, stochează toate conceptele negative atașate de el. Atunci când cineva vă adresează acest cuvânt, conceptul negativ atașat de acest cuvânt este activat și gândurile negative atrag emoții negative. Vă simțiți neinteligent, inutil și neadecvat ceea ce atrage mânie. Nu meritați asta. Cum îndrăznește cineva să vă spună asta. De fapt, simțul de respect al Eului dumneavoastră dobândit este amenințat. Prin urmare, Eul dobândit dă o replică verbală sau chiar fizică pentru a-și pune în siguranță existența, stima de sine.

Cuvintele insultătoare sunt create de Societatea colectivă a eului dobândit pentru eurile individuale dobândite pentru a lupta unii cu alții, nu-i așa?

Eul colectiv dobândit al societății descarcă conceptul de *„insultă și respect”* în Eul dobândit individual. Atunci când ceilalți vă respectă, Eul dobândit se simte validat și atunci când alții vă insultă, Eul dobândit se simte umilit. Cu alte cuvinte, Eul dobândit *reacționează* constant la cum este tratat de ceilalți.

Eul dobândit vrea să fie respectat şi nu să fie insultat. Evident, nu are niciun control asupra comportamentului celorlalţi, dar el nu ştie acest fapt de bază. Pur şi simplu caută în continuare respect şi fuge de insulte. Este în mod special adevărat dacă la o vârstă foarte fragedă aţi fost insultat (tachinat) mult. Eul dobândit s-a simţit umilit şi toate acele experienţe dureroase au devenit parte din Eul dobândit. Apoi, Eul dobândit a găsit un mod (studii, sport, artă etc.) pentru ca ceilalţi să înceapă să vă respecte. Eul dobândit a obţinut în sfârşit laudele şi validarea pe care le dorea atât de mult. Desigur, Eul dobândit munceşte din greu pentru acest drum şi uneori sfârşeşte prin a fi chiar realizat şi de succes în acel domeniu. Cu fiecare pas spre succes, el primeşte mai mult respect, laude şi validare şi el iubeşte toate acestea. *Cu cât devine mai ataşat de respect, cu atât mai mult urăşte ideea de insultă.* Apoi, o remarcă banală poate să vă supere Eul dobândit pentru mai multe zile. Puteţi chiar să izbucniţi de furie îmtr-o situaţie socială, unde nu aţi primit suficient respect, pe care o percepeţi ca pe o insultă.

Eul dobândit intră în competiţie şi în comparare

În timpul condiţionării psihosociale, competiţia şi compararea sunt introduse în dezvoltarea Eului dobândit. Le vedeţi peste tot: acasă, la muncă, la şcoală, la petreceri, la TV şi practic în fiecare moment din viaţă.

Cum creează competiţia stres pentru dumneavoastră?

Atunci când sunteţi în competiţie, fie câştigaţi, fie pierdeţi. Ce se întâmplă atunci când câştigaţi? Sunteţi lăudat, validat şi recunoscut. Pentru acel moment sunteţi regele din vârf. Aveţi acest sentiment minunat – o emoţie naturală plină de încântare şi entuziasm. Câteva minute mai târziu, a dispărut. Vreţi mai mult din ea, dar momentul, ocazia a trecut. De-acum trebuie să munciţi din greu să fiţi „regele din vârf" din nou. Este nevoie de multă muncă pentru a fi campionul, câştigătorul, persoana extraordinară din nou.

Cu cât aveţi mai multe victorii, cu atât mai dependent veţi deveni de acea încântare şi entuziasm de moment. Nu există un sfârşit. Pur şi simplu vă doriţi tot mai mult şi munciţi în continuare pentru acest scop. În acest fel deveniţi lacom.

O minte competitivă nu are niciodată suficient de mult şi prin urmare, este întotdeauna nemulţumită. Puteţi fi o persoană înstărită, puternică, realizată, dar în interiorul dumneavoastră sunteţi gol, nefericit şi nemulţumit.

Nemulţumirea duce la mai multă lăcomie pentru plăceri de moment şi aceasta înseamnă că trebuie să câştigaţi mai mulţi bani, faimă, recunoaştere etc. Este un cerc vicios care duce deseori la diferite dependenţe, cum ar fi dependenţa de muncă, putere, carieră etc. Nu aveţi timp pentru familia dumneavoastră. Consecinţe: soţ/soţie nefericit/ă, copii nefericiţi şi uneori divorţ care provoacă o mare durere emoţională.

Cum creează comparaţia stres pentru dumneavoastră

Comparaţia este la baza ego-ului. „*Sunt mai bun decât ceilalţi deoarece aşa şi aşa*". Eul colectiv dobândit al societăţii vă oferă multiple motive ca să vă simţiţi mai bine decât ceilalţi. Aceste concepte care vă fac egocentrist includ bunăstarea, succesul, faima, cunoştinţele, cultura, genealogia, moştenirea, posesiunile, aspectul fizic, apariţiile, cluburile religioase, politice şi sociale etc.

Închis în închisoarea ego-ului, vă simțiți chiar oribil. La suprafață sunteți realizat, celebru și de succes, dar adânc în interior vă simțiți gol, gelos și iritat. Atunci când societatea vă face să vă simțiți *special* prin recunoașterea succesului dumneavoastră, a acțiunilor eroice sau a talentelor dumneavoastră speciale, simțiți un fior și un entuziasm de moment, dar apoi acesta *dispare*... și atunci vă doriți mai mult. Nu sunteți niciodată mulțumit. Nu puteți obține suficiente laude, validare sau recunoaștere. Întotdeauna doriți mai mult.

Desigur, societatea vă poate oferi laude și recunoaștere tot timpul. Deseori, începe și să vă critice. *Mai întâi vă ridică și apoi vă coboară.* Apoi vă simțiți groaznic. Vreți ca ceilalți, în special prietenii apropiați și membrii familiei să vă placă pentru realizările și reușitele dumneavoastră. În schimb, ei încetează să vă mai placă deoarece nu sunt de acord cu modul dumneavoastră de a reacționa sub influența ego-ului.

O persoană egocentristă este în capcana totală a Eului dobândit. El interacționează cu lumea din castelul său *virtual* al propriei sale grandomanii. De ce și cum este construit acest castel al grandomaniei? Eul dobândit construiește un castel virtual urmărind siguranța emoțională. Vrea să suprime focul nesiguranței și al inutilității. Vrea să fie cineva pe care toată lumea îl laudă, îl validează și îl recunoaște în loc de a-l batjocori, umili sau critica.

De exemplu, ca și copil sau adolescent ați fost subiectul unei comparații sau al unei critici aduse de o figură autoritară, cum ar fi probabil mama sau profesorul. Ați simțit durerea umilirii și a inutilității. Ați simțit probabil și că nu o meritați. Ei erau pur și simplu *răutăcioși* cu dumneavoastră. Aceste gânduri şi emoţii au fost stocate în memoria dumneavoastră ca o sâcâitoare voce constantă a criticii.

Puteţi sau nu puteţi să nu mai fiţi conştienţi de aceste experienţe umilitoare. Unele experienţe de acest fel, în special din copilărie, pot să fie uitate. Totuşi, în subconştientul minţii aceste experienţe sunt foarte vii.

De la aceste experienţe umilitoare vine un alt gând interior „Nu voi mai fi umilit niciodată" sau „Le voi dovedi că au greşit!" Acest gând devine *drumul* dumneavoastră pentru a reuşi în lume. Vă face să munciţi din greu. Realizaţi multe, deveniţi om de succes şi câştigaţi o mulţime de bani şi respect.

Deveniţi puternic ataşat de „succes" deoarece vă validează şi vă oferă acel pansament de moment pentru o veche, dar totuşi foarte vie, rană a umilinţei şi furiei. Ataşat de succesul dumneavoastră, dezvoltaţi un *mare* ego. La suprafaţă sunteţi realizat şi de succes, dar în interior încă vă simţiţi fără valoare, umilit, iritat, nervos şi nemulţumit.

Apoi, un mic lucru atrage mânia interioară la suprafaţă. Sunteţi enervat uşor şi aveţi izbucniri de furie asupra unor lucruri care nu-i deranjează pe ceilalţi oameni – lucruri precum cineva care *nu* este de acord cu dumneavoastră sau care face o remarcă inocentă.

De ce atrage acest lucru furia dumneavoastră? Deoarece vă aşteptaţi ca ei să vă recunoască şi să vă valideze succesul. Atunci când ei nu o fac, simţiţi că ei vă *critică* şi exageraţi cu toată mânia adunată în dumneavoastră. Acest comportament provoacă pierderea unor prieteni adevăraţi. Doriţi validare de la prietenii dumneavoastră, dar acţiunile dumneavoastră îi îndepărtează pe prietenii adevăraţi. Cât e de ironic!

Continuaţi să le dovediţi celorlalţi şi dumneavoastră din nou şi din nou cât de grozav sunteţi, dar nu e niciodată suficient pentru a vindeca rana interioară a inutilităţii, nedreptăţii şi furiei.

De fapt, cu cât deveniţi mai de succes, cu atât mai mare devine ego-ul şi cu atât mai uşor deveniţi nervos din cauza lucrurilor mărunte.

Unii oameni poate nu au trecut prin (sau poate nu-şi amintesc) experienţe umilitoare. Cu toate acestea, ei (Eul lor dobândit) învaţă de la Eul colectiv dobândit al societăţii că succesul, banii, puterea şi legăturile cu oameni puternici sunt foarte importante ca să trăieşti o „viaţă de succes" şi încep să creadă în această amăgire. Dumneavoastră (Eul dobândit) sunteţi lăudat şi validat prin succesul dumneavoastră, realizările, banii, puterea, posesiunile, aspectul fizic etc. De fiecare dată când este validat, nesiguranţa sa interioară scade temporar, aşa că se simte minunat şi entuziasmat. Din nefericire, toate acestea dispar repede şi apoi vrea mai mult... Şi circul continuă!

Ego-ul poate lua o altă formă de care majoritatea oamenilor nu sunt conştienţi. Mulţi oameni se ataşează de eşecuri, pierderi şi nenorociri, fie datorită propriilor lor experienţe (pierderi în competiţie şi comparaţie) sau pierderi colective a identităţii colective (ca şi grup religios, cultural sau politic). Apoi ei (Eul lor dobândit) se simt speciali în a fi eşuat sau mizerabil....faimosul „Sindrom al martirului".

Eul dobândit vă lasă fără timp

Oamenii se plâng deseori că *nu* au timp. Sunt atât de

ocupați cu viața lor încât *nu* au timp să se relaxeze, *nu* au timp să iasă la o plimbare, *nu* au timp să pregătească masa...

V-ați uitat vreodată unde pleacă timpul dumneavoastră? Priviți la activitățile de peste zi *în mod obiectiv* și veți afla unde vă petreceți timpul.

În strânsoarea Eului dobândit, majoritatea oamenilor vor să facă din ce în ce mai mulți bani. În încercarea de „a face mai mulți bani" ajungeți să munciți zi și noapte, ceea ce devine deseori o perioadă plină de cereri și provocări. O mulțime de indivizi *se angajează* de asemenea într-un număr de obligații sociale care sunt și ele solicitante și consumatoare de timp. Totuși, la final, există o recompensă, o recunoaștere sau o laudă după care Eul dobândit tânjește. Prin urmare, veți continua să munciți zi și noapte și să vă duceți la îndeplinire și obligațiile sociale.

Apoi, suferiți de „Sindromul Nu am timp". Vă găsiți într-o fugă continuă. Sunteți grăbit, agitat și neliniștit. Nu mai aveți timp să vă pregătiți de mâncare. Luați un mic dejun rapid, deseori cereale, deoarece nu aveți timp să gătiți. Puteți chiar să treceți pe la un restaurant să luați repede ceva de mâncare și să consumați în mașină în timp ce conduceți. Deseori, trebuie să călătoriți mult. Apoi, puteți ajunge să luați masa la aeroport, unde găsiți de obicei mâncare nesănătoasă.

Un alt motiv pentru care oamenii nu mai au timp este *dependența* de „distracție" într-o formă sau alta. Chiar și după o zi lungă, oamenii vin acasă și dau drumul la televizor sau merg direct la calculator pentru distracție. Este de fapt o mare evadare pe care Eul colectiv dobândit al societății v-o predă pentru a *decomprima* stresul vieții de zi cu zi, care este, de fapt, creat de Eul colectiv dobândit al societății. Interesant, nu-i aşa?

La un moment dat în timpul activităților de divertisment, vă puteți da seama brusc că e timpul pentru cină. Apoi, vă gândiți la ceva ce puteți pregăti repede: o cină congelată, pizza, hot dog etc., pe care o puteți arunca în cuptorul cu microunde, în timp ce mergeți înapoi la *ecranul* de divertisment.

Discuțiile lejere reprezintă o altă gaură neagră a timpului. Fiți atent la cât de mult timp petreceți discutând față în față, la telefon, pe internet etc.

Ca rezultat al „cursei de şoareci pentru bani", obligații sociale, activități de divertisment şi discuții lejere, rămâneți fără timpul de a pregăti masa, de a mânca în linişte sau de a merge la o plimbare. Sunteți mereu pe fugă. Acesta este unul dintre motivele principale pentru care nivelul zahărului din sânge rămâne ridicat.

Eul dobândit vă ține captiv în petreceri

Mulți oameni renunță la dietă şi se răsfață într-un comportament alimentar nesănătos în timpul petrecerilor. Sub presiunea socială, *cedați* şi ajungeți să consumați o mare cantitate de mâncare, care este deseori nesănătoasă.

De ce ajungeți să vă *sabotați* propriile obiceiuri alimentare? Fiți atent şi veți vedea că vă pierdeți orice control al alimentației atunci când sunteți la o petrecere. E ca şi cum un fel de *monstru* interior preia controlul şi vă ispiteşte în tot felul de tentații alimentare nesănătoase. Acesta este Eul dobândit, nu-i aşa?

Pornind de la o vârstă fragedă, Eul colectiv dobândit al societății descarcă în Eul personal dobândit o lungă listă de zile *speciale* care *trebuie* sărbătorite cu mâncare, deseori cu mâncare foarte nesănătoasă. Zilele de naştere, sărbătorile religioase şi naţionale şi aniversările sunt câteva exemple. În plus, sunt şi multe alte oportunităţi de sărbătorire. În general, cu cât ai mai mult succes, cu atât mai mult luaţi parte la petreceri şi consumaţi alimente nesănătoase.

Toate petrecerile sunt *centrate* pe alimente nesănătoase şi deseori pe o mare cantitate de mâncare. Petrecerile înseamnă şi multă distracţie. Astfel, Eul colectiv dobândit al societăţii descarcă conceptele de „mâncare şi distracţie" în Eul dobândit care creşte încă din copilărie. Rămâneţi în această închisoare *mentală* pentru tot restul vieţii.

După petrecere, vedeţi cum creşte atât nivelul de zahăr din sânge, cât şi greutatea dumneavoastră. Nu vă place. Vă simţiţi ca şi cum aţi eşuat. Vă simţiţi deasemenea şi *vinovat* pentru că v-aţi înşelat dieta. Încă o dată, vă promiteţi că veţi face mai bine pe viitor şi că veţi rămâne *disciplinat* în ceea ce priveşte dieta, ceea ce veţi fi capabil să faceţi până la următorul rând de petreceri şi veţi cădea în capcană din nou.

Eul dobândit vă creează tot stresul

Este destul de limpede că Eul dobândit vă creează tot stresul. „Eul" virtual, care stă în centrul Eului dobândit, priveşte viaţa prin *filtrele* conceptelor, ideilor, regulilor, informaţiilor, trecutului şi viitorului, care declanşează o povară de stres emoţional. Apoi emoţiile vă viciază gândurile. Gândurile emoţionale declanşează şi mai multă durere emoţională.

Un cerc *vicios* de gând-emoţie-gând se instalează. Aceasta este baza grijilor, a anxietăţii, mâniei, frustrărilor, urii, răzbunării, geloziei, vinei, încântării, emoţiilor, lăcomiei, agitaţiei, neliniştii, tristeţii şi a depresiilor. Apoi, acţiunile apar din gândurile emoţionale care deseori cauzează şi mai mult stres pentru dumneavoastră şi pentru ceilalţi. Acţiunile pot fi verbale, scrise sau fizice.

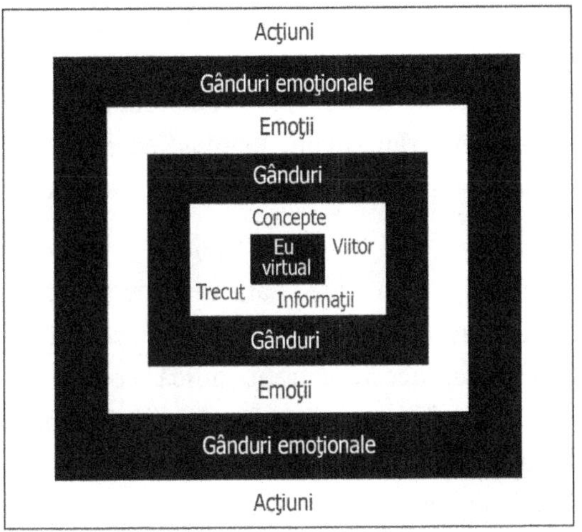

Sinele dobândit

Cum vă ridică nivelul de zahăr din sânge Eul dobândit

Aşa cum am observat, Eul dobândit vă face să vă bucuraţi de un comportament alimentar nesănătos, care este principala cauză pentru creşterea nivelul de zahăr din sânge.

În plus, există şi alte mecanisme pentru cum Eul dobândit vă ridică glicemia.

Eul dobândit declanşează emoţii: furie, frustrări, supărări, anxietate, gelozie, încântare, fiori, nelinişti, agitaţie, tristețe și depresie. Fiecare dintre aceste emoții este *dăunătoare* pentru întreaga dumneavoastră sănătate, în special pentru cei cu diabet. Cum vă afectează emoțiile nivelul de zahăr din sânge? Iată cum.

Mânia, frustrările, necazurile, gelozia, entuziasmul, exaltările, neliniștea și agitația provoacă o creștere a nivelului de *adrenalină*. Adrenalina este un hormon al glandelor suprarenale care, la rândul său, determină o creștere a nivelurilor de zahăr din sânge. În plus, adrenalina crește și tensiunea arterială și poate provoca un acut atac de cord sau cerebral.

A-și face griji, neliniștea și atacurile de panică provoacă de asemenea o creștere a nivelului de *adrenalină* și mărește glicemia. În plus, aceste emoții ridică *cortizolul*, un alt hormon al glandelor suprarenale. Cortizolul provoacă o creștere a nivelului de zahăr din sânge prin înrăutățirea rezistenței la insulină.

Tristețea și depresia determină o creștere a nivelului de *cortizol*, care crește ulterior nivelul de zahăr din sânge. Tristețea duce deseori la „comportamentul mâncatului emoțional". Ajungeți să mâncați tot felul de alimente care vă plac, pline de zahăr, carbohidrați și grăsimi. În mod firesc, nivelul de zahăr din sânge ajung la un nivel ridicat după ce mâncați aceste tipuri de alimente.

În plus față de creșterea glicemiei, nivelul ridicat de cortizol face *ravagii* în sistemul dumneavoastră imunitar.

Cum să vă eliberați de Eul dobândit

Eul dobândit este în mod clar cauza principală a stresului emoțional și a efectelor sale dăunătoare asupra diabetului precum şi asupra întregii stări de sănătate. Întrebarea evidentă este: Cum mă pot elibera de Eul dobândit?

Un cuvânt de precauție: Nu încercați să *controlați* sau să *disciplinați* Eul dumneavoastră dobândit. Această strategie pur şi simplu *întăreşte* Eul dobândit şi creează şi mai mult stres. De asemenea, nu începeți să vă displacă/să urâți Eul dobândit. Aceasta creează un ataşament *negativ* care ulterior va întări această captivitate în care vă ține Eul dobândit.

Vedeți Eul dobândit pentru ceea ce este. De fapt, Eul dobândit este o *unealtă* pentru a funcționa în societate. Doar atunci când vă fură identitatea – credeți în mod greşit că dumneavoastră faceți asta – şi când trece pe scaunul şoferului, ia controlul asupra gândurilor dumneavoastră, a emoțiilor şi a acțiunilor şi vă creează stres emoțional.

Prin urmare, trebuie să vă ridicați deasupra Eului dobândit. Apoi, îl puteți folosi ca o unealtă pentru a funcționa în societate şi să îl lăsați să se odihnească atunci când nu aveți nevoie de el.

Mai întâi de toate, trebuie să vă vedeți Eul dobândit ca fiind *separat* de dumneavoastră. Doar atunci îl puteți vedea ce este de fapt. Totuşi, dacă veți continua să vă *identificați* cu Eul dobândit, nu veți putea *niciodată* să îi vedeți adevărata față. Atâta timp cât dumneavoastră şi Eul dumneavoastră dobândit sunteți *blocați* împreună, în mod evident nu vă veți elibera *niciodată* de el.

Pentru a vă *elibera* de Eul dobândit trebuie să îl vedeți în acțiune. Atunci când sunteți în capcana Eului dobândit, reacționați *imediat la declanşatori*. Îl putem numi modul pilotului automat. Aceste reacții automate provoacă de multe ori mai mult stres pentru dumneavoastră şi pentru ceilalţi. Mai târziu, când vă reveniţi total, deseori *regretaţi* ce aţi spus sau ce aţi făcut.

1.Pauză!

Primul pas pentru a vă separa de Eul dobândit este să nu îl lăsaţi să vă controleze automat acţiunile. Pauză! Opriţi-vă pentru un moment înainte de a reacţiona la ceea ce aţi auzit, citit sau privit.

2.Mutaţi-vă conştientizarea/atenţia la momentul prezent

Schimbaţi-vă atenţia la Acum. Ce este Acum? Acum nu este ceea ce se află în mintea dumneavoastră, ci ceea ce se află în faţa ochilor dumneavoastră. Este câmpul dumneavoastră de conştientizare.

Faceţi o pauză pentru moment şi fiţi atent la ceea ce vedeţi, ceea ce auziţi, ceea ce mirosiţi, ceea ce gustaţi şi la ceea ce atingeţi. Nu gândiţi, doar simţiţi.

În general, atunci când vedem suntem atenţi doar la obiecte fără a da nicio atenţie *spaţiului* în care este totul.

Fără spaţiu, nu ar exista obiecte. Deci, atunci când vedeţi obiecte, fiţi conştient şi de spaţiul care dă naştere tuturor obiectelor. De asemenea, atunci când vedeţi vreo mişcare, fiţi conştient şi de *calmul* din fundal. În acelaşi fel, atunci când ascultaţi, acordaţi atenţie şi *linişti*i, fără de care nu ar exista sunet.

Folosiţi-vă ochii şi urechile şi fiţi conştienţi de cei 3 S: *spaţiu, static, silenţios* care dau naştere tuturor obiectelor, evenimentelor şi sunetelor.

În plus faţă de câmpul exterior al conştientizării, aveţi şi un *câmp interior al conştientizării.* Acest câmp interior al conştientizării est *Eul Original, Adevărat.*

Este vibrant, plin de o energie imensă, bucurie şi pace interioară. Nu există cuvinte care îl pot descrie cu acurateţe... Dar poate fi simţit. Este Real şi nu un concept. De aceea Eul dobândit, care este compus din concepte, nu poate să îl înţeleagă. Vă puteţi simţi câmpul interior al conştientizării printr-o simplă atenţie în interiorul pieptului dumneavoastră.

De fapt, câmpul dumneavoastră exterior de conştientizare este o extensie a câmpului interior de conştientizare. Există un singur câmp de conştientizare... Şi acesta este acel Acum! Am făcut această distincţie *arbitrară* a câmpului de conştientizare interior şi exterior doar pentru a comunica cu dumneavoastră. Asta-i tot!

Exersaţi să deveniţi conştient de Acum din jurul şi din interiorul dumneavoastră. Apoi, puteţi cu uşurinţă să *schimbaţi* atenţia către *Acum* imediat ce vă daţi seama că gândurile şi emoţiile v-au acaparat.

În momentul în care vă schimbaţi atenţia la Acum, sunteţi eliberaţi de gândurile dumneavoastră şi de emoţiile ataşate acestora. Cu alte cuvinte, sunteţi eliberaţi de Eul dobândit. *Instantaneu,* veţi simţi *uşurare* de furie, frică sau orice altă emoţie stresantă. Atât este de puternic acest pas aparent simplu. Un moment mai târziu, atenţia dumneavoastră poate fi din nou *aspirată* de gânduri şi de emoţii. E în regulă. Pur şi simplu continuaţi să schimbaţi atenţia/conştientizarea în Acum.

Eul dobândit are nevoie de *atenţie* pentru a prospera. De aceea vă *aspiră* toată atenţia/conştientizarea în cea mai mare parte a timpului. Totuşi, aveţi puterea să *schimbaţi* macazul şi să vă *distrageţi* atenţia/conştientizarea înspre Acum. Fără atenţia/conştientizarea dumneavoastră Eul dobândit *nu* mai poate să supravieţuiască. Atâta timp cât atenţia/conştientizarea dumneavoastră este în Acum, sunteţi *eliberat* de Eul dobândit.

Ţineţi minte această frază: Păstraţi-vă mintea acolo unde vă este şi corpul.

În timp ce sunteţi complet conştient de Acum, simţiţi şi priviţi drama creată de Eul dobândit. Nu fugiţi de ea. După puţin timp, se va calma.

Exemplu:

Sunteţi blocat în trafic în drum spre aeroport. Începeţi să vă faceţi griji. „Dacă voi pierde zborul?" Apoi puteţi da vina pe soţia/soţul dumneavoastră, „Dacă m-ai fi ascultat pe mine şi am fi plecat la timp, nu am fi în această încurcătură. Oricum, nu ma asculţi *niciodată*." Soţia/soţul *atacă* înapoi cu câteva cuvinte *urâte* care declanşează mai multă furie în interiorul dumneavoastră. Prinşi într-o luptă verbală, amândoi vă supăraţi şi vă enervaţi. Apoi, puteţi vedea vreun şofer care *nu* respectă regulile de circulaţie. Puteţi *ţipa* la el şi experimenta o furie în trafic. Puteţi deveni atât de furios din cauza acestei drame pe care o creează Eul dobândit încât puteţi ajunge să aveţi dureri în piept şi vă treziţi că vă îndreptaţi spre spital. <u>Sau</u> puteţi alege să vă mutaţi atenţia de la gânduri la Acum: Priviţi maşina din faţa dumneavoastră, maşinile din ambele părţi, linia continuă de pe autostradă, stâlpii electrici care par să alerge invers, cerul, norii etc. De asemenea, fiţi atent la respiraţie, care este un act *continuu* al lui Acum.

Şansele sunt destul de bune ca dumneavoastră să ajungeţi la aeroport în siguranţă, desigur fără vreo furie sau hipertensiune arterială sau nivel ridicat de zahăr în sânge. Puteţi sau nu puteţi fi în întârziere. Dacă veţi întârzia, descurcaţi-vă!

Prin urmare, trăiţi în Acum, staţi în realitate şi nu veţi avea suferinţe emoţionale.

Atenţie:

Fiţi atent să nu confundaţi atenţia cu concentrarea. Atenţia este o simplă conştientizare, doar atât! Este acolo în mod automat, fără niciun efort. Pe de altă parte, concentrarea şi disciplina cer mult efort şi sunt chiar stresante prin ele însele.

3.Folosiţi logica – bunul simţ

Acum faceţi următorul pas: folosiţi *logica*, instrumentul cel mai minunat pe care îl au oamenii. De ce? Deoarece Eul dobândit este întotdeauna *ilogic* şi nu poate suporta *torţa* aprinsă a logicii. Prin urmare, folosiţi logica şi vedeţi *adevăratele culori* ale Eului dobândit. Vedeţi şi singur cine este cu adevărat la rădăcina întregului stres. Vedeţi cât de *ilogic* este Eul dobândit.

De exemplu, *scoateţi la iveală* lucruri care s-au întâmplat în trecut: Cineva v-a *insultat*, v-a *înşelat*, v-a *dezamăgit* etc. Folosiţi logica şi vedeţi şi singur că oricât de mult vă gândiţi la trecut, nu îl puteţi schimba *niciodată*. „Dar trebuie să învăţ din el deoarece trebuie să nu se mai întâmple *niciodată.*", spune o voce interioară. Cu o astfel de minte setată, ceea ce învaţă oamenii la final este *neîncredere, gelozie, ură şi răzbunare.* Ei devin de asemenea *temători* că se va putea întâmpla din nou. De fapt, vă menţineţi trecutul *viu* (deşi altfel a *murit*) atâta timp cât vă păstraţi în minte ideea de *a învăţa* din el. Doar atunci când *lăsaţi* trecutul *să plece*, puteţi fi *eliberat* de trauma emoţională pe care v-a provocat-o.

Durerea emoţională din trecut vine şi sub o altă formă: *dulci amintiri*. Chiar şi gândul la vremurile bune vă face să fiţi *trist*. De fapt, cu cât vă gândiţi mai mult la „dulcile amintiri", cu atât sunteţi *mai trist*. Folosiţi logica şi realizaţi că acele „dulci amintiri" nu sunt nimic mai mult decât o *iluzie, un vis, o fantomă*. Acele evenimente erau „reale" atunci când s-au întamplat, dar acum sunt doar un pachet de *fotografii mentale*, *poveşti* şi *emoţii* asociate. Doar atunci când *daţi drumul* complet acelor „amintiri dulci" vă puteţi *elibera* de tristeţea provocată de ele.

Un alt exemplu: Eul dobândit poate fi îngijorat de viitorul său. Folosiţi bunul simţ şi veţi vedea că orice ar crede gândurile dumneavoastră, acestea se pot sau nu se pot întâmpla...Dar cu siguranţă, nu se întâmplă Acum, în faţa ochilor voştri, nu-i aşa? De aceea, este o fantomă, o iluzie. Cum puteţi să rezolvaţi o problemă care nici măcar nu există? Dacă şi când se va întâmpla, „în acel moment, în prezent", veţi fi capabil să acţionaţi *în mod real*, în loc de o acţiune *virtuală* la care Eul dobândit continuă să se gândească, care nu serveşte niciunui scop, ci pur şi simplu generează teamă.

Un alt exemplu: Aveţi în jur de şaizeci de ani şi vă simţiţi bine. Apoi, într-o zi, citiţi în ziar că cineva important a murit de cancer. Eul dumneavoastră dobândit declanşează un gând... Dacă am cancer? Aceasta creează un alt gând al posibiltăţii de a vă pierde sănătatea, autonomia şi în final să muriţi. Toate acestea creează o uriaşă cantitate de teamă.

Simțiți bătăile puternice ale inimii. Simțiți neliniște și anxietate. Apoi, începeți să vă întrebați cine va avea grijă de soția dumneavoastră atunci când veți muri, ceea ce va înrăutăți și mai tare teama dumneavoastră și dintr-odată aveți un atac de panică complet.

Chiar și *în mijlocul* acestui atac de panică, faceți o pauză, inspirați adânc și începeți să vă numărați respirațiile. Priviți în jur și vedeți ce se întâmplă de fapt în fața dumneavoastră. Simțiți spațiul din piept. În același timp, simțiți frica, dar nu vă lăsați consumat de ea. Fiți deplin conștient că Eul dobândit este cel care se teme. Adevăratul Eu este de neatins. Apoi, folosiți logica. Întrebați-vă: Am cancer în acest moment? Îmi pierd autonomia în acest moment? Vă dați seama că de fapt nu aveți nicio problemă în acest moment. Apoi, vedeți foarte clar că Eul dobândit vă joacă farse creând un viitor imaginar. În momentul în care vedeți clar Eul dobândit așa cum este el, o entitate separată de dumneavoastră, el va începe să-și piardă puterile asupra dumneavoastră. Folosind logica, îi spuneți minții că: „Voi face față oricărei condiții medicale, dacă și atunci când va apare." Luați o notiță mentală pentru a o discuta cu medicul dumneavoastră la următoarea vizită sau chiar scrieți pe o bucată de hârtie. Veți vedea că frica se va evapora complet și veți putea continua cu viața de zi cu zi.

În plus, *recunoașteți* legea de bază a naturii: dacă v-ați născut, atunci într-o zi veți muri. *Nu* există excepții de la această regulă. Totuși, Eul dobândit nu vrea să moară și dorește să trăiască pentru totdeauna. Prin urmare, el face moartea ceva ce trebuie să evitați, să înșelați, să cuceriți etc. Astfel, creează multă *negativitate* în privința morții. În strânsoarea Eului dobândit, mulți oameni *își fac griji* în privința morții pe tot parcursul vieții și apoi, într-o zi, ei mor.

Cât de trist!

Încetați să vă mai faceți griji și începeți să trăiți. O puteți face odată ce sunteți eliberat de Eul dobândit.

În loc să vă faceți griji, luați măsuri în prezent. De exemplu, mâncați corect, faceți exerciții în mod regulat și luați vitamina D în fiecare zi. Există o șansă bună să nu dezvoltați cancer, boli de inimă sau demență Alzheimer etc. Chiar dacă dezvoltați vreo afecțiune, veți fi capabil să vă ocupați de ea oricând.

Cu toate acestea, dacă vă faceți griji încontinuu și nu luați nicio măsură, există șanse să dezvoltați aceste boli. Luați măsuri reale în momentul prezent în loc să vă faceți griji pentru rezultate.

Data viitoare veți spune „Nu știu unde pleacă tot timpul meu. Mă simt atât de *împins* tot timpul". Folosiți logica și uitați-vă la activitățile dumneavoastră, angajamente și implicări de pe un teren *neutru*. Apoi, dați-vă seama care sunt activități importante pentru viața de bază și care sunt activități pentru îmbunătățirea ego-ului, entuziasm și divertisment.

Data viitoare când sunteți la o petrecere, dați-vă seama că trupul dumneavoastră nu s-a schimbat pentru că sunteți la o petrecere. Mâncați pentru a vă satisface foamea, nu pentru a vă *împăca* prietenii și membrii familiei.

Folosiți logica și dați-vă seama că zilele speciale sunt speciale deoarece Eul colectiv dobândit al societății spune așa. În Realitate, ele sunt ca orice altă zi în Natură.

<u>Atenție:</u>

Vă rog să fiți atent că folosesc cuvântul logică ca simplu

bun simţ cu care toată lumea s-a născut. Nu îl folosesc cu sens de intelectualizare, raţionalizare sau raţionament.

4.Fiţi conştient de lumea conceptuală în care trăim

Aţi reflectat vreodată asupra lumii în care trăim? Dacă aruncaţi o privire proaspătă, logică la lumea umană fără noţiuni preconcepute, veţi descoperi că trăim într-o lume conceptuală, o lume virtuală, nu o lume reală.

Deoarece toată lumea din jurul nostru trăieşte în această lume conceptuală, virtuală, noi credem că este reală. De fapt, pur şi simplu o acceptăm ca fiind reală şi nu ne obosim niciodată să investigăm dacă este reală sau nu.

De exemplu, să spunem că priviţi Premiile Oscar la televizor. Prin ochelarii minţii condiţionate (Eul dobândit) vedeţi cinci actriţe nominalizate pentru cea mai bună actriţă. După câteva minute de agonie, li se spune tuturor cine a câştigat *cea mai bună actriţă a anului.* Câştigătoarea este evident încântată şi entuziasmată, dar celelalte patru se simt înfrânte deşi încearcă să forţeze un zâmbet fals. Pentru câştigătoare, momentul a ajuns în sfârşit, momentul pe care l-a aşteptat mai mulţi ani. Este copleşită de emoţii, dar reuşeşte să transmită un discurs în lacrimi. Apoi, momentul ei s-a terminat. În câteva minute, altcineva va trece prin emoţii similare.

Dacă sunteţi un cinefil serios, veţi avea propria dumneavoastră părere despre *„cine merită să fie cea mai bună actriţă"*. Dacă alegerea dumneavoastră câştigă, sunteţi de asemenea *încântat*, dar dacă alegerea dumneavoastră pierde, veţi fi *dezamăgit*, uneori chiar *nervos* şi *devastat* de *nedreptate.*

Dumneavoastră şi restul lumii numiţi aceasta divertisment. Vreţi mai mult din el şi lumea este bine echipată să vă ofere mai mult! În următorii ani, vă bucuraţi să vedeţi mai multe despre acest eveniment pe internet, la televizor, în ziare şi în reviste. Vedeţi poveşti despre înainte şi după petreceri, rochii ale marilor creatori de modă, în spatele scenei etc.

Pentru următoarele zile chiar vorbiţi cu prietenii despre toată această experienţă şi vă distraţi şi mai mult. De fapt, cu cât ştiţi mai mult, cu atât vă puteţi impresiona prietenii şi vă simţiţi mai special.

Acum, haideţi să privim întregul eveniment din punctul de vedere al unei <u>minţi necondiţionate – cineva fără Eu dobândit.</u> Acum, ceea ce vedeţi este o persoană care vine pe scenă pentru a primi o bucată strălucitoare de metal. Ţinând acea bucată de metal în mâini, ea devine foarte emoţională, ochii ei sunt plini de lacrimi şi vocea i se pierde. Spune câteva cuvinte şi apoi toată lumea începe să aplaude. De ce, vă întrebaţi?

Evident, acea bucată de metal are un *concept* uriaş ataşat de ea. Femeia care apare pe scenă nu este doar o femeie, ci are un *concept* uriaş ataşat de ea. Întreaga dramă are un *concept* uriaş ataşat de ea. *Întregul concept are ecou în conceptul din mintea dumneavoastră şi în mintea tuturor, despre Oscar, actriţe şi actori, filme şi concepte despre succes, realizare, faimă, bogăţie şi strălucire.*

Cu alte cuvinte, Eul dobândit, Monstrul bebeluş, este hrănit de Monstrul tată al societăţii! De aceea vă face atât de multă plăcere. Pentru dumneavoastră şi pentru ceilalţi, acesta devine real. De fapt, nici măcar nu puneţi sub semnul întrebării dacă este real sau nu. Priviţi şi vorbiţi despre aceasta ca şi cum ar fi real.

Este interesant de ştiut că sunteţi capabil să vedeţi natura superficială, virtuală a părţii de lume conceptuală de care sunteţi legat. De exemplu, dacă sunteţi legat de sport şi nu de filme, puteţi să nu fiţi interesat să vă uitaţi la Oscar şi puteţi chiar să vă daţi seama de natura sa superficială, dar nu veţi rata Super Bowl, Wimbledon, Cupa Mondială, Jocurile olimpice etc. Fiecare dintre aceste cuvinte are concepte uriaşe ataşate de ele – conceptele de victorie, realizare, faimă, bogăţie şi strălucire.

Dacă folosiţi logica, veţi descoperi că multe sporturi sunt despre o minge care este lovită, aruncată, dusă şi/sau lovită. Lumea nu vede astfel lucrurile. Lumea vede aceste sporturi ca pe o competiţie, victorie, realizare, faimă, strălucire şi bogăţie.

Până acum, puteţi înţelege natura virtuală, conceptuală a acestor evenimente. Totuşi, puteţi spune că acestea sunt evenimente ocazionale în viaţa dumneavoastră. Ei bine, uitaţi-vă atent la activităţile obişnuite din viaţa dumneavoastră de zi cu zi şi vă veţi da seama că majoritatea activităţilor umane sunt în *domeniul* lumii conceptuale, virtuale.

Iată câteva exemple : (Să fiu foarte clar că fac aceste observaţii folosind logica simplă. Nu critic, nu defăimez şi nici nu fac haz de niciunul dintre aceste concepte. Desigur, nu trebuie să fiţi de acord cu mine.)

Internetul, televiziunea, ziarele şi revistele vă duc în mod evident într-o lume virtuală, conceptuală. Mulţi oameni îşi încep ziua citind un ziar sau privind o emisiune de dimineaţă la televizor. Aruncă o privire prin reviste sau navighează pe internet în timpul zilei. Seara, se uită de obicei la televizor sau navighează pe internet. Mulți sunt conectați la televizor sau la internet pentru câteva ore pe zi.

Este interesant de văzut cum unii oameni în vârstă se plâng despre faptul că tinerii își pierd prea mult timp pe internet, jucând jocuri video sau trimițând mesaje. Între timp, ei își pierd timpul citind ziare, uitându-se la televizor sau vorbind despre politică sau religie.

Tot ceea ce citiți în ziare, reviste sau cărți sau ceea ce vedeți la televizor și pe internet este conceptual și virtual, nu-i așa?

Totul în filme, spectacole, muzee și galerii de artă este conceptual, nu-i așa? Toate tablourile, picturile și statuile sunt în mod evident conceptuale.

Toate cunoștințele, fie ele din istorie, matematică, științe, artă, geografie sau afaceri sunt virtuale și conceptuale, așa-i? Astfel, tot sistemul educațional este conceptual.

Limba în sine este conceptuală. Observați cum fiecare cuvânt are un concept cu el așa cum am menționat mai devreme în carte.

Dar sistemele noastre politice și sociale? Toate sunt conceptuale.

Dar instituțiile religioase? Și acelea sunt conceptuale.

Dar culturile, tradițiile și valorile? Toate sunt conceptuale.

În realitate, vedeți munți, pământ, clădiri, drumuri, copaci, animale, cer, nori și apă. Totuși, pe o hartă vedeți continente, țări, state, provincii și orașe – toate conceptuale.

Dar căsătoria, dragostea, logodna, divorțul? Toate sunt concepte, nu-i așa?

Dar timpul? Secundele, minutele, orele, zilele, săptămânile, lunile și anii. Toate conceptuale. Culturi diferite au realizat calendare diferite.

Dar sărbătorile naționale, religioase și culturale? Toate sunt conceptuale.

Există concepte legate de aur, platină, bijuterii și diamante. De fapt, acestea sunt simple metale și pietre, dar sunt concepte uriașe legate de ele.

Dar banii? Acest concept este atât de copleșitor încât nimeni nu se gândește la el ca a fi conceptual.

Conceptul de bani

Aproape toată lumea este în strânsoarea conceptului de bani și de economie. Pentru majoritatea oamenilor, acestea creează și o mulțime de griji.

Ce este economia? Este un concept, nu-i așa? Nu puteți vedea economia. Vedeți moneda, care este ea însăși un concept. Un dolar, zece euro, cinci yeni, o sută de pesos, cincizeci de rupii etc.

Dacă dați o bancnotă de 100 de dolari unui copil de un an, probabil o va pune în gură, o va mesteca și o va rupe. De ce? Deoarece el încă *nu* a dobândit conceptul de bani. Totuși, dați-i aceeași bancnotă de 100 de dolari când va deveni adolescent și va fi încântat să o aibă. De ce? Deoarece până în acel moment el a dobândit conceptul de bani. În realitate, este o bucată de hârtie, dar desigur, există un concept atașat ei.

Toată lumea vrea să facă bani. Banii în sine sunt un concept, dar oamenii nu se gândesc la ei în acest mod. Pentru ei banii sunt reali. „*Nu puteți face nimic fără bani*”, puteți spune, dar asta tot nu-i face să fie reali. *Pot fi necesari până la un anumit punct, dar nu sunt reali. Pentru a trăi în lumea conceptuală aveți nevoie de bani, dar tot nu-i face reali.*

Dacă priviți mai adânc, veți descoperi că banii sunt un mod de-al oamenilor de a *face comerț* unii cu alții. Nu cu mult timp în urmă, oamenii foloseau găini, ouă, orez etc pentru a cumpăra servicii unii de la alții.

Animalele nu fac niciun fel de comerț. Evident, oamenii au dezvoltat *conceptul de comerț*. Acest concept de comerț a luat naștere atunci când oamenii au început să locuiască în comunități. De exemplu, „Pot să dau ouă pentru grâul tău”. Inițial, a servit ca un scop, dar apoi a acaparat rasa umană. Conceptele de metale prețioase și bani au luat ființă. Cu cât aveau mai mulți bani (sau metale prețioase) cu atât puteau cumpăra mai mult. Inițial, ei au cumpărat lucruri de necesitate: produse alimentare, haine, case...

Dar acestea nu au fost suficiente. Ei vroiau să achiziționeze mai mult și mai mult. De ce? Deoarece societatea le-a creat alte concepte: conceptele de prestigiu, faimă, strălucire, bucurie, divertisment, vacanțe și putere. Cu cât aveți mai mulți bani, cu atât mai puternic sunteți, mai faimos și mai prestigios. Puteți de asemenea să aveți un profil de viață foarte ridicat.

Cu bani puteți achiziționa diferite obiecte conceptuale: mașina visurile voastre, casa visurilor voastre, vacanța visurilor voastre etc. Banii *nu* mai sunt doar un mijloc de a cumpăra lucrurile necesare de bază. Sunt deseori folosiți pentru a vă mări ego-ul, care este parte a Eului dobândit.

În zilele actuale, „a dori mai mult" este forţa conducătoare din spatele conceptului de bani. Nu e niciodată de ajuns atunci când sunteţi în strânsoarea lui „a vrea mai mult". Chiar şi un *miliardar* vrea să obţină mai mult!

Ce e în neregulă cu conceptele?

Nu există nimic în neregulă cu conceptele *prin natura lor*. Ci doar atunci când nu sunt tratate ca şi concepte, dar ca realitate, ele devin *problematice* şi creează stres pentru dumneavoastră şi pentru ceilalţi.

Folosiţi logica şi vă veţi da seama cum *conceptele nu reprezintă realitatea şi că realitatea nu este conceptuală...* dar toată umanitatea este pierdută în concepte şi crede în ele ca şi cum ar fi adevărul absolut. Oamenii devin ataşaţi de concepte. Fie le iubesc (ataşament pozitiv), fie le urăsc (ataşament negativ). Apoi, acţiunile provin din aceste ataşări. Acţiunile care decurg din aceste concepte creează o mare cantitate de stres atât pentru dumneavoastră cât şi pentru ceilalţi.

Conceptele împart, de asemenea, oamenii în grupuri. Fiecare grup crede că propiile lor concepte sunt adevărate. Acest lucru creează desigur *conflict*. Un grup vede celălalt grup ca pe o *ameninţare* a sistemului lor colectiv de credinţe ceea ce creează teamă colectivă. Aceasta duce deseori la violenţă, verbală dar şi fizică şi poate chiar duce la lupte şi războaie.

5. Folosiţi-vă Eul dobândit pentru a funcţiona în lume

Lumea colectivă conceptuală, pe care noi o numim lume, descarcă o lume conceptuală în mintea fiecărei persoane, ceea ce reprezintă Eul lor dobândit. Cele două lumi sunt prelungiri a fiecăreia şi se hrănesc una pe cealaltă. Practic, este o mare lume conceptuală.

Nu începeţi să vă urâţi Eul dobândit. De fapt, Eul dobândit are semnificaţia sa relativă. Este instrumentul dumneavoastră de a funcţiona în lumea conceptuală, dar în mod evident nu sunteţi dumneavoastră. Problema apare atunci când credeţi în mod eronat că Eul dobândit sunteţi dumneavoastră şi vă pierdeţi adevărata identitate. Apoi, sunteţi înrobit de Eul dobândit care creează tone de stres pentru dumneavoastră şi cei apropiaţi. Pe de altă parte, trebuie să vă ridicaţi peste el şi să îi fiţi stăpân, nu sclav.

În timp ce interacţionaţi în lumea conceptuală, folosiţi-vă Eul dobândit, dar nu vă lăsaţi depăşit de el. De îndată ce nu aveţi nevoie de asistenţa Eului dobândit, schimbaţi macazul pe atenţia de Acum.

6. Trăire fără stres

Cu câteva excepţii, fiecare individ este consumat de lumea *conceptuală* în mintea lui, de Eul dobândit şi de Eul colectiv.

Aşa cum am observat, lumea conceptuală este plină de stres. De aceea oamenii sunt atât de stresaţi. Ei nu văd nicio cale de ieşire. Deseori ei *îşi explică* trăirea stresantă cu declaraţii precum „O, stresul este parte din viaţă. Nu puteţi să faceţi nimic în sensul acesta." Apoi, ei caută refugiu în *evadări*, precum drogurile, alcoolul, petrecerile, vacanţe, jocuri de noroc etc. Care oferă doar ajutor temporar şi de fapt adaugă mai mult stres pe termen lung.

Odată ce vă daţi seama *clar* de natura *conceptuală* a „Eului" şi de natura *conceptuală* a lumii, sunteţi *eliberat* de ele. Cu acest schimb *mental*, o înţelepciune profundă pătrunde în interior şi viaţa dumneavoastră devine în mod automat *eliberată de stres*.

De exemplu, vă daţi seama că banii sunt un concept. Vă ajută să vă câştigaţi un trai în lumea conceptuală, doar atât! Câştigaţi bani pentru a vă satisface *necesităţile* de bază ale vieţii precum mâncare, adăpost, haine, transport etc. Totuşi, vedeţi clar diferenţa dintre „necesităţi" şi „dorinţă". Vă daţi seama că este Eul dobândit cel care are o listă nesfârşită de „dorinţe", ce reprezintă baza lăcomiei şi a lipsei de mulţumire.

Vedeţi de asemenea foarte clar cum Eului dobândit îi *creşte* ego-ul prin urmărirea anumitor profesii, căutând faimă, locuind într-o casă mare, achiziţionând anumite posesiuni sau trăind un anumit stil de viaţă. Vedeţi şi cursa de şoareci în care este toată lumea pentru a face din ce în ce mai mulţi bani şi cum creează ea o uriaşă cantitate de stres în viaţa lor.

Odată ce sunteţi eliberat de dorinţe, lăcomie şi ego, sunteţi *mulţumit* cu orice loc de muncă sau afacere aveţi, atâta timp cât vă oferă fondurile necesare pentru a trăi decent.

Odată ce *nu* mai sunteţi în cursa de şoareci, aveţi o mulţime de timp pentru a vă prepara mesele. Puteţi chiar să staţi jos şi să vă bucuraţi de masă.

Atunci când nu sunteţi ataşaţi de casa dumneavoastră, de posesiuni sau de stilul de viaţă, nu sunteţi îngrijorat că le veţi pierde.

Odată ce sunteţi eliberat de ego, dorinţa de laudă şi de validare se evaporă. Drama emoţională a respectului şi insultelor ajunge la final.

În strânsoarea lumii conceptuale, o mulțime de oameni sfârșesc prin a face lucruri dubioase pentru a câștiga bani. Apoi, le este *frică* să nu fie prinși. Odată ce sunteți eliberați de lăcomie, în mod evident nu faceți nimic ilegal pentru a face rost de bani. Apoi, *nu* vă este teamă că veți fi prins, deoarece nu faceți nimic dubios.

În plus, nu vă căutați *identitatea* prin profesie, anumite titluri sau poziții. Apoi, *nu aveți* gânduri privind pierderea lor și grijile rămân la kilometri depărtare.

Ca student sau părinte de student, nu mai sunteți în cursa pentru a merge la o universitate de prestigiu. Ca student, vă dați seama la ce sunteți bun și urmați domeniul respectiv. Poate sau nu poate să nu vă aducă mulți bani, dar sunteți împăcat cu asta, deoarece sunteți eliberat de Eul dobândit și prin urmare, nu trebuie să treceți prin griji enorme precum „Dacă nu voi fi acceptat la o universitate de prestigiu?"

Vă dați seama că regulile sunt concepte, dar de asemenea conștientizați valoarea lor funcțională. Prin urmare, respectați regulile de circulație, respectați regulile campusului, plătiți impozitele și urmați regulile profesiei sau afacerii dumneavoastră. Astfel, deveniți un cetățean perfect care respectă legea. Nu aveți nimic de ascuns. Apoi, nu vă este teamă că veți fi prins.

Odată ce vă dați seama că toate regulile sunt concepte, le urmați, le respectați, dar nu-i judecați pe alții dacă nu o fac. În acest mod, nu sunteți nervoși pe „acei oameni răi" care nu respectă regulile pe autostradă, în birouri, în partidele politice, religioase sau culturale etc.

Odată ce vă dați seama că așteptările și moralitatea

provin din „cartea descrierilor de rol" scrisă de propria dumneavoastră societate (cum toată lumea ar trebui sau nu ar trebui să se comporte), vă opriți în mod automat din a avea așteptări. În consecință, nu aveți dezamăgiri, supărări sau mânie.

În plus, vă opriți automat din a-i judeca pe toți „oamenii imorali, răi". Vă jucați rolul ca la carte, dar nu-i judecați pe ceilalți. Astfel, sunteți eliberat de o mulțime de frustrări și mânie.

Vă dați seama că partidele și sistemele politice sunt conceptuale. Apoi, nu intrați în discuții aprinse cu ceilalți cu privire la problemele politice. Nu vă enervați privind emisiunile TV sau citind ziarele. Vă dați seama că puteți *avea un impact* asupra sistemului politic virtual prin a merge la vot la fiecare câțiva ani și asta e tot. Nu vă enervați din cauza rezultatelor alegerilor atunci când partidul dumneavoastră nu câștigă.

Vă dați seama că mariajul este un concept, dar îi conștientizați și valoarea funcțională și o *respectați* ca parte din societatea în care trăiți. Eliberat de Eul dobândit, nu intrați în mizeria aventurilor extra maritale, care reprezintă activitatea Eului dobândit de a-și mări ego-ul sau de a scăpa de durerile emoționale. Evident, dacă nu aveți nicio aventură, nu vă este teamă că veți fi prins.

Vă dați seama că frumusețea este un concept. Prin urmare, *nu* vă faceți griji atunci când vă cade puțin părul, dacă părul dumneavoastră albește sau dacă vreun rid sau coș apare pe fața dumneavoastră. Nu trebuie să vă vopsiți părul, să aplicați cremă antirid sau să faceți o vizită la un chirurg plastician. Toate *grijile* privind efectele adverse ale acestor vopsele şi creme, costul ridicat al operaţiilor estetice şi posibilele efecte adverse nu mai apar.

Recunoaşteţi natura conceptuală a tuturor sporturilor, spectacolelor de la televizor şi a bursei. Apoi, *nu vă mai faceţi griji* privind faptul că echipa preferată a pierdut, privind soarta unui spectacol Tv preferat sau performanţele bursei.

Vă daţi seama că internetul, televiziunea, ziarele şi revistele vă ţin *blocat* într-o lume conceptuală. Automat, nu mai petreceţi mult timp cu aceste activităţi. Apoi, nu auziţi ştiri senzaţionale, îngrozitoare sau înfricoşătoare şi sunteţi eliberat de temeri inutile.

Vă daţi seama că „zilele speciale" nu există în lumea Reală, ci doar în lumea conceptuală. Apoi, nu aveţi *aşteptări* de la ceilalţi să facă anumite lucruri în anumite zile speciale, precum zilele de naştere, aniversările, sărbătorile naţionale sau religioase. Lipsa de aşteptări înseamnă lipsa de dezamăgiri dacă cineva nu se ridică la nivelul aşteptărilor dumneavoastră. Deveniţi în acelaşi timp eliberat de autocritică şi de vină.

Vă daţi seama că viaţa dumneavoastră, în Realitate, este o linie între naştere şi moarte. Este Eul colectiv dobândit al societăţii care separă *în mod artificial* această linie în *segmente* precum copilărie, tinereţe, vârstă de mijloc şi vârstă înaintată. Apoi sunteţi eliberat de *angoasă* atunci când faceţi patruzeci de ani.

Odată ce vedeţi clar natura virtuală a trecutului şi a viitorului, nu vă mai *enervaţi* din cauza amintirilor dureroase sau nu vă mai este *dor* de vechile timpuri sau nu vă mai *faceţi griji* pentru viitor. Sunteţi de asemenea eliberat de durerile emoţionale colective ale unui grup, rasă sau naţiune, datorate faptului că istoria este ţinută vie. În acelaşi timp, nu vă mai faceţi griji pentru viitorul colectiv al unui grup, rasă, naţiune sau întreaga rasă umană. În schimb, vă păstraţi atenţia pe Acum – ceea ce se află în faţa dumneavoastră, ceea ce simţiţi cu cele *cinci* simţuri.

Odată ce înţelegeţi că aceste concepte separă oamenii în grupuri politice, sociale, culturale şi religioase şi creează conflicte, automat nu mai sunteţi legat *emoţional* de aceştia. Astfel, deveniţi eliberat de „ura şi răzbunarea" colectivă care *hărţuieşte* majoritatea lumii umane.

Odată ce vă daţi seama de legea universală a naşterii şi a morţii, nu vă mai faceţi griji pentru moarte. Pentru a face faţă unei boli, luaţi cel mai potrivit medicament şi faceţi schimbările necesare la nivel de dietă şi exerciţii fizice. *Vă daţi seama că sunteţi în viaţă până în momentul când muriţi.* Vă daţi seama că viaţa este pentru a trăi şi *nu* pentru a-ţi face griji.

Pe scurt, *minimizaţi* intercaţiunile din lumea conceptuală la strictul necesar. În acest fel, *eliberaţi* o mulţime de timp pentru a-l petrece în lumea Reală, în Acum, unde nu sunt griji, frustrări, mânie, regrete, ură, gelozie, tristeţe sau inutilitate. Şi *nu* este o viaţă plictisitoare. E chiar opusul!

Odată ce aţi intrat în legătură cu Eul adevărat aveţi acces la o *imensă* sursă de bucurie şi pace interioară. Apoi, nu simţiţi nevoia să căutaţi încântare, entuziasm şi divertisment. Astfel trăiţi o viaţă care este *plină de bucurie, de pace* şi complet *eliberată* de stres emoţional.

Pentru a afla mai multe despre managementul stresului, vă rog să consultaţi cartea mea, „Vindecarea stresului acum"

CAPITOLUL 11

NOUA MEA ABORDARE ŞTIINŢIFICĂ A DIETEI PENTRU DIABET

Alimentaţia adecvată este cel mai important pas spre luarea controlului asupra diabetului. Cei mai mulţi diabetici cunosc această regulă de bază. Totuşi, ei continuă să se lupte cu dieta lor. Se simt frustraţi. Mulţi devin demoralizaţi. Există câteva motive pentru care dieta dumneavoastră nu funcţionează şi pentru care nu vă respectaţi regimul. Probabil, veţi vedea diferite aspecte ale propriei lupte cu dieta pe parcurs ce înaintăm în acest capitol.

De ce eşuează majoritatea dietelor

Sunt sigur că aţi hotărât de multe ori să vă schimbaţi dieta pentru a evita groaznicele complicaţii ale diabetului despre care medicul continuă să vă vorbească. Pentru câteva zile sau chiar săptămâni, urmaţi dieta cu sârguinţă. Totuşi, în cele din urmă greşiţi sau sunteţi delăsător sau renunţaţi. Încet, câştigaţi înapoi toată greutatea pe care aţi pierdut-o. Sunteţi înapoi pe prima treaptă. Vă întrebaţi vreodată ce s-a întâmplat de fapt? Vreţi să faceţi ceea ce este bine pentru sănătatea dumneavoastră, dar ajungeţi să faceţi ce este rău pentru ea. E o nebunie, nu-i aşa?

Să luăm inima: diabeticii nu sunt cu siguranţă singura categorie de oameni care se luptă cu această problemă. Aproape toată lumea simte uneori că ar fi altcineva care le controlează mintea. Majoritatea oamenilor aud acea voce interioară care spune, „O, ce prăjitură minunată. O bucăţică nu-mi va face rău. Viaţa este scurtă, să ne bucurăm de ea."

Dacă ascultați această voce interioară, înainte să vă dați seama, ați și terminat acea bucată de prăjitură.

Din păcate, dacă ați avut probleme în a vă ține de regimul alimentar și/sau sunteți acum obez – dacă sunteți diabetic sau nu – este posibil ca acea voce interioară să vă controleze comportamentul alimentar! Ați devenit sclavul ei. Deci înainte de a face vreo modificare adevărată și de durată în modelul alimentar, trebuie să vă eliberați de acea voce interioară. Înainte de a vă elibera de ea, aveți nevoie să o înțelegeți complet. Vocea interioară vine de la Eul dobândit, așa cum am descris în detaliu în capitolul anterior.

Vocea interioară care vă scoate în afara dietei se compune din amintiri, concepte și idei care fac vârtejuri în mintea dumneavoastră. Încă din copilărie, învățați că plăcerile și distracția vin din mâncare. Petreceri ale zilelor de naștere, ale sărbătorilor, ale reuniunilor de familie – cu fiecare ocazie, mâncarea este în centrul sărbătorii.

Sunteți încurajat să mâncați foarte mult. Deseori, mâncarea este nesănătoasă. Prăjituri, plăcinte, biscuiți, gogoși, pizza: lista poate continua. Da, totul este ambalat în minunata strălucire a distracției și a plăcerii. Pe măsură ce creșteți, continuați să adăugați amintiri ale distracției și plăcerii prin prisma consumului excesiv de alimente. În acest mod mintea dumneavoastră este condiționată și se află sub controlul comportamentului alimentar. Vocea dumneavoastră interioară vine din mintea condiționată.

Asociațiile comercianților alimentari din societatea și din cultura dumneavoastră joacă un rol important în condiționarea minții. De câte ori au implorat mamele copiii să termine de mâncat din farfurie deoarece în alte țări copiii mor de foame?

Vi se spune că trebuie să creşteţi mare şi puternic. În multe societăţi, această asociere este valabilă, în special pentru băieţi. Cu cât eşti mai mare, cu atât eşti mai puternic. Eroii sportivi sunt deseori tipi mari.

Cu cât poţi mânca mai mult, cu atât eşti mai macho. Restaurantele fac oferte de bufeturi: mâncaţi oricât de mult doriţi pentru acelaşi preţ. Concursuri de mâncat recompensează câştigătorul care mănâncă cel mai mult. Restaurantele se laudă cu mărimea porţiilor – cel mai mare hamburger din oraş etc.

La locul de muncă, gustările sunt un lucru obişnuit. Sunt uimit de cantitatea de alimente pe care o văd în birourile asistentelor din spital.

Prietenii mei tehnicieni îmi spun că au de obicei o pungă de chipsuri şi o doză de suc atunci când sunt la calculator. Chiar şi la conferinţele medicilor, imediat după ce am avut o discuţie despre epidemia de obezitate şi diabet, facem o pauză de gustare plină de gogoşi, produse de patiserie şi sucuri.

Deseori mâncarea este o expresie a iubirii, respectului şi recunoştinţei. Mamele îşi pot arăta dragostea, de exemplu, prin a coace fursecuri cu fulgi de ciocolată şi plăcinte cu mere. Ca adult, aţi avea dificultăţi să le rezistaţi. Frecvent, s-ar putea să nu vă fie foame, dar mâncaţi pentru a face altora pe plac sau pentru a fi respectuos. Prietenii pot simţi că le răniţi sentimentele dacă nu le mâncaţi mâncarea.

Prietenii vă pot bate la cap să beţi o bere cu ei în timp ce vă uitaţi la un meci de fotbal. Mâncarea este mai mult ca o legătură emoţională între părinţi şi copii, între prieteni şi colegi şi între oamenii din aceeaşi cultură, locaţie geografică sau religie. Dacă îndrăzniți să nu participați, sunteți un proscris. Vă puteți imagina să nu mâncați acea cină minunată de Ziua recunoștinței sau să refuzați acele tratații de Crăciun? Vrem cu toții să ne amestecăm, să fim parte din cultura noastră care sărbătorește mâncarea, chiar dacă înseamnă că este dăunătoare sănătății noastre.

Aveați o viață atât de minunată, plină de petreceri și mâncare pentru plăcere, și apoi într-o zi, diabetul a ruinat totul. Dintr-odată, vi se spune să schimbați tot ceea ce ați făcut întreaga viață. Vocea interioară spune, „Nici gând! Nu voi renunța la toată distracția care vine din mâncare."

Vocea dumneavoastră interioară – mintea condiționată – Eul dobândit vă controlează comportamentul alimentar. Acesta este motivul principal pentru care nu aderați la un model bun de alimentație pentru mai mult de câteva zile. Sunteți împotriva unei vieți cu un comportament alimentar agreabil, nesănătos și condiționat.

Deci, cum obțineți libertatea față de această voce interioară clară și puternică? O faceți cu logică și conștientizare.

Folosiți logica. Mâncați doar atunci când vă este foame: nu pentru distracție, nu pentru plăcere, nu pentru a vă acoperi depresia. Mâncați pentru că vă este foame și corpul dumneavoastră are nevoie de alimente.

Fiți conștient de acțiunile dumneavoastră. Deseori oamenii nu sunt pe deplin conștienți de acțiunile lor și rămân pe pilotul automat. De exemplu, ei iau o pungă de popcorn în timp ce se uită la un film sau beau suc încontinuu în timp ce lucrează la calculator. Cei care lucrează la birouri gustă în permanență din biscuiți, fursecuri și bomboane pe care le-a cumpărat cineva pentru birou. Mergeți la magazinul alimentar și luați automat o cutie cu înghețată, suc, covrigi etc.

Acordați atenție acțiunilor dumneavoastră. Doar atunci veți putea fi capabil să vedeți cât de ilogice pot fi acțiunile pe care le faceți. Apoi, veți putea să opriți aceste acțiuni automate ilogice.

De exemplu, la magazinul alimentar, fiți foarte atent la fiecare produs pe care îl cumpărați. Folosiți logica: Aveți nevoie de acest aliment? Ce impact va avea asupra diabetului dumneavoastră și a sănătății per ansamblu? Cu conștiință și logică, veți cumpăra evident doar acele produse alimentare care sunt cu adevărat sănătoase pentru dumneavoastră.

De fiecare dată când sunteți tentat să vă răsfățați – fie la o petrecere sau când vă simțiți trist sau singur – pauză, mutați-vă atenția spre Acum (ceea ce vă înconjoară), lăsați-vă emoțiile să se liniștească înainte de a face orice acțiune. Folosiți logica simplă și adevărata inteligență care vă ajută să străpungeți straturile perfide ale Eului dobândit.

Vedeți și singur că tot ce ține de așa zisele zile speciale – zile de naștere, aniversări, sărbători religioase și naționale – este de fapt conceptual prin natură. Fiecare zi specială are un concept atașat de ea: cum ar trebui să fie sărbătorită. Metabolismul dumneavoastră *nu* se schimbă în aceste ocazii speciale. Treziți-vă și vedeți și singur că trăim într-o lume conceptuală, virtuală creată de mintea umană colectivă de cele mai multe ori.

În loc de a fi pierdut în lumea virtuală din capul şi din gândurile dumneavoastră, schimbaţi-vă atenţia în realitatea lui Acum: Ceea ce vedeţi, auziţi, mirosiţi, gustaţi şi atingeţi. De asemenea, fiţi atent la 3 S – spaţiu, silenţiozitate şi static. Luaţi atenţia în pieptul dumneavoastră. Simţiţi *pacea interioară* şi *bucuria* cu care sunteţi născut. Este acolo întotdeauna! Nu îi acordaţi atenţie. De aceea nu o simţiţi.

Odată ce aţi intrat în legătură cu adevărata natură a păcii interioare şi a bucuriei, nu mai alergaţi după plăceri emoţionale. Nu mai fugiţi de durerile emoţionale. În acest mod sunteţi eliberat de toate sărbătoririle zilelor speciale. În acest mod sunteţi eliberat de dependenţa de mâncare.

Nu vă transformaţi dieta în vreun fel de disciplină care vă va face să vă simţiţi că sunteţi în închisoare. Mai devreme sau mai târziu, vreţi să evadaţi şi să stricaţi modelul de disciplină alimentară. Apoi, veţi termina o jumătate de kilogram de îngheţată dintr-o înghiţitură. Puţin după aceea, vă veţi simţi vinovat şi trist. Se târăşte în dumneavoastră lipsa de stimă de sine. „Nu am ce-mi trebuie pentru a fi disciplinat. Sunt un ratat, aşa că pot pur şi simplu să mai mănânc nişte îngheţată."

Cine generează gândurile triste? Eul dobândit. Cine este cel care blamează? Eul dobândit. Nu este interesant să observaţi că Eul dobândit v-a adus la un model alimentar greşit încă de la început? Apoi, vă spune să vă disciplinaţi obiceiurile alimentare. Apoi, generează gânduri care declanşează emoţii de ratare, tristeţe şi vină.

Ţineţi minte, Eul dobândit nu sunteţi dumneavoastră cu adevărat, deoarece nu aţi fost născut aşa cu acest comportament distrugător. L-aţi dobândit de la societate datorită condiţionării psihosociale, pe parcurs ce aţi crescut.

Conştientizarea acţiunilor dumneavoastră, în loc de disciplina lor, este cheia diferenţei dintre Adevăratul eu şi Eul dobândit. Fiţi conştient de Acum, fiţi conştient de foamea dumneavoastră, fiţi conştient de produsele alimentare, de calitatea alimentelor, de saţietatea dumneavoastră, fiţi conştient de tentaţii, de gândurile emoţionale ilogice...

Cu conştientizarea şi logica simplă, vă puteţi elibera de modelele alimentare care îmbătrânesc, nesănătoase şi condiţionate.

Acum, daţi-mi voie să vă împărtăşesc propria mea conştientizare ca endocrinolog despre „Dieta diabetică".

Propria mea conştientizare despre dieta diabetică

În anii mei de început ca medic endocrinolog, obişnuiam să-mi trimit pacienţii diabetici la dieteticieni. În plus, cumpăram broşuri despre dietele diabetice de la marile noastre organizaţii medicale ca să le ofer pacienţilor diabetici. Aceste diete erau dezvoltate de cei mai prestigioşi dieteticieni şi erau bazate pe calorii, o dietă tipică de 1800 de calorii. Apoi erau dietele cu 1600, 1400 şi 1200 de calorii. Dar nimic nu funcţiona. Pacienţii mei diabetici aveau în continuare nivelul mare de zahăr din sânge şi obişnuiam să le adaug mai multe medicamente pentru a le controla diabetul.

Eram frustrat din cauza pacienţilor mei diabetici care *nu* respectau dieta, până când într-o zi o bătrână drăguţă mi-a replicat amabil, „dar respect dieta pe care mi-aţi dat-o şi diabetul meu nu este încă sub control". Am putut vedea adevărul în ochii ei. Făcea referire la broşura cu dieta pe care i-o dădusem la vizita anterioară. Imediat mi-a venit un gând în minte care avea să schimbe radical viziunea mea asupra dietei: „Dacă dieta diabetică în sine era incorectă?!"

Ca un adevărat om de ştiinţă, am vrut să aflu adevărul. Deci am decis să mă folosesc ca şi cobai. Am calculat numărul de calorii de care aveam nevoie într-o zi, folosind formula standard pe care am învăţat-o în timpul pregătirii mele de medic. Apoi, am folosit formula recomandată pentru a-mi da seama de câte grame de carbohidraţi, proteină şi grăsimi aveam nevoie într-o zi. M-am apucat de dieta „sănătoasă" potrivit formulelor ştiinţifice în care obişnuiam să cred ca în *litera legii.*

Spre totala mea surprindere, am câştigat 2, 20 kg în două săptămâni. Am fost şocat. Cum se putea întâmpla asta? Nu-mi schimbasem nivelul exerciţiilor fizice. Mi-am dat seama cum conceptul de calorii era de fapt foarte *neştiinţific* atunci când vine vorba de sănătatea umană.

Pentru o clipă, să lăsăm deoparte *mantra* caloriilor cu care am fost toţi îndocrinaţi. Să facem o nouă şi proaspătă investigaţie ştiinţifică. Ce este o calorie? Este o unitate de căldură energetică, descrisă pentru prima dată de chimistul francez Nicolas Clément în 1842. El lucra cu cantitatea de căldură energetică produsă de arderea cărbunelui în legătură cu alimentarea motoarelor cu aburi. Mai târziu, chimiştii au început să folosească conceptul de calorii pentru a desemna căldura produsă în timpul reacţiilor chimice din laborator. Apoi, acest concept a intrat în biochimie. Câte calorii puteţi obţine prin arderea unui gram de carbohidraţi, grăsime sau proteină într-un calorimetru, care este un dispozitiv pentru a calcula cantitatea de căldură energetică. Apoi, acest concept a fost aplicat alimentelor şi corpului uman şi aici lucrurile au început să meargă prost. De ce? Deoarece mâncarea este mult mai mult decât căldură energetică şi corpul uman este mult mai mult decât un calorimetru.

Alimentele *nu* sunt doar calorii, ci ele conţin şi nutrienţi care oferă nutriţie corpului. Nutriţia este mai mult decât căldură energetică sau calorii. Foarte răspânditul concept de *cu calorii – fără calorii* este exact în laborator, dar nu se aplică chiar şi corpului uman. De ce? Deoarece corpul uman este extrem de complex. Funcţionarea unei anumite celule depinde de atât de mulţi factori, precum genetica, hormonii, vitaminele, enzimele, coenzimele, alimentarea cu sânge, contribuţia nervilor, chimicalele din sistemele de imunitate şi lista poate continua.

De exemplu, oferiţi aceeaşi cantitate de calorii pentru două persoane diferite, dar rezultatele asupra greutăţii lor, asupra nivelului de zahăr din sânge şi parametrii de sănătate vor fi diferite, chiar dacă aceste două persoane sunt de aceeaşi vârstă şi fac aceeaşi cantitate de exerciţii fizice. Am auzit deseori pacienţi spunând, „Dar prietenii mei consumă mai multe calorii decât mine şi eu sunt cel cu probleme de greutate. Nu are niciun sens." Chiar şi acelaşi număr de calorii din carbohidraţi versus grăsimi are un impact diferit asupra greutăţii dumneavoastră, a nivelului de zahăr din sânge şi a celorlalţi parametri de sănătate.

Chiar şi modul de pregătire al mâncării are un impact uriaş asupra sănătăţii. De exemplu, acelaşi număr de calorii dintre suc versus un fruct întreg are un efect uimitor de diferit asupra nivelului de zahăr din sânge. Fructele şi legumele crude au un impact diferit asupra nivelului de zahăr din sânge comparativ cu fructele şi legumele gătite cu acelaşi număr de calorii. Alimentele gătite la aburi au un efect diferit asupra nivelului de zahăr din sânge comparativ cu alimentele prăjite sau gătite pe grătar. Aceeaşi cantitate de calorii venind de la uleiul de măsline versus margarină are efecte diferite asupra organismului dumneavoastră.

A ne gândi la alimente doar în termeni de calorii a dus la dezvoltarea alimentelor care sunt *scăzute* în calorii, dar nu au valoare nutritivă şi deseori au consecinţe îngrozitoare asupra sănătăţii. Sucurile dietetice sunt un bun exemplu. Ele conţin puţine calorii sau deloc, dar sunt pline de chimicale, precum îndulcitori artificiali, acid sulfuric, acid azotic şi conservanţi. Toate aceste chimicale au o listă plină de consecinţe asupra sănătăţii: tulburări ale minţii, nervozitate, indigestie, leziuni renale, obezitate abdominală, astm, erupţii cutanate alergice, carii dentare şi grave deteriorări ale ADN-ului.

Oamenii beau sucuri dietetice având impresia că *mai puţine* calorii înseamnă că vor pierde în greutate. Nu este adevărat! Într-un studiu (1) al Universităţii Purdue, cercetătorii au descoperit că băutorii de sucuri dietetice au avut un risc crescut de îngrăşare, de diabet de tip 2 şi de boli cardiovasculare.

Dieta diabetică trebuie să fie individualizată

Atunci când vine vorba de dieta diabetică, aceasta trebuie individualizată.

Abordarea un-tip-se-potriveşte-tuturor este neştiinţifică. Iată câteva lucruri de reţinut:

- Dieta potrivită pentru un pacient diabetic de *tip 1* este diferită de cea a unui pacient diabetic de *tip 2*.

- Dieta potrivită pentru o persoană obeză este diferită față de cea pentru o persoană slabă.
- Dieta potrivită pentru un diabetic de șaptezeci de ani este diferită de cea a unui pacient de treizeci de ani. Metabolismul nostru scade drastic odată ce înaintăm în vârstă, în special după cincizeci de ani.
- Dieta potrivită pentru o persoană sedentară este diferită de cea pentru o persoană activă.
- Dieta potrivită pentru un pacient diabetic care ia medicamente este diferită de cea a unui diabetic care face injecții cu insulină. Dieta va varia și în funcție de tipul de medicamente pe care le luați.
- Dieta potrivită a unui diabetic de *tip 2* care face injecții cu insulină este diferită de cea a unui diabetic de *tip 1* care face injecții cu insulină.
- Dieta potrivită pentru un diabetic pe *pompă de perfuzie* cu insulină este diferită de cea pentru un diabetic pe injecții cu insulină.

Noua mea abordare științifică pentru dieta diabetică

Acum înțelegeți că sunt multe variabile care determină efectul unui anumit aliment asupra nivelului de zahăr din sânge, precum genetica, vârsta, nivelul dumneavoastră de activitate și medicamentele prescrise. Astfel, fiecare persoană este unică și un anumit aliment va avea un efect unic asupra nivelului de zahăr din sânge. Există vreun mod de a pune această relație de cauză-efect între alimentație și nivelul de zahăr din sânge într-o metodă clinică? Asta ar fi foarte științific, nu-i așa!?

MCG (Monitorizarea continuă a glucozei)

Din fericire, există un grozav test clinic, numit MCG (Monitorizarea continuă a glucozei), în care un dispozitiv mai mic decât un telefon mobil este ataşat cu un ac mic de plastic sub piele şi înregistrează nivelul de zahăr din sânge la fiecare oră timp de 72 de ore. Folosim MCG la diabeticii necontrolabili, de obicei la vizita lor inițială pentru a le descoperi modelul unic de zahăr din sânge. Pacienții păstrează un jurnal al alimentației în timp ce poartă acest MCG. Rezultatele sunt şocante la majoritatea pacienților. Ei nu pot crede că anumite alimente pe care le credeau sănătoase (precum făina de ovăz sau alte cereale sănătoase) au provocat o creştere atât de mare a nivelului de zahăr din sânge. Este cu adevărat o experiență care deschide ochii multor diabetici.

Jurnalul alimente – zahăr

În timp ce MCG este un test grozav, este oarecum costisitor şi unele companii asiguratoare ale unor pacienți nu doresc să plătească pentru ele. Acestor pacienți le evaluăm relația cauză-şi-efect dintre alimente şi nivelul de zahăr din sânge în alt mod. Îmi sfătuiesc pacienții să-şi verifice nivelul de zahăr din sânge la *două* ore după masă şi să-l noteze într-un jurnal, alături de ceea ce au mâncat. Îl puteți numi **jurnal de alimente – zahăr**. În mod ideal, nivelul de zahăr din sânge la două ore după masă ar trebui să fie mai mic de 140 mg/dl.

Inițial, verificați nivelul de zahăr din sânge la două ore după *fiecare* masă. După o lună, ştiți destul de bine relația cauză-efect a diferitelor alimente asupra nivelului de zahăr din sânge. Apoi, puteți tăia din perioadele de verificare a nivelului de zahăr din sânge, cu condiția să fiți diabetic de tip 2 şi *fără* insulină.

Evident, ar trebui să consumați acele alimente care păstrează nivelul de zahăr din sânge sub 140 mg/dl și să evitați alimentele care provoacă o creștere acută, precum nivelul de zahăr din sânge mai mare de 200 mg/dl. Pacienții mei își aduc jurnalul de alimente – zahăr la vizită și îl revăd împreună cu ei.

Abordările MCG precum și Jurnalul de alimente – zahăr iau în considerare toate variabilele dintre un anumit aliment și corpul dumneavoastră, care pot afecta nivelul de zahăr din sânge. Aveți rezultatul exact al impactului unui anumit aliment asupra organismului dumneavoastră în termeni de nivel al zahărului din sânge. Nu se poate mai științific de atât!

Pe baza unor astfel de date clinice solide din ultimii peste cincisprezece ani la pacienții mei diabetici, am dezvoltat următoarele recomandări dietetice.

Notă:

Așa cum am menționat mai devreme, nu există nicio dietă care să funcționeze pentru fiecare persoană cu diabet. Trebuie să vedeți relația cauză-efect dintre alimente și nivelul de zahăr din sânge, verificând nivelul de zahăr din sânge la fiecare 2 ore după mese.

CE SĂ NU MÂNCAȚI

1. Fără alimente procesate

Fără alimente din conserve, batoane snack sau cine pre-gătite (ulterior reîncalzite la cuptor sau microunde). Consumați alimente proaspete, alimente adevărate și alimente organice. Adevărata valoare nutritivă a unui aliment (comparativ cu ceea ce scrie pe etichetă) este pierdută atunci când este procesat, stocat sau congelat.

Încercați să vă cultivați singur legumele și fructele. În plus, folosiți piața unui fermier local pentru a cumpăra fructe și legume. Tineți minte, dacă un fruct sau o legumă a călătorit sute, dacă nu mii, de kilometri, și-a pierdut adevărata valoare nutritivă.

2. Reduceți amidonul și zahărul

Unele produse alimentare obișnuite ar trebui folosite doar moderat deoarece sunt încărcate cu amidon și zahăr. Aceste produse alimentare sunt:

- Pâine, orez, paste și pizza.
- Pâinea include pâine albă, pâine din grâu integral, pâine din aluat dospit, pâine franțuzească sau italiană, covrigei, croasante, biscuiți, chifle de hamburger, colaci, pită, naan indian, tortilla, taco și multe alte produse de panificație asemănătoare.
- Cereale inclusiv din fulgi de ovăz
- Chipsuri de cartofi, nacho, cartofi prăjiți.
- Vafe, plăcinte, gogoși, clătite, produse de patiserie, fursecuri, bomboane, ciocolată și prăjituri.
- Porumb, cartofi, cartofi dulci, ignamă, orz și secară.
- Quinoa și alte câteva semințe „exotice, vechi".
- Deserturi, înghețată, iaurt înghețat.

3. Evitați îndulcitorii artificiali

Evitați îndulcitorii artificiali precum sucraloza (Splenda), zaharina (SugarTwin, Sweet`N Low), aspartam (Equal, NutraSweet), acesulfam (Sunett, Sweet One) și Neotame.

De asemenea, fiți atent și la alcoolul etilic precum Sorbitol, Manitol, xilitol, Lactitol, Maltitol, Eritriol, Izomalț, amidon hidrogenat hidrolizat (AHH).

Aceşti îndulcitori artificiali sunt utilizaţi la scară largă în alimentele procesate, inclusiv sucuri, amestecuri de băuturi sub formă de praf, ciocolată, fursecuri, prăjituri, gumă de mestecat şi bomboane. Aceste produse sunt marcate de obicei ca fără zahăr şi slabe în calorii, ceea ce evident atrage foarte mult publicul larg.

Ca o regulă generală, staţi departe de toate produsele alimentare procesate. Acestea NU sunt naturale, indiferent de ceea ce se pretinde. Sunt substanţe sintetice care se poate să fi pornit de la o substanţă naturală, dar produsul final este departe de orice există în natură. De exemplu, sucraloza (din Splenda) este făcută atunci când zahărul este tratat cu clorură de tritil, anhidridă acetică, clorură de hidrogen, clorură de tionil şi metanol în prezenţa dimetilformamidei, 4-metilformolinei, toluenului, metil cetonei izobutil, acid acetic, clorură de benziltrietliamoniu şi metoxid de sodiu conform cărţii „Sweet deception" („Decepţie dulce"). Această prelucrare face, în mod evident, sucraloza, total diferită de orice găsim în natură.

Îndulcitorii artificiali şi alcoolul etilic pot da naştere unor numeroase efecte secundare, inclusiv gaze şi dureri abdominale. De ce? Deoarece aceste chimicale nu sunt de obicei absorbite corespunzător şi devin un combustibil pentru dezvoltarea bacteriană din intestine. Unele chiar provoacă simptome neurologice precum confuzie, dureri de cap şi ameţeală. În plus, există şi numeroase preocupări serioase legate de siguranţa lor pe termen lung.

Dacă trebuie în mod absolut să vă îndulciţi mâncarea, puteţi folosi o cantitate mică de miere. De exemplu, ½ linguriță pentru cafea sau ceai.

4. Evitați siropul de porumb cu un nivel ridicat de fructoză

Evitați orice alimente care conțin sirop de porumb cu nivel ridicat de fructoză. De fapt, consumul de sirop de porumb cu nivel ridicat de fructoză poate duce la obezitate, diabet, boli de inimă și afecțiuni ale ficatului.

Siropul de porumb cu nivel ridicat de fructoză oferă și combustibil pentru dezvoltarea bacteriei din intestine și poate cauza balonare, crampe și gaze în exces.

5. Fără sucuri, fără sucuri de fructe și fără alcool.

Nu consumați niciun fel de sucuri, nici măcar variantele dietetice. De ce? Deoarece sucurile sunt pline de sirop de porumb bogat în fructoză și zahăr. Sucurile dietetice folosesc îndulcitori artificiali și alcool etilic.

De asemenea, evitați sucurile din fructe deoarece sucurile din fructe de la magazin conțin doar o cantitate mică de suc adevărat și o mulțime de apă îndulcită. Evitați chiar și sucurile proaspăt stoarse, sucurile naturale. De ce? Deoarece ajungeți să consumați o mare cantitate de zahăr natural, fructoză.

De exemplu, în loc să mâncați doar o singură portocală întreagă, va trebui să folosiți 3-4 portocale pentru a obține aproximativ o ceașcă de suc de portocale pur.

În loc de suc proaspăt, mâncați una sau două porții de fructe proaspete pe zi. De ce? Deoarece fructele întregi nu conțin doar zahăr (fructoză), ci și pulpă, care încetinește absorbția zahărului. Din acest motiv există o mai mică creștere a nivelului de zahăr din sânge după ce mâncați un fruct întreg comparativ cu sucul de fructe care provoacă o creştere rapidă a nivelului de zahăr din sânge.

Evitaţi băuturile alcoolice. De ce? Deoarece alcoolul este, din punct de vedere medical, o toxină pentru ficat, pancreas, creier şi nervi. În plus, băuturile alcoolice conţin carbohidraţi şi zahăr. De exemplu, majoritatea tipurilor de bere provin din malţul de cereale, cel mai frecvent malţ de orz şi malţ de grâu.

CE SĂ BEM?

Apa ar trebui să fie singura dumneavoastră alegere de băutură. Puteţi consuma şi lapte, ceai şi cafea în cantităţi mici.

Într-un restaurant, comandaţi apă pentru băut. Mulţi oameni comandă un suc într-un restaurant sub presiunea celor din grup. Amintiţi-vă, organismul dumneavoastră nu s-a schimbat doar pentru că sunteţi într-un restaurant.

CE SĂ MÂNCĂM?

1. Legume

Pentru clarificare, atunci când folosesc termenul legume, mă refer la frunza şi tulpina unei plante, excluzând rădăcinile (precum cartofii, cartofii dulci şi ignama), care sunt de fapt amidon.

Mâncaţi multe legume. Includeţi legumele la fiecare masă. Sunt o sursă grozavă de vitamine, minerale şi fibre. Ele dau volum, umplu stomacul şi satisfac apetitul. De asemenea, ele încetinesc absorbţia de zahăr din carbohidraţi din dieta dumneavoastră.

În general, legumele conţin doar cantităţi mici de carbohidraţi, care sunt de obicei fibre. De exemplu, ½ ceaşcă de spanac gătit conţine doar 3 g de carbohidraţi, din care 2 g de fibre. Spanacul, ca multe alte legume cu frunza verde, este o sursă grozavă de vitamina A, vitamina K şi mangan.

Folosiţi legumele proaspete de sezon. Luaţi-le din propria grădină de legume sau de la pieţele fermierilor. Încercaţi să le gătiţi la aburi sau să le prăjiţi foarte puţin în ulei de măsline.

Folosiţi legume crude în salate, precum castravetele, ardeii graşi şi roşiile.

2. Fructe

Mâncaţi unul sau două fructe proaspete sau ½ ceaşcă pe zi. Folosiţi întotdeauna fructe care sunt de sezon. Luaţi-le fie din propria dumneavoastră livadă, fie din pieţele fermierilor. Evitaţi fructele şi legumele care au călătorit în jurul lumii.

Există o înţelepciune extraordinară de ce anumite fructe şi legume cresc într-un anumit anotimp şi climat. Noi, oamenii, s-ar putea să nu fim capabili să înţelegem această înţelepciune. Este suficient să spunem că dacă locuiţi în sincronizare cu natura, veţi evita o mulţime de probleme de sănătate.

De exemplu, natura produce fructe de vară pentru oamenii dintr-o anumită zonă care, de asemenea, se confruntă cu temperaturi de vară. Acum, puteţi fi în iarnă, dar aprozarul de lângă dumneavoastră este încărcat cu fructe de vară, aduse de la mii de kilometri depărtare de la cealaltă parte a ecuatorului. Fără să vă gândiţi, luaţi repede aceste produse ca noutăţi. Amintiţi-vă că fructele şi legumele sunt doar alimente, nu articole pentru divertismentul mental sau mărirea ego-ului.

Diferite fructe au un impact diferit asupra nivelului de zahăr din sângele dumneavoastră. Putem categoriza fructele în funcţie de potenţialul lor de a creşte nivelul de zahăr din sânge, conform experienţei noastre de la Centrul Medical Endocrin şi pentru diabet Jamila.

Fructe care produc o creştere semnificativă a nivelului de zahăr din sânge. Prin urmare, consumaţi-le în cantităţi foarte mici:

- Struguri
- Banane
- Pepene roşu
- Portocale
- Mango

Fructe care produc o creştere modestă a nivelului de zahăr din sânge. Prin urmare, consumaţi-le în cantităţi mici:

- Mere galbene
- Piersici
- Prune
- Căpşune
- Pepene galben
- Smochine

Fructe care produc o creştere mică a nivelului de zahăr din sânge. Prin urmare, consumaţi-le în cantităţi moderate:

- Mere verzi sau roşii
- Afine
- Agrişe
- Mure
- Zmeură

- Kiwi

Câteva cuvinte despre banane

Deseori, diabeticii consumă banane având impresia că acestea sunt o sursă de potasiu. Este adevărat că bananele sunt bogate în potasiu, dar sunt bogate şi în zahăr. Sunt multe alte produse alimentare bogate în potasiu, dar nu sunt bogate în zahăr. De exemplu, avocado este o sursă excelentă de potasiu. În plus, avocado poate ajuta la creşterea colesterolului bun (HDL), care este de obicei scăzut la diabetici. Avocado este încărcat şi cu acizi graşi omega 3, vitaminele C şi E, carotenoizi, seleniu, zinc şi fitosteroli care ajută la protecția împotriva bolilor de inimă şi a inflamațiilor.

Nu renunțați complet la fructe

Unii diabetici merg la extrem şi opresc complet consumul de fructe. Această abordare *drastică* poate ajuta la reducerea nivelului de zahăr din sânge, dar pe termen lung, *nu* este sănătos. De ce? Deoarece fructele sunt o sursă grozavă de vitamine, minerale şi antioxidanți.

Ca antioxidant, ele pot ajuta la neutralizarea efectelor distrugătoare ale radicalilor liberi de oxigen, care sunt eliberați ca produs secundar al metabolismului alimentelor din celulă sau atunci când organismul este expus la fumul de țigară sau la radiații. Aceşti radicali liberi de oxigen pot deteriora structurile din interiorul celulelor. Acesta se numeşte *stres oxidativ* şi poate juca un rol semnificativ în provocarea bolilor precum cancer şi boli de inimă. Antioxidanții ajută la neutralizarea stresului oxidativ. Antioxidanții se compun din beta-caroten, vitamina A, vitamina C, vitamina E, luteină, licopen şi seleniu.

Fructele viu colorate sunt încărcate cu antioxidanţi. Fructele care au cel mai mare conţinut de antioxidanţi sunt rodiile, afinele, căpşunele, coacăzele, cireşele, prunele, portocalele şi merele.

Fructele sunt şi o bună sursă de fibre, în special avocado, merele, perele, guavele, rodiile, afinele, murele, zmeura, portocalele, smochinele şi fructele de kiwi.

3. Nuci/Seminţe

Nucile şi seminţele sunt o excelentă sursă de nutriţie. Ele sunt o sursă grozavă de Acizi Graşi Monosaturaţi (AGM) şi de acizi graşi omega 3 polinesaturaţi. De ce? Deoarece aceste grăsimi ajută la creşterea colesterolului bun (HDL) şi la scăderea celui rău (LDL).

Nucile sunt şi o bună sursă de proteine, vitamina E (un antioxidant) şi fibre. Ele au şi un nivel scăzut de carbohidrati.

Nucile sunt de asemenea pline de vitamine şi minerale precum magneziu, fosfor, potasiu, seleniu, mangan, acid folic, cupru, calciu şi zinc. În plus, nucile conţin fitosteroli, precum flavonoide, proantocianidine şi acizi fenolici.

Există multe dovezi care arată că nucile pot reduce stresul oxidativ şi inflamaţia. Studii clinice arată că nucile pot reduce riscul de boli cardiace, disfuncţii ale creierului legate de vârstă şi diabet (2,3).

Migdalele, mugurii de pin, fisticul şi alunele conţin mai multe proteine decât oricare alte nuci. Nucile de macadamia conţin cea mai mare cantitate de acizi graşi monosaturaţi, urmate de alune, nuci pecan, migdale, caju, fistic şi nuci de Brazilia. Nucile conţin cea mai mare cantitate de acizi graşi polinesaturaţi, urmate de nucile de Brazilia, nucile pecan, muguri de pin, fistic, alune, migdale şi caju.

Nucile conţin şi o cantitate mică de grăsimi saturate, aşa zisele grăsimi rele. Migdalele conţin cea mai mică cantitate de grăsimi saturate, iar nucile de Brazilia, cea mai mare. În timp ce toate nucile conţin puţin seleniu, nucile de Brazilia au cea mai mare cantitate din acesta. Seleniul este un antioxidant bun, ajută sistemul imunitar şi poate preveni anumite tipuri de cancer.

Seminţele de pin sunt una dintre cele mai bogate surse de mangan care este un co-factor important pentru enzima antioxidantă, superoxid dismutază. În consecinţă, seminţele de pin sunt antioxidanţi buni. În plus, seminţele de pin conţin acid gras esenţial, acidul pinolenic, care funcţionează ca un suprimant al apetitului declanşând enzimele supresoare de foame, colecistochinina şi glucagonul precum peptida-1 (GLP-1) în intestinul subţire.

Din punct de vedere tehnic, alunele nu sunt de fapt nuci, ci legume. Fasolea uscată, mazărea şi lintea sunt alte câteva exemple de legume.

Precum nucile, seminţele sunt şi ele o bună sursă de proteine. De exemplu, 100 g de seminţe vă vor oferi 30 grame de proteine. Seminţele sunt o sursă excelentă de aminoacizi triptofan şi glutamat. Triptofanul este transformat în serotonină şi niacină. Serotonina este un factor regulator important pentru starea noastră. Serotonina scăzută poate duce la depresie. De aceea multe medicamente antidepresive moderne precum Prozac, Zoloft, Paxil, Celexa şi Lexapro acţionează prin creşterea nivelului de serotonină din creier. Glutamatul este un precursor al sintezei de γ-amino acid butiric (GABA) care este un neurotransmiţător antistres în creier şi poate ajuta la reducerea anxietăţii.

Precum nucile, seminţele sunt de asemenea încărcate cu vitamine şi minerale. Seminţele de dovleac pot bloca acţiunea unui androgen, DHEA (Dehydroepi-androsteronul). Acesta poate ajuta la prevenirea cancerului de prostată şi ovarian.

Folosiţi nuci şi seminţe crude. Nu folosiţi nuci sau seminţe sărate, învelite în zahăr sau în ciocolată din motive evidente.

4. Carne/pui/peşte

Mâncaţi carne, pui şi peşte, inclusiv crustacee. Acestea sunt o excelentă sursă de proteine, vitamine, minerale şi nu conţin carbohidraţi. De exemplu, 28 grame de somon Atlantic gătit conţine 6 grame de proteine, 3 grame de grăsimi, este încărcat cu acizi graşi Omega 3 şi este, de asemenea, o bună sursă de tiamină, niacin, vitamina B6, fosfor, vitamina B12 şi seleniu (4).

Carnea roşie este o sursă excelentă de proteine, fier şi vitamine, în special vitamina B12. De exemplu, 28 grame de carne tocată de vită (un hamburger cu 95% carne slabă/5% grăsime/sfărâmicios, gătit, rumenit) conţine 8 grame de proteine, 2 grame de grăsimi şi DELOC carbohidraţi sau zahăr. Conţine totuşi 20 de grame de colesterol care este doar 7% din valoarea zilnică recomandată (5). Comparaţi-o cu 28 grame de Quinoa gătită care conţin 1 gram de proteine, 1 gram de grăsimi şi 6 grame de carbohidraţi, dar nu conţine colesterol (6).

Mâncaţi carne roşie de 2-3 ori pe săptămână. Selectaţi bucăţi slabe. Evitaţi carnea procesată precum mezeluri, salam şi hot dog, deoarece acestea conţin zahăr adăugat şi carbohidraţi.

Mâncaţi pui şi/sau carne de curcan o dată pe zi. Acestea sunt o sursă grozavă de proteine şi vitamine.

Mâncaţi peşte de 1-2 ori pe săptămână. În plus faţă de faptul că vă oferă proteine şi vitamine, ei sunt şi o sursă bogată de acizi graşi omega 3, care sunt buni pentru sănătatea dumneavoastră cardiovasculară. Totuşi, supraconsumul de peşte poate duce la intoxicare cu mercur.

Ţineţi minte, vitamina B12 lipseşte din plante. Prin urmare, deseori veţi avea lipsă de vitamina B12 dacă sunteţi la o dietă vegană SAU vegetariană.

5. Lactate

Mâncaţi o ceaşcă de iaurt simplu în fiecare zi. Este o sursă grozavă de bacterii sănătoase pentru sănătatea intestinelor dumneavoastră. Este şi o bună sursă de proteine şi calciu.

Includeţi o cantitate moderată de brânză în dietă. Dacă încercaţi să slăbiţi, atunci limitaţi folosirea brânzei.

Beţi o ceaşcă de lapte pe zi, cu condiţia să nu aveţi intoleranţă la lactoză. Dacă aveţi intoleranţă la lactoză, ar trebui să încercaţi laptele de migdale.

Multe persoane cu intoleranţă la lactoză sunt bine dacă beau iaurt sau dacă mănâncă brânză.

6. Ouă

Ouăle sunt o sursă excelentă de proteine, vitamine şi minerale, în special Riboflavin, vitamina B12, fosfor şi seleniu. Ouăle nu conţin carbohidraţi. Prin urmare, sunt o sursă nutrițională grozavă pentru persoanele cu diabet.

Oamenii sunt prea preocupați de conținutul de colesterol al ouălelor. Colesterolul este prezent în gălbenușul de ou. Dacă aveți colesterolul LDL ridicat, atunci ar trebui să consumați doar albușurile de ou.

CUM SĂ MÂNCAȚI

Mâncați trei mese regulate pe zi. Cina ar trebui să fie cea mai ușoară masă din zi, prânzul cea mai grea și micul dejun cea mai modestă. Mâncați cina cu cel puțin 3 ore înainte de culcare.

Evitați gustările, în special atunci când vă uitați la televizor sau când lucrați la calculator. Dacă aveți absolut nevoie de o gustare, atunci încercați ceva precum nuci, bucăți de morcov sau alte legume crude.

Implicați-vă în alimentația dumneavoastră. Citiți etichetele de pe alimente atunci când sunteți la magazin. Veți fi surprins cât de multe produse alimentare conțin zahăr, sirop de fructoză și sirop de porumb. Evitați aceste produse alimentare.

Încercați să vă pregătiți singur masa, cel puțin la sfârșit de săptămână. Evitați bufeturile! Atunci când optați pentru o masă tip bufet, doriți să obțineți cât mai mult pentru bănuțul dumneavoastră (la urmei urmei, sunteți doar un om) și ajungeți în general să mâncați excesiv. Încercați să mâncați acasă pe cât de mult posibil. Puteți găsi rețetele mele originale în Partea a 2-a a acestei cărți.

Dacă încercați să slăbiți, țineți un jurnal cu alimentele pe care le mâncați. Puteți fi uimit cât de mult mâncați de fapt, contrar la ceea ce ați crezut.

Mâncați atunci când vă este foame, nu pentru că sunteți trist sau la calculator sau pentru că trebuie să socializați cu membrii familiei şi cu prietenii. *Deseori oamenii mănâncă din motive psihosociale.* De aceea ei continuă să câştige în greutate.

Fiți conştient de obiceiurile dumneavoastră alimentare. Mâncați încet şi bucurați-vă de fiecare îmbucătură a mesei. Nu vă uitați la televizor în timp ce mâncați. Mulți oameni mănâncă excesiv deoarece se implică prea mult uitându-se la o emisiune televizată sau citind un ziar şi nu mai țin cont de aportul alimentar. Fizic, puteți sta la masă, dar televizorul sau ziarul vă duce mintea la sute sau chiar mii de kilometri distanță. Atunci când mâncați, mintea dumneavoastră ar trebui să fie *conştientă* de ceea ce mâncați. Gustați mâncarea, mestecați-o în mod corespunzător, bucurați-vă de ea. Uitați-vă la alți oameni care stau la masă şi la ambianța din cameră. Relaxați-vă! Nu vă grăbiți. Nu fiți pe fugă!

Citiți frecvent aceste recomandări. Aceasta va servi ca memento.

Sugestii practice pentru mese

Mic dejun:

Omletă de ouă folosind 2-3 ouă. SAU 2 ouă fierte tari.

SAU

½ până la 1 ceaşcă de iaurt. Adăugaţi o mână de migdale tăiate sau afine sau nuci/nuci pecan sau caju.

Prânz/Cină:

Un bol cu supă de legume.

O farfurie cu pui la grătar şi o salată proaspătă de grădină (puteţi adăuga şi sos de salată).

Un fruct proaspăt cum ar fi un măr mic.

O mână de nuci (migdale, fistic, nuci/nuci pecan, caju).

SAU

Un bol cu supă de legume.

Puţin pui sau curcan sau ton învelit într-o frunză de salată verde.

Un fruct proaspăt precum o pară.

O mână de nuci (migdale, fistic, nuci/nuci pecan, caju).

SAU

Legume la grătar cum ar fi ardei gras, dovlecei sau vinete, cu bucăţele de pui sau de curcan, prăjite rapid.

O mână de afine.

O mână de nuci (migdale, fistic, nuci/nuci pecan, caju).

SAU

Pui la grătar sau friptură.

Legume la grătar sau la aburi.

Un fruct proaspăt cum ar fi o piersică.

O mână de nuci (migdale, fistic, nuci/nuci pecan, caju).

SAU

Creveți pe pat de legume la aburi.

Un fruct proaspăt cum ar fi o jumătate de portocală.

O mână de nuci (migdale, fistic, nuci/nuci pecan, caju).

SAU

Un bol de supă.

Peşte, la grătar sau la cuptor.

Câteva căpşuni.

O mână de nuci (migdale, fistic, nuci/nuci pecan, caju).

MÂNCĂRURI ETNICE

Chinezească

O ceaşcă cu supă wonton (găluşte chinezeşti).

Carne de vită sau pui sau creveţi gătită în orice stil chinezesc.

Un fruct proaspăt cum ar fi un măr mic.

SAU

Vită sau pui mongolez la grătar.

Un fruct proaspăt cum ar fi o jumătate de portocală.

Japoneză

2-3 sushi. Evitaţi rulourile din orez.

Carne prăjită de vită sau de pui.

Un fruct proaspăt cum ar fi un măr mic.

Mexicană

O ceaşcă de supă de legume.

O farfurie cu fajitas de pui sau de vită, fără orez sau tortilla.

Un fruct proaspăt cum ar fi o piersică.

Indiană / Pakistaneză

Două bucăți de pui Tandoori.

Amestec de legume.

Un fruct proaspăt cum ar fi o jumătate de mango.

SAU

Două Kebobs Seekh.

O farfurie cu legume cum ar fi bame, spanac sau vinete.

Un fruct proaspăt cum ar fi un măr mic.

SAU

O porție mică de curry de pui, vită sau miel, amestecat cu legume. De exemplu, miel Saag sau bame cu miel sau pui jalfrezi.

Un fruct proaspăt cum ar fi o jumătate de portocală.

Orientul mijlociu

Kebab de pui sau de vită şi salată.

Un fruct proaspăt cum ar fi o mână de semințe de rodie.

SAU

Shaorma de pui.

Legume la grătar.

Un fruct proaspăt cum ar fi o jumătate de ceaşcă de pepene galben.

Grecească

Salată grecească.

Carne gyro (fără cartofi sau orez).

Un fruct proaspăt cum ar fi o pară.

Vă rog să consultați capitolul REȚETE din această carte.

Referințe:

1.Swithers SE. Îndulcitorii artificiali produc efecte contraintuitive de inducere a deranjamentelor metabolice. *Trends Endocrinol Metab*. 2013 Sep;24(9):431-41

2. O'Neil, C.E., D.R. Keast, T.A. Nicklas, V.L. Fulgoni, 2011. Consumul de nuci este asociat cu scăderea factorilor de risc asupra sănătății pentru bolile cardiovasculare și sindromul metabolic la adulții din SUA: NHANES 1999–2004. *Journal of the american College of Nutrition.* 30(6):502–510.

3. Carey, A.N., S.M. Poulose, B. Shukitt-Hale, 2012. Efectele benefice ale nucilor asupra vârstei creierului. *Nutriție* și *Îmbătrânire.* 1:55–67. DOI 10.3233/NUA-2012-0007.

4.http://nutritiondata.self.com/facts/finfish-and-shellfishproducts/4259/2

5. http://nutritiondata.self.com/facts/beef-products/6192/2

6.http://nutritiondata.self.com/facts/cereal-grains-and-pasta/10352/

CAPITOLUL 12

FACEȚI SPORT: CÂT DE MULT ȘI CE FEL DE SPORT?

Sportul este unul dintre cei cinci pași care vă ajută să controlați diabetul. Totuși, singur, nu este suficient. În plus față de sport, trebuie să acordați atenție și celorlalți patru pași, în special managementului stresului și alimentației corecte.

Ar trebui să vă consultați medicul înainte de a începe un plan de exerciții sportive. Dacă aveți boli de inimă sau suspectați că ați avea boli cardiace, verificați cu cardiologul dumneavoastră înainte de a începe un program de exerciții. Ca o regulă generală, exercițiile ar trebui să înceapă de la un nivel scăzut. Durata și intensitatea ar trebui să crească gradual.

Exercițiile excesive pot fi dăunătoare

Știm cu toții că lipsa exercițiilor este nesănătoasă. Dar ce știm despre exercițiile intense și riguroase? Din punctul meu de vedere profesional, exercițiile excesive pot fi și dăunătoare din următoarele motive:

1.Stres oxidativ în exces

Sunteți probabil familiarizat cu termenul „antioxidanți". Ce sunt antioxidanții? Sunt substanțe nutritive care ajută în lupta împotriva stresului oxidativ. Ce este stresul oxidativ? Ca un produs al metabolismului alimentelor, radicalii liberi de oxigen (numiți și specii reactive la oxigen) sunt eliberați în celulă. Acești radicali liberi de oxigen sunt toxici pentru celulă în sine. Acesta este stresul oxidativ. O analogie ar fi o fabrică care foloseşte cărbune pentru producerea de căldură. În plus faţă de căldură, fabrica generează şi fum şi alte gaze toxice, care sunt dăunătoare pentru oamenii ce lucrează în fabrică, dar şi pentru restul planetei.

Acum luaţi în considerare acest aspect. Exerciţiile intense vă accelerează metabolismul. Prin urmare, aveţi cantităţi excesive de stres oxidativ. Fabrica dumneavoastră (celula) este o mare producătoare de energie. Fumul excesiv sub forma stresului oxidativ este o consecinţă naturală. Stresul oxidativ excesiv datorat exerciţiilor intense este foarte dăunător organismului dumneavoastră, deşi vă puteţi simţi euforic în timpul acestor tipuri de exerciţii, drept urmare a eliberării de chimicale, cum ar fi excesul de adrenalină sau endorfine.

2.Leziuni provocate de exerciţii

Exerciţiile intense vă predispun de asemenea la tot felul de leziuni: entorsa gâtului, entorsa piciorului şi inflamarea cotului sunt câteva exemple.

În plus, utilizarea excesivă a articulaţiilor, într-o anumită perioadă de timp, contribuie la artrită degenerativă, care duce apoi la durere cronică precum şi la un nivel de activitate limitat. În consecinţă, rezistenţa la insulină şi diabetul se înrăutăţesc. Ţineţi minte, diabetul dumneavoastră se poate înrăutăţi în timp şi veţi avea nevoie de picioare, în special în anii de aur.

Cât de mult şi ce tip de exerciţii?

Fac următoarele recomandări privind exerciţiile pacienţilor mei cu diabet de tip 2:

- Nu staţi în faţa unui ecran (calculator sau televizor) timp de mai multe ore. Faceţi pauze frecvente, de câteva minute şi plimbări. În acest timp, acordaţi atenţie şi împrejurimilor fizice, fără să vă gândiţi. Asta vă va face conştient de Acum, în care nu există stres. Eliberarea de stres şi exerciţiile fizice lucrează împreună pentru a scădea rezistenţa la insulină şi nivelul de zahăr din sânge.
- Faceţi câteva exerciţii de întindere dimineaţa şi seara. Exerciţii simple de yoga pot fi foarte utile pentru a preveni şi pentru a trata durerile de artrită.
- După exerciţiile de întindere, faceţi o plimbare de 20-30 minute dimineaţa înainte de micul dejun, dar şi seara înainte şi după cină, ca o activitate de rutină.
- Plimbarea de dimineaţă ajută la scăderea rezistenţei la insulină şi a zahărului din sânge datorită fenomenului de zori. Ce este fenomenul de zori? În primele ore ale dimineţii, organismul dumneavoastră produce mari cantităţi din aceşti hormoni: *hormonul de creştere, adrenalină şi cortizol.* Toţi aceşti hormoni agravează rezistenţa la insulină. Prin urmare, nivelul de zahăr din sânge vă creşte chiar înainte de micul dejun. Acesta se numeşte fenomen de zori. Trezirea devreme dimineaţa şi plimbarea după câteva exerciţii de yoga este modul cel mai bun pentru a contracara efectele fenomenului de zori.

- Plimbările de seară vă ajută să preveniți refluxul de acid din stomac. În plus, vă scade nivelul de zahăr din sânge în dimineața următoare.
- Înotul este o bună alternativă pentru cei care au dificultăți la mers.
- Mulți diabetici au neuropatie periferică în picioare. Acești pacienți ar trebui *cu siguranță* să evite alergările sau jogging-ul deoarece acestea le vor agrava neuropatia periferică.
- Pacienții diabetici cu retinopatie ar trebui *cu siguranță* să evite jogging-ul deoarece este dăunător ochilor.
- Exercițiile fizice ar putea să scadă glucoza din sânge prea mult, în special dacă luați medicamente precum insulină, Prandin, Starlix sau medicamente sulfoniluree (cum ar fi Glucotrol, Amaryl, Glynase, Glipizină, Gliburidă). Prin urmare, luați întotdeauna la dumneavoastră bomboane în timp ce ieșiți la plimbare.
- Verificați-vă nivelul de zahăr din sânge înainte de a face sport. Dacă nivelul de zahăr din sânge este sub 100 mg/dl, mâncați ceva înainte de a începe exercițiile. Verificați și nivelul de zahăr din sânge la sfârșitul exercițiilor.
- Actos (pioglitazonă) și Metformin nu provoacă scăderea nivelului de zahăr din sânge de la sine.

De ce majoritatea oamenilor nu fac exerciții fizice în mod regulat

Majoritatea oamenilor nu fac exerciţii fizice în mod regulat deoarece nu au timp pentru asta. De ce nu au timp pentru exerciţii? Deoarece sunt prinşi în activităţile vieţii de zi cu zi. Ei continuă să-şi facă planuri pentru a face exerciţii fizice: Într-o bună zi, când vor avea timp, vor începe să facă sport. În mod evident, acea zi nu soseşte niciodată. De ce majoritatea oamenilor continuă să amâne? Iată de ce:

Marea majoritate a oamenilor se află în strânsoarea Eului dobândit, care este lumea virtuală din capul lor, un pui al lumii umane virtuale colective. Din acest motiv ei rămân pierduţi în toate activităţile din lumea virtuală. Majoritatea acestor activităţi sunt centrate în jurul unui loc de muncă, socializării şi divertismentului. Chiar şi atunci când aveţi ceva timp, să spunem după pensionare, este posibil să umpleţi acest timp cu mai multe activităţi de divertisment, plăcere sau socializare.

Aţi meditat vreodată unde pleacă timpul dumneavoastră? Uitaţi-vă cu sinceritate la activităţile dumneavoastră. Apoi, daţi-vă seama ce activităţi sunt necesare şi care nu sunt necesare. De exemplu, locul de muncă este necesar, dar a vă petrece timpul la televizor sau pe internet nu este necesar.

Majoritatea oamenilor îşi pot face puţin timp liber pentru sport dacă ar vrea. Faceţi câteva exerciţii chiar acum! Luaţi o pauză de la lectura acestei cărţi şi mergeţi la plimbare.

CAPITOLUL 13

VITAMINE ŞI MINERALE PENTRU DIABET

Vitaminele şi mineralele au fost folosite pe scară largă de diabetici. Majoritatea medicilor *convenţionali* din SUA au ignorat complet aceste vitamine şi minerale. Medicina alternativă pe de altă parte a fost *entuziastică* de eficienţa lor. Am revizuit datele publicate despre aceste vitamine şi minerale şi am ales o abordare „la mijlocul drumului".

Prin ele însele, vitaminele şi ierburile pot să *nu* ofere tratament potrivit, dar ele sunt în mod sigur utile ca o terapie adjuvantă. Conform datelor publicate, următoarele vitamine/minerale par să *reducă* rezistenţa la insulină.

Prin urmare, le recomand ca terapie *adjuvantă* pacienţilor mei diabetici.

Acid alfa-lipoic

Acidul alfa-lipoic este produs în mod normal în cantităţi mici în celule şi ajută în metabolismul normal al glucozei. În doze farmacologice el funcţionează ca un antioxidant puternic. Celulele pacienţilor diabetici sunt sub o mare cantitate de stres oxidativ. De aceea are un sens perfect folosirea acidului alfa-lipoic ca supliment pentru diabetici.

Pe baza unui număr de studii ştiinţifice, acidul alfa-lipoic pare să scadă rezistenţa la insulină şi ajută neuropatia periferică la pacienţii diabetici.

Într-un studiu multicentric, placebo controlat, alegând la

întâmplare (1), cercetătorii au dat trei doze zilnice de acid alfa-lipoic (doză de 600 mg, de 1200 mg sau de 1800 mg) la 181 pacienţi diabetici cu neuropatie periferică. Ei au concluzionat că tratamentul cu acid alfa-lipoic pentru 5 săptămâni a îmbunătăţit simptomele de neuropatie. Ei au observat şi că o doză orală de 600 mg o dată pe zi pare să ofere beneficii optime. Doza crescută la 1200 mg şi la 1800 mg *nu* a fost asociată cu o ameliorare *suplimentară* a neuropatiei.

Acidul alfa-lipoic a fost dat *chiar* şi intravenos în studii clinice cu o îmbunătăţire semnificativă a neuropatiei periferice şi fără efecte adverse semnificative. Într-un studiu (2), cercetătorii au evaluat critic rezultatele a patru studii clinice controlate cu placebo (ALADIN I, ALADIN III, SYDNEY, NATHAN II) cu un total de 2258 pacienţi. Ei au ajuns la concluzia că tratamentul cu acid alfa-lipoic (600 mg/pe zi, intravenos) timp de 3 săptămâni este sigur şi îmbunătăţeşte semnificativ neuropatia periferică.

Din propria mea experienţă vastă de la Centrul Medical de diabet şi endocrin Jamila, acidul alfa-lipoic s-a dovedit a fi eficient şi sigur în tratarea neuropatiei periferice. Doza uzuală pe care o folosesc la pacienţii mei este de 600 mg pe zi.

Picolinat de crom

Picolinatul de crom este necesar pentru metabolismul normal al glucozei. În doze largi, picolinatul de crom s-a dovedit a îmbunătăţi controlul de glucoză la diabetici scăzând rezistenţa la insulină.

Mai multe studii au demonstrat efectele benefice ale suplimentării cu crom la pacienţii diabetici. Într-un astfel de studiu (3), cercetătorii au investigat efectul picolinatului de crom la pacienţi chinezi cu diabet de tip 2. Timp de patru luni, un grup a primit 100 micrograme de picolinat de crom pe zi, al doilea grup a primit 500 de micrograme de picolinat de crom de două ori pe zi şi al treilea grup a primit placebo. Cercetătorii au observat îmbunătăţiri *semnificative* în controlul glucozei aşa cum reiese din creşterea nivelului de glucoză din sânge, din nivelul de glucoză din sânge de după masă şi din hemoglobina A1c la diabeticii care au primit 500 de micrograme de două ori pe zi. Au existat mai *puţine* îmbunătăţiri la grupul care a primit 100 micrograme de două ori pe zi. În plus, s-a observat o îmbunătăţire şi în rezistenţa la insulină şi la nivelul de colesterol.

Într-un studiu (4), cercetătorii au evaluat *douăzeci şi cinci* de studii controlate, randomizate şi au concluzionat că suplimentarea cu crom, la o doză de mai mult de 200 micrograme pe zi, are un efect *favorabil* asupra controlului de glucoză la pacienţii diabetici. În plus, picolinatul de crom pare să scadă trigliceridele şi să crească colesterolul HDL (colesterolul bun) scăzând rezistenţa la insulină. Mai mult decât atât, suplimentarea cu crom s-a dovedit a fi sigură.

Am folosit picolinat de crom pe pacienţii mei cu diabet de tip 2 la Centrul Medical de diabet şi endocrin Jamila din 2004. Am descoperit că este foarte *eficient* şi *sigur* în tratarea diabetului de tip 2. Doza uzuală pe care o folosesc la pacienţii mei este de <u>800</u> micrograme pe zi.

Vanadiu

Vanadiul este un element esențial care apare în majoritatea celulelor mamifere. Principala sursă a absorbției de vanadiu este mâncarea. Vanadiul este bine cunoscut ca fiind benefic pentru diabetici. Acesta acționează ca un agent asemănător insulinei. Într-un studiu experimental pe şoareci cu diabet de tip 2, cercetătorii au descoperit că administrarea orală de vanadiu timp de 3 săptămâni a scăzut nivel de glucoză din sânge de la 236 mg/dl la 143 mg/dl.

Într-un studiu clinic bine conceput (6), cercetătorii au dat vanadiu, sub formă de sulfat de vanadil, la o doză de 100 mg pe zi timp de 3 săptămâni la şase diabetici de tip 2. Aceşti pacienți erau deja sub tratament cu dietă şi medicamente sulfonilureice. Diabetul lor era chiar necontrolabil, cu creşteri ale glucozei din sânge la 210 mg/dl şi HbA1c de 9.6. După 3 săptămâni de vanadiu, a existat o îmbunătățire *modestă* în creşterea glucozei din sânge. A coborât la 181 mg/dl de la 210 mg/dl. Cel mai important, vanadiul *a scăzut* rezistența la insulină la toate cele trei niveluri: ficat, muşchi şi grăsime.

Într-un alt studiu (7), cercetătorii au comparat efectele unei doze de 100 mg pe zi de vanadiu (ca sulfat de vanadil) la diabetici de tip 2 moderați ca obezitate versus nediabetici. Au descoperit că vanadiul a scăzut rezistența la insulină *doar* la diabetici, dar *nu* şi la nediabetici.

Coenzima Q 10 (Co Q 10)

Coenzima Q 10 este un antioxidant puternic. Îmbunătățeşte disfuncția diastolică a inimii la pacienții cu hipertensiune, care este prezentă de obicei la pacienții cu diabet.

Poate Co Q 10 să scadă nivelul de glucoză din sânge? Într-un studiu clinic (8), cercetătorii şi-au pus această întrebare. Ei au adăugat o doză de Co Q 10 de 200 mg pe zi la medicamentele convenţionale pentru scăderea glucozei la 9 pacienţi cu diabet. După o perioadă de 12 săptămâni, cercetătorii au observat o îmbunătăţire statistică semnificativă în hemoglobina A1C, care a scăzut de la o medie de 7.1% la 6.8% (o scădere de – 0.3). Autorii au concluzionat că Co Q10 îmbunătăţeşte controlul diabetului îmbunătăţind secreţia de insulină fără efecte secundare.

Într-un alt studiu (9), cercetătorii au dat o doză de Co Q10 de 200 mg pe zi la 74 de pacienţi diabetici. Ei au observat şi o scădere semnificativă a hemoglobinei A1C (o medie de – 0.37). În plus, ei au observat şi o scădere a tensiunii arteriale sistolice (o medie de – 6.1) şi a tensiunii arteriale diastolice (o medie de – 2.9).

Se crede că Co Q10 este crucială pentru funcţionarea normală a mitocondriilor: căsuţele cu putere energetică din interiorul celulelor. Medicamentele cu statină precum Zocor (simvastatină), Lipitor (atorvastatină), Crestor (rosuvastatină) şi Pravachol (pravastatină) sunt de obicei folosite de diabetici. Aceste medicamente scad dramatic colesterolul LDL. Din nefericire, aceste medicamente scad şi nivelul de Co Q10. De ce? Statinele inhibă producerea de mevalonat, un precursor atât al colesterolului cât şi a coenzimei Q10. Acesta poate fi unul dintre motivele pentru care mulţi pacienţi au dureri musculare şi/sau slăbiciuni musculare atunci când iau un medicament cu statină. Nu se ştie foarte clar dacă suplimentarea cu Co Q10 poate preveni/sau trata aceste simptome musculare induse de statine.

Surse naturale de Co Q10

Co Q10 se găseşte în cantitate mare în carnea roşie şi în organe, precum ficatul şi inima. Alte surse alimentare de Co Q10 includ peştele (cum ar fi somonul, tonul şi macroul), alunele, nucile, spanacul, cerealele integrale, soia şi seminţele de susan. Totuşi, gătirea prea îndelungată reduce cantitatea de Co Q10 prezentă în alimente.

Suplimentarea cu Co Q10

În general, suplimentarea cu Co Q10 pare a fi benefică pentru pacienţii cu diabet de tip 2. Doza uzuală este de 100 până la 300 de mg pe zi.

ZINC

Zincul este un microelement esenţial care există în toate celulele şi este cerut de mii de reacţii chimice din organism. Zincul este implicat în sinteza, stocarea şi secreţia de insulină precum şi în acţiunea insulinei. Zincul este, de asemenea, şi un antioxidant puternic.

Mai multe studii pe animale au arătat că deficitul de zinc este asociat cu un risc crescut de diabet de tip 2 precum şi de tip 1, dar sunt foarte puţine studii pe oameni. Într-un astfel de studiu (10), cercetătorii au investigat relaţia dintre aportul alimentar de zinc şi diabet şi bolile coronariene la 1769 persoane din mediul rural şi 1806 persoane din mediul urban din India. Autorii au concluzionat că dieta scăzută în zinc a fost asociată cu o creştere a riscului de diabet, hipertensiune arterială, nivel crescut al trigliceridelor şi boli coronariene doar la subiecţii din mediul urban.

Într-un alt studiu (11). „Studiul de sănătate al asistentelor”, în care 82.297 femei din SUA au fost monitorizate timp de 24 de ani, cercetătorii au ajuns la concluzia că aportul ridicat de zinc poate fi asociat cu un uşor risc de diabet de tip 2 la femei.

În plus față de aportul dietetic scăzut, diabeticii de tip 2 au o creştere a pierderilor de zinc prin urină dacă diabetul lor nu este controlat.

Poate suplimentarea cu zinc să ajute diabeticii de tip 2?

Într-un studiu pe animale (12), cercetătorii au dat zinc pe cale orală şoarecilor cu diabet de tip 2 timp de 4 săptămâni. Ei au observat o îmbunătățire semnificativă a nivelului de glucoză din sânge precum şi o reducere a rezistenței la insulină. În plus, tratamentul cu zinc a provocat o scădere a tensiunii arteriale ridicate (hipertensiune arterială) la aceşti şoareci. Într-un alt studiu (13), suplimentarea cu zinc a arătat o atenuare a neuropatiei periferice diabetice la şoarecii diabetici.

Dar studiile umane? Într-un studiu (14), autorii au analizat toate studiile publicate referitoare la oameni şi efectele suplimentării cu zinc asupra diabetului şi colesterolului. Comparativ cu un placebo, suplimentarea cu zinc a provocat o slabă scădere de 18.13 mg/dl la nivelul de glucoză din sânge în perioada de post, 34.87 mg/dl la nivelul de glucoză din sânge la 2 ore după masă şi 0.54% reducere la HbA1c (hemoglobina A1C). În plus, suplimentarea cu zinc a determinat o uşoară scădere de 11.19 mg/dl a colesterolului LDL. Studiile au mai arătat o reducere semnificativă a tensiunii arteriale sistolice şi diastolice după suplimentarea cu zinc.

În plus, zincul este important şi pentru a lupta împotriva

infecţiilor (cum ar fi răcelile obişnuite, pneumonia, diareea), vindecă răni şi previne/tratează AMD - degenerarea maculei odată cu înaintarea în vârstă. *(nota red. maculă = modificarea culorii pielii)*

Cine este supus riscului de deficit de zinc?

- Diabeticii, datorită unor pierderi urinare crescute de zinc din urină dacă diabetul este necontrolat.
- Persoanele în vârstă, din cauza aportului şi al absorbţiei scăzute de zinc. În plus, vârstnicii iau de obicei un număr de medicamente (enumerate mai jos) care interferează cu absorbţia de zinc.
- Vegetarienii, deoarece plantele au un conţinut scăzut de zinc pentru început. Apoi, fitaţii din cereale leagă zincul şi împiedică absorbţia acestuia.
- Consumul de alcool, care reduce absorbţia de zinc din intestine şi măreşte excreţia acestuia în urină.
- Condiţii cronice de malabsorbţie precum boala Crohn, colită ulcerativă, diaree cronică, chirurgie intestinală, chirurgie bypass a stomacului. Aceste condiţii cauzează o scădere a absorbţiei de zinc, precum şi o creştere a pierderii de zinc în scaun şi urină.
- Medicamente care pot duce la deficit de zinc sunt:

Diureticele tiazidice: mecanismul creşte pierderile urinare de zinc.

Antibioticele precum Cipro, Levaquin, tetraciclină. Mecanismul este interferenţa cu absorbţia intestinală. Zincul poate interfera cu absorbţia acestor antibiotice. Prin urmare, luaţi aceste antibiotice pe stomacul gol pentru a minimiza această interacţiune.

Suplimentele de fier pot interfera cu absorbţia de zinc din mâncare. Prin urmare, luaţi fier între mese, dar nu în timpul meselor.

- Orice boală cronică precum boli cronice hepatice, boli cronice de rinichi, boli maligne, siclemie etc.
- Copiii din ţările sărace din cauza malnutriţiei.
- Femeile însărcinate şi care alăptează.

Simptome ale deficitului de zinc

Deficitul de zinc cauzează simptome *nespecifice* precum oboseala, pierderea poftei de mâncare, afectarea funcţiei imunitare, vindecarea târzie a rănilor, diaree, căderea părului, gusturi anormale, ulcer al pielii, degenerescenţă musculară, pubertate întârziată, impotenţă, testosteron scăzut şi pierderi în greutate. Ţineţi minte, aceste simptome pot să apară şi datorită multor alte condiţii medicale.

Nivelul de zinc din sânge este cel mai obişnuit test folosit pentru a evalua deficitul de zinc. Totuşi, nivelul de zinc din sânge *nu* reflectă în mod necesar nivelul tisular. Prin urmare, deficitul de zinc poate fi prezent în timp ce testul de sânge poate fi între limitele normale.

Deficitul de zinc este practic un diagnostic clinic. Consultaţi-vă medicul în această privinţă.

Cât de mult zinc?

Doza zilnică recomandată de zinc pentru adulţi este de 11 mg pentru bărbaţi şi 8 mg pentru femei.

Nivelurile superioare tolerabile sunt de 40 mg pe zi, atât pentru bărbaţi, cât şi pentru femei.

Surse alimentare bune de zinc

Cel mai bun mod de a obţine zincul este prin selectarea alimentelor care nu sunt doar bogate în zinc, dar care sunt bune şi pentru diabet.

Fructe de mare: stridii (gătite), crab, homar

Carne: vită, miel, pui şi porc

Plante: germeni de grâu, seminţe de dovleac, nuci, în special caju.

Stridiile gătite au cea mai mare cantitate de zinc, urmate de germenii de grâu (prăjiţi), carnea de vită, seminţele de dovleac şi caju.

Vă rog să reţineţi că pâinea din cerealele integrale, cerealele şi legumele conţin substanţe numite fitaţi care leagă zincul şi inhibă absorbţia lui. Prin urmare, cele mai bune surse de zinc sunt alimentele de origine animală precum carnea de vită, de pui sau fructele de mare.

Atenţie: Cerealele pentru micul dejun sunt îmbunătăţite cu zinc, dar acestea nu sunt bune pentru diabetici.

Suplimentele de zinc

Dacă nu puteţi obţine suficient zinc prin dietă dintr-un motiv sau altul, atunci luaţi în considerare suplimentele de zinc. Diverse forme sunt disponibile cum ar fi gluconat de zinc, sulfat de zinc şi acetat de zinc. Pastilele de zinc şi sprayurile nazale sunt disponibile pentru „răcelile obişnuite". Evitaţi sprayurile nazale deoarece acestea pot duce la lipsa senzaţiei de miros care poate fi permanentă.

Eticheta de pe sticlă va furniza informaţii despre dozare.

Toxicitate cu zinc

Prea mult zinc poate provoca toxicitate. Toxicitatea acută provoacă greață, vomă, diaree şi crampe abdominale. Aportul de zinc în exces (mai mult de 60 mg pe zi) pe o bază cronică poate provoca deficiență de cupru, care se poate manifesta ca anemie şi simptome neurologice.

Magneziu

Magneziul joacă un rol important în funcționarea normală a fiecărei celule din organism. În special, el este implicat în metabolismul energiei şi carbohidraţilor, secreţia insulinei, acţiunea insulinei, contracţia muşchilor şi conducţia nervoasă. Nivelul scăzut de magneziu vă creşte riscul de rezistență la insulină, riscul de diabet de tip 2, hipertensiune arterială, boli cardiace, spasme ale arterei coronare, dureri musculare, oboseală, iritabilitate, anxietate, ADD/ADHD, demență, lupus, crampe menstruale, inflamaţie sistemică, osteoporoză şi pietre la rinichi.

Magneziu scăzut şi diabet de tip 2

Pe termen lung, cercetătorii unui studiu prospectiv (15) au monitorizat 85.060 femei şi 42.872 bărbaţi care nu au avut niciun istoric de diabet, boli cardiovasculare sau cancer la începutul studiului. După 18 ani de monitorizare la femei şi 12 ani la bărbaţi, cercetătorii au descoperit 4.085 şi respectiv 1.333 cazuri de diabet de tip 2. În analiza lor, cercetătorii au descoperit o asociere inversă semnificativă dintre aportul de magneziu şi riscul de diabet. Cu alte cuvinte, cu cât e mai scăzut aportul de magneziu, cu atât este mai mare riscul de a dezvolta diabet.

Într-un studiu clinic foarte bine conceput (16),

cercetătorii au investigat relația dintre magneziu din sânge și riscul dezvoltării de diabet la 12.128 de persoane de vârstă mijlocie, ne-diabetici timp de 6 ani. Autorii au concluzionat că magneziul scăzut din sânge este un predictor puternic al dezvoltării diabetului de tip 2, printre persoanele albe, dar nu și printre cele de culoare.

Pot suplimentele cu magneziu să îmbunătățească diabetul?

Acesta este un studiu foarte bine conceput (17). Un total de 63 de diabetici de tip 2, care aveau și nivel scăzut de magneziu în sânge, au primit fie 50 ml de soluție de clorură de magneziu (conținând 2.5 g de clorură de magneziu) fie placebo timp de 16 săptămâni.

Cercetătorii au descoperit că suplimentarea cu magneziu, comparativ cu placebo, a arătat o scădere semnificativă a nivelurilor de glucoză din sânge pe nemâncate de la 185 (10.3 mmol/l) la 144 mg/dl (8.0 mmol/l). Și HbA1c a scăzut de la 10.1% la 8.0%. În plus, suplimentarea cu magneziu a scăzut și rezistența la insulină la acești diabetici.

Epidemia deficitului de magneziu

Ne confruntăm cu o epidemie a deficitului de magneziu. Iată câteva dintre motivele pentru această epidemie.

- Dieta vestică tipică este *scăzută* în produse alimentare care conțin magneziu. Conform DASU (Departamentul de Agricultură a Statelor Unite) (18) doar 1 din 3 americani consumă cantitatea recomandată de magneziu în dieta lor.
- Fosfații din sucuri, carnea procesată și alte alimente se combină cu magneziu pentru a produce fosfat de

magneziu, care este o componentă *insolubilă* şi care nu poate fi absorbită.

- Stresul, atât cel fizic cât şi cel psihologic, provoacă o eliberare *continuă* de adrenalină, care cauzează constricţie a vaselor de sânge, o creştere a ritmului cardiac şi o creştere a cerinţelor muşchiului cardiac. Corpul foloseşte magneziu pentru a *contracara* toate aceste efecte negative ale excesului de adrenalină. În consecinţă, mai puţin magneziu este disponibil pentru restul corpului.
- Vârsta înaintată este de asemenea asociată cu magneziu redus datorită unei scăderi ale absorbţiei de magneziu din alimente.
- Există şi un număr de afecţiuni medicale şi medicamente care pot să vă scadă nivelul de magneziu.

Afecţiuni medicale care pot provoca deficit de magneziu

Următoarele afecţiuni medicale pot să scadă nivelul magneziului.

- Diabetul necontrolat provoacă o creştere a pierderii de magneziu prin urină.
- Boli cronice de malabsorbţie precum boala Crohn, colită ulcerativă, sindromul intestinului iritabil, boala celiacă provoacă o scădere a absorbţiei de magneziu.
- Operaţiile de bypass stomacale sau intenstinale provoacă o scădere a absorbţiei de magneziu.
- Insuficienţa pancreatică cronică cauzează o scădere a absorbţiei de magneziu.
- Alcoolismul provoacă o scădere a absorbţiei de magneziu.

- Problema renală acută, numită Necroză Tubulară Acută provoacă o creştere a pierderii de magneziu în urină.

Medicamente care pot cauza deficienţă de magneziu:

Diureticele, în special Lasix (Furosemide) şi hidroclorotiazida, care sunt atât de frecvent utilizate de diabetici pentru hipertensiune arterială şi inimă slăbită. Aceste medicamente provoacă o pierdere excesivă de magneziu în urină.

Medicamentele pentru arsuri la stomac şi antiulcer, dacă sunt folosite pentru perioade mai lungi (mai mult de un an): Aceste medicamente includ Prilosec (Omeprazol), Prevacid (lansoprazol), Nexium (esomeprazol), Protonix (pantoprazol), AcipHex (rabeprazol), Dexilant (dexlansoprazol). Magneziul din alimentaţie, precum şi suplimentele de magneziu trebuie să fie sparte de acidul clorhidric din stomac înainte de a putea să fie absorbit. Medicamentele menţionate mai sus reduc drastic cantitatea de acid clorhidric din stomac. Astfel ele interferează cu absorbţia de magneziu.

Steroizii precum hidrocortizonul, Prednisone şi Dexametazona determină o pierdere crescută de magneziu în urină.

Estrogenul din pilulele anticoncepţionale şi din terapia de substituţie hormonală determină o mare pierdere a magneziului în urină.

Medicamentele pentru astm precum epinefrina, izoproterenolul şi aminofilina provoacă mai mult consum de magneziu în celulele vaselor de sânge pentru a contracara efectele de adrenalină, ceea ce creează deficit relativ de magneziu pentru restul organismului.

Antibioticele precum Garamicina (gentamicina), Nebcin (tobramicina), carbenicilina, ticarcilina şi tetraciclina cauzează pierdere crescută de magneziu în urină.

Medicamentele antifungice: amfotericină B, Pentamidină provoacă o mare pierdere a magneziului în urină.

Anumite medicamente anticancer cauzează o mare pierdere de magneziu în urină.

Nu e de mirare că ne confruntăm cu o epidemie a deficitului de magneziu.

Simptome ale deficitului de magneziu

Simptomele frecvente ale nivelului scăzut de magneziu includ:

- Spasme musculare şi crampe
- Fibromialgie
- Iritabilitate
- Anxietate
- Insomnie
- Convulsii
- Bătăi neregulate ale inimii/aritmii cardiace/fibrilaţie atrială
- Hipertensiune arterială
- Dureri în piept până la spasmul arterelor coronare
- Oboseală cronică
- Dureri de cap/migrene
- Crampe menstruale
- Simptomele menopauzei
- Ticuri

- Lipsa poftei de mâncare
- Greață/vomă
- Lipsa de echilibru
- Vertij
- ADD/ADHD
- Demență
- Constipație

Cum se diagnostichează deficitul de magneziu

Există un test de sânge disponibil pentru nivelul de magneziu din sânge. Totuși, acest test diagnostichează doar cazuri severe de deficit de magneziu, deoarece 99% din magneziu se află în interiorul celulelor și doar aproximativ 1% este prezent în sânge.

Cel mai bun mod de a diagnostica deficitul de magneziu este prin simptome, prin obiceiurile dumneavoastră alimentare, prin prezența unor boli și folosirea unor medicamente, așa cum am menționat mai sus. Dacă suspectați că aveți deficit de magneziu, măriți consumul de alimente bogate în magneziu și/sau luați suplimente de magneziu și vedeți ce se întâmplă cu simptomele. Vestea bună este că în general, suplimentele de magneziu sunt sigure la persoanele fără boli renale. Totuși, toxicitatea se poate dezvolta la pacienții cu boli renale. Multe suplimente de magneziu pot provoca și scaune moi. Mai multe despre acest subiect mai târziu în această carte.

Surse alimentare de magneziu

Cel mai bun mod de a obține magneziu este prin alimentele bogate în magneziu. Sursele alimentare bune de magneziu sunt semințele, nucile, legumele cu frunza verde închis şi peştele. Aceste alimente sunt de asemenea importante pentru starea generală de sănătate, în special dacă sunteţi diabetic.

Alte alimente care conţin anumite cantităţi de magneziu includ fasolea, lintea, cerealele integrale şi smochinele.

Seminţe şi nuci:

Seminţe de dovleac şi de squash, seminţe de susan, nuci braziliene, migdale, caju, seminţe de pin, nuci pecan, nuci.

Seminţele şi nucile sunt foarte benefice pentru sănătatea dumneavoastră generală, în special dacă sunteţi diabetic. De exemplu, migdalele sunt bogate în grăsimi bune (acizi graşi mononesaturaţi) şi poate ajuta la creşterea colestrolului (bun) HDL. Migdalele sunt o bună sursă de Biotin, fibre şi vitamina E. Migdalele şi alte nuci încetinesc, de asemenea, golirea stomacului şi în consecinţă, încetinesc creşterea nivelului de zahăr din sânge după masă. Prin urmare, o mână de nuci după masă este mult mai bună pentru sănătatea dumneavoastră decât un desert tradiţional.

Seminţele de dovleac sunt importante pentru sănătatea prostatei. Nucile braziliene sunt o sursă grozavă de seleniu, care este important pentru buna funcţionare a tiroidei, a celulelor imunitare şi a glandei prostatei. Totuşi, prea mult seleniu poate provoca toxicitate. Aproximativ 1 sau 2 nuci braziliene pe zi oferă suficient seleniu pentru organismul dumneavoastră.

Notă: nucile crude sunt mai bune decât nucile prăjite deoarece prăjirea scade cantitatea disponibilă de magneziu.

Legumele cu frunze de culoare verde închis

Spanac, muştarul chinezesc, sfecla şi kale.

Peşte

Macrou, halibut, Pollock, ton şi aproape toate celelalte tipuri de peşte.

Fasole şi linte

Fasole albă, fasole franţuzească, mazăre neagră, fasole roşie, năut (garbanzo), soia şi linte.

Cereale integrale

Quinoa, mei, grâu, orez brun. Totuşi, diabeticii ar trebui să consume cereale integrale în cantităţi mici deoarece aceste alimente sunt bogate în carbohidraţi şi pot să crească semnificativ nivelul de zahăr din sânge.

Suplimentele de magneziu

Dacă nu puteţi să măriţi ingerarea de alimente bogate în magneziu, atunci o alternativă ar fi suplimentul de magneziu. Doza zilnică recomandată de magneziu este de aproximativ 400 mg. În general, suplimentele de magneziu sunt sigure pentru persoanele care nu au boli de rinichi, dar toxicitatea se poate dezvolta la persoanele cu boli de rinichi. Suplimentele pe cale orală pot uneori să provoace scaun moale, acest lucru indicând nevoia de a reduce doza sau de a schimba tipul de supliment de magneziu.

Tipuri de suplimente de magneziu:

Sunt disponibile un număr de suplimente de magneziu. Acestea includ:

- Glicinat de magneziu
- Taurat de magneziu
- Clorură de magneziu
- Lactat de magneziu
- Oxid de magneziu
- Citrat de magneziu
- Sulfat de magneziu/hidroxid de magneziu (lapte de magneziu)
- Carbonat de magneziu
- Treonat de magneziu

Se presupune că glicinatul de magneziu are cea mai bună absorbţie.

Tauratul de magneziu se presupune că oferă un efect de calmare pentru minte.

Clorura de magneziu are o bună absorbţie, dar conţine doar aproximativ 12% magneziu. Comparativ, oxidul de magneziu conţine aproximativ 60% magneziu.

Citratul de magneziu şi laptele de magneziu sunt şi ele cu acţiune de scaun emolient.

Carbonatul de magneziu are proprietăţi antiacide.

Treonatul de magneziu este cel mai nou supliment. Se presupune că funcţionează mai bine la nivel celular.

Puteţi alege orice tip de supliment de magneziu funcţionează pentru dumneavoastră. Dacă apar scaune moi, schimbați cu o preparare diferită și/sau scădeți doza. În general, glicinatul de magneziu nu provoacă diaree.

Vitamina D

În ultimii 20 de ani, s-au făcut cercetări extraordinare în domeniul vitaminei D. Rezultatele sunt uimitoare! Știm acum că vitamina D afectează aproape fiecare sistem de organe din organism.

Vitamina D: un hormon

Vitamina D este de fapt un hormon. Este produs în piele de dehidrocolesterolul – 7 (provitamina D3) care este derivat din colesterol. Iată dovada că, colesterolul nu este tot atât de rău, contrar a ceea ce majoritatea oamenilor cred în aceste zile. Adevarul este că, colesterolul este un precursor al majorității hormonilor din organismul dumneavoastră.

Razele ultraviolete de tip B (UVB) din soare acționează asupra provitaminei D3 din pielea dumneavoastră și o transformă în pre-vitamina D3. Din punct de vedere medical, acesta se numește colecalciferol. Apoi, vitamina D3 părăsește pielea și intră în fluxul de sânge unde este dusă spre o proteină specială numită vitamina D de legare a proteinelor.

Prin circulația sângelui, vitamina D3 ajunge la diverse organe din corp. În ficat, vitamina D3 suferă o ușoară schimbare în structura ei chimică. În acel moment ea se numește 25 – hidroxi colecalciferol sau 25 – (OH) – D3 (sau calcifedol). Apoi este transportată prin fluxul de sânge spre rinichi unde suferă o altă modificare a structurii chimice sub influența enzimei numite 1 – alfa hidroxilază. În acel moment, vitamina D se numește 1,25 – dihidroxi colecalciferol sau 1.25 – (OH)2 – D3 (sau calcitriol). Aceasta este forma activă a vitaminei D. Ajunge în sistemul circulator şi trece prin diferite părţi ale corpului şi îşi exercită acţiunile.

Deficitul de vitamina D şi diabetul

Există vreo legătură între deficitul de vitamina D şi diabet? Răspunsul este da. Deficitul de vitamina D este legat de riscul dezvoltării diabetului de tip 1 şi de tip 2.

Relaţiile dintre deficitul de vitamina D şi diabetul de tip 1

Diabetul de tip 1 se dezvoltă din cauza unei funcţionări defectuoase a sistemului imunitar. Dovezi ştiinţifice clare arată că vitamina D joacă un rol vital în buna funcţionare a sistemului imunitar. În consecinţă, deficitul de vitamina D poate duce la proasta funcţionare a sistemului imunitar. Prin urmare, propriul dumneavoastră sistem imunitar începe să atace şi să ucidă propriile celule producătoare de insulină din pancreas, reacţionând ca şi cum ele sunt viruşi invadatori care trebuie distruşi. Odată ce sunteţi în imposibilitatea de a produce insulină, dezvoltaţi diabet de tip 1.

Dovezi pentru legătura dintre deficitul de vitamina D şi diabetul de tip 1

Cercetătorii au investigat nivelul de vitamina D la pacienţii cu diabet de tip 1 şi au descoperit că este scăzut la marea majoritate a acestor pacienţi. Într-un studiu (19), cercetătorii de la Centrul de diabet Joslin din Boston, au notat că marea majoritate a pacienţilor lor cu diabet de tip 1 aveau un nivel scăzut de vitamina D. Studiul a fost făcut pe copii şi pe adolescenţi. În practica mea medicală, verific nivelul de vitamina D la toţi pacienţii mei cu diabet de tip 1 şi descopăr că este scăzut la aproape toţi pacienţii.

Dovada că vitamina D poate preveni diabetul de tip 1

Dovezi ştiinţifice există acum pentru a arăta că suplimentarea corectă cu vitamina D poate preveni diabetul de tip 1. Un astfel de studiu vine din Finlanda. Acest studiu (20) a început în 1966 când un total de 10.821 de copii născuţi în 1966 în nordul Finlandei au fost implicaţi în studiu. Frecvenţa suplimentelor de vitamina D a fost înregistrată în timpul primului an de viaţă. La acea vreme, doza de vitamina D recomandată copiilor în Finlanda era de 2000 U.I. pe zi. Acei copii au fost apoi monitorizaţi timp de 31 de ani pentru dezvoltarea diabetului de tip 1.

Cercetătorii au făcut o descoperire uimitoare: Acei copii care au primit doza zilnică recomandată de 2000 U.I. de vitamina D în timpul primului an de viaţă au avut cu aproximativ 80% mai puţin riscul de a dezvolta diabetul de tip 1 comparativ cu acei copii care au primit mai puţină vitamina D.

Acesta este un studiu inovator! Dacă vreun medicament ar obţine astfel de rezultate, ar fi pe prima pagină a ziarelor şi ar deveni imediat un standard de îngrijire. Din păcate, chiar mai mulţi experţi în diabet nu sunt conştienţi de acest studiu extraordinar, deşi studiul a fost publicat în 2001 de prestigioasa revistă medicală britanică numită Lancet. Cercetătorii din SUA continuă să cheltuiască milioane de dolari în căutarea unui „medicament" care să prevină diabetul de tip 1. Până acum, acest tip de cercetare a produs rezultate dezamăgitoare. Într-un mod extraordinar, ei au ignorat în masă dovada puternică care arată rolul fantastic al vitaminei D în prevenirea diabetului de tip 1. Vitamina D nu este un medicament. Nu există glorie sau profituri uriaşe din a spune pur şi simplu oamenilor să ia suficientă vitamina D.

Este interesant de notat că doza recomandată de vitamina D pentru copiii din Finlanda a fost redusă de la 2000 U.I. la 1000 U.I. pe zi din 1975 şi apoi redusă până la 400 U.I. pe zi în 1992. (Pentru comparaţie, în SUA a fost de 200 U.I. pe zi). Această reducere a dozei zilnice nu a avut o bază ştiinţifică exceptând observaţia că această cantitate de vitamina D este prezentă într-o linguriţă de ulei de ficat de cod, care a fost considerat de mult timp sigur şi eficient în prevenirea rahitismului.

În ultimele decenii, incidenţa diabetului de tip 1 în Finlanda a crescut, ceea ce este cel mai probabil legat de scăderea dozei zilnice de vitamina D. Din 1999, Finlanda are cea mai ridicată incidenţă raportată de diabet de tip 1 din lume (21). În Finlanda, soarele anual (şi prin urmare, sinteza vitaminei D în sânge) este mult mai scăzut comparativ cu alte zone mai sudice. Prin urmare, populaţia Finlandei are un risc ridicat de deficit de vitamina D.

Nu doar în Finlanda, dar şi în celelalte ţări, oamenii de ştiinţă au descoperit uimitoarea putere a suplimentelor de vitamina D în prevenirea diabetului de tip 1. Într-un astfel de studiu, numit EURODIAB (22), cercetătorii au descoperit că suplimentele de vitamina D în timpul copilăriei pot reduce semnificativ riscul dezvoltării diabetului de tip 1. Acest studiu a fost condus în şapte centre din diferite ţări într-o varietate de populaţii din Europa.

Relaţia dintre deficitul de vitamina D şi diabetul de tip 2

Există vreo relaţie între deficitul de vitamina D şi dezvoltarea diabetului de tip 2? Răspunsul este da. Factorii stilului de viață care sunt bine cunoscuți pentru provocarea diabetului de tip 2 includ obezitate, bătrânețe și inactivitate fizică. Este interesant de observat că toți acești factori cauzează de asemenea deficitul de vitamina D.

Vitamina D este importantă pentru metabolismul normal al glucozei. Acționează prin mai multe mecanisme asupra metabolismului glucozei:

1. Vitamina D acționează direct asupra celulelor producătoare de insulină din pancreas pentru a produce mai multă insulină.
2. Vitamina D acționează direct asupra celulelor musculare și de grăsime pentru a îmbunătăți acțiunea insulinei prin reducerea rezistenței la insulină.
3. Vitamina D reduce inflamația, care este frecvent prezentă la pacienții cu Sindromul rezistenței la insulină și cu diabet de tip 2.
4. Vitamina D îmbunătățește indirect producerea de insulină și acțiunea sa prin îmbunătățirea nivelului de calciu din interiorul celulelor.

Acum puteți înțelege rolul important pe care îl joacă vitamina D în menținerea nivelului normal de glucoză din sânge.

Dovezi care leagă deficitul de vitamina D de diabetul de tip 2

Există vreo dovadă clară care leagă deficitul de vitamina D de diabetul de tip 2? Răspunsul este da. Numeroase studii științifice au descoperit vitamina D ca fiind scăzută la pacienții cu diabet de tip 2.

Într-un studiu excelent (23) cercetătorii au analizat un număr de 21 de studii prospective pentru a explora relația dintre deficitul de vitamina D şi riscul dezvoltării diabetului de tip 2. A existat un total de 76.220 de participanţi şi 4.996 de persoane care au dezvoltat diabet de tip 2. Riscul dezvoltării diabetului de tip 2 a fost de aproape 50% mai puţin la persoanele cu cele mai ridicate niveluri de vitamina D comparativ cu nivelurile cele mai scăzute. Fiecare creştere de 4 ng/ml (echivalent a 10 mmol/L) a nivelului de vitamina D a fost asociată cu 4% risc mai scăzut de dezvoltare a diabetului de tip 2.

Într-un alt studiu excelent (24), cercetătorii au măsurat vitamina D, calciul, magneziul şi rezistenţa la insulină la 30 de pacienţi cu diabet de tip 2 in comparaţie cu 30 de persoane sănătoase având acelaşi sex şi aceeaşi vârstă. Nivelul de vitamina D era semnificativ de scăzut (un nivel mediu de 12.29 ng/ml) printre diabeticii de tip 2 comparativ cu persoanele sănătoase (nivel mediu de 19.55 ng/ml). Nivelurile de calciu şi de magneziu erau de asemenea semnificativ de scăzute la diabeticii de tip 2 comparativ cu persoanele sănătoase. În plus, a existat o semnificativă corelaţie inversă între statutul vitaminei D şi rezistenţa la insulină. Cu alte cuvinte, cu cât e mai scăzut nivelul de vitamina D, cu atât e mai mare rezistenţa la insulină.

Dovada că vitamina D poate preveni diabetul de tip 2

Există vreo dovadă care să arate că vitamina D poate preveni dezvoltarea diabetului de tip 2? Răspunsul este da. Într-un studiu (25), cercetătorii din Helsinki, Finlanda au colectat date privind sănătatea la bărbaţi şi femei cu vârste între 40 şi 74. Niciunul dintre aceşti indivizi nu a avut diabet de tipul 2 la începutul studiului. Ei au monitorizat aceste persoane timp de 22 de ani pentru a vedea modelul dezvoltării diabetului de tip 2. Aceşti cercetători au descoperit că persoanele care aveau un nivel mai ridicat de vitamina D au avut puţine şanse să dezvolte diabet de tip 2. Astfel, vitamina D pare să aibă un efect de protecţie împotriva dezvoltării diabetului de tip 2.

Într-un alt studiu (26), cercetătorii au descoperit că suplimentele de vitamina D şi de calciu au putut să reducă progresul de la prediabet la diabet. Acest efect protector al vitaminei D a fost similar în mărime cu alte măsurători care au arătat o reducere a progresului de la prediabet la diabet, precum o dietă care să reducă greutatea, exerciţii fizice intense şi folosirea medicamentului Metformin.

Într-un alt studiu (27), cercetătorii au studiat 8 persoane cu prediabet şi deficit de vitamina D. Vitamina D3 a fost administrată în concentraţie de 10.000 IU zilnic timp de 4 săptămâni. Rezultatele lor indică că o doză ridicată de supliment vitamina D3 reduce rezistenţa la insulină la pacienţii cu prediabet.

Suplimentarea cu vitamina D la diabeticii de tip 1

Suplimentarea cu vitamina D este benefică în tratamentul diabetului de tip 1. Într-un studiu (28), la 80 de pacienţi cu diabet de tip 1, care au avut nivelurile de 25-hidroxivitamina D mai scăzute de 20 ng/ml (sau 50 nmol/L), li s-au dat 4.000 IU de vitamina D3. Hemoglobina A1C (HBA1C) şi nivelurile de 25-hidroxivitamina D erau măsurate la nivelul de bază şi la 12 săptămâni.

Cercetătorii au observat că pacienţii au mai multe şanse să atingă niveluri mai scăzute de HBA1C la 12 săptămâni dacă ar avea niveluri mai ridicate de 25-hidroxivitamina D.

Suplimentarea cu vitamina D la diabeticii de tip 2

Vitamina D este benefică în tratamentul diabetului de tip 2. Într-un studiu (29), cercetătorii au recrutat 92 de diabetici de tip 2 (34 bărbaţi şi 58 femei). Fiecare pacient a primit vitamina D de 2000 IU pe zi timp de 18 săptămâni. Suplimentarea cu vitamina D a dus la o reducere semnificativă a rezistenţei la insulină precum şi o scădere a LDL şi a colesterolului total.

Pe scurt, vitamina D are potenţialul de a preveni şi de a trata atât diabetul de tip 1 cât şi pe cel de tip 2. Poate de asemenea să prevină complicaţiile devastatoare ale diabetului, precum atacurile de cord şi insuficienţa renală. Din păcate, majoritatea medicilor nu dau atenţie relaţiei importante dintre vitamina D şi sănătatea unui pacient cu diabet. Nu ar fi timpul ca o suplimentare adecvată cu vitamina D să devină parte integrantă în managementul diabetului?

La Centrul medical endocrin şi de diabet Jamila, fiecare diabetic are nivelul de vitamina D verificat. Descoperim că majoritatea pacienţilor au un nivel redus de vitamina D. O suplimentare adecvată cu vitamina D pentru a atinge un nivel optim de vitamina D a devenit parte integrantă a managementului diabetului la centrul nostru medical.

În plus faţă de diabet, vitamina D are o listă lungă de beneficii incredibile pentru sănătate precum rolul său în prevenirea bolilor de inimă, a bolilor renale, a demenţei, hipertensiunii arteriale, cancer şi osteoporoză. O descriere amplă a acestor beneficii este în afara temei acestei cărţi. Vă rog să consultaţi cartea mea „Puterea vitaminei D" pentru o înţelegere în profunzime a vitaminei D şi cum puteţi să atingeţi un nivel optim de vitamina D fără riscul toxicităţii.

Câtă vitamina D?

Din punct de vedere medical, nu obțineți suficientă vitamina D doar de la expunerea la soare și din alimentație. În practica mea de la clinica din California de Sud, am întâlnit doar o tânără care avea un nivel bun de vitamina D doar de la expunerea la soare, fără vreun supliment de vitamina D. Era salvamar la plajă. Pentru noi, restul, suplimentele de vitamina D devin sursă majoră de vitamina D.

Doza zilnică de început a suplimentului de vitamina D

Doza de început a suplimentului de vitamina D variază pe la o persoană la alta. Depinde în principal de cât de scăzut este nivelul dumneavoastră de vitamina D și de greutatea dumneavoastră. Deci, vă rog să vă verificați nivelul de vitamina D și apoi să folosiți următorul tabel ca ghid pentru a alege doza de început de vitamina D3.

25 (OH) nivelul de vitamina D în ng/ml	Doza de vitamina D3
Mai mic de 10	15.000 U.I. pe zi
10-20	12.500 U.I. pe zi
20-30	10.000 U.I. pe zi
30-40	7.500 U.I. pe zi
40-50	5.000 U.I. pe zi

Doza de vitamina D depinde de asemenea și de greutatea dumneavoastră corporală. Cu cât sunteți mai greu, cu atât mai mult aveți nevoie de vitamina D. De ce? Deoarece vitamina D este *o grăsime solubilă* și este blocată în grăsime. Prin urmare, mai puțină este disponibilă pentru restul corpului. Din acest motiv, persoanele obeze au nevoie de o doză mai mare comparativ cu persoanele slabe.

Recomandările de mai sus sunt pentru un adult mediu, cu o greutate de aproximativ **68 kg.** Ca un ghid, adăugați 1000 U.I. la fiecare 9 kg peste 68 de kg. Şi scădeți 1000 U.I. la fiecare 9 kg sub 68 de kg.

Din anumite motive, dacă nu puteți să obțineți verificarea nivelului de vitamina D, atunci iată formula pe care o puteți folosi pentru a calcula doza zilnică de vitamina D3. Folosiți 1000 U.I. pentru fiecare 9 kg a greutății corpului dumneavoastră.

Fiți atent la unitățile de pe suplimentul de vitamina D!

În SUA, doza de vitamina D este disponibilă în U.I. (unitate internațională). Totuşi, în anumite părți ale lumii, vitamina D este disponibilă în micrograme (mcg).

Iată factorul de conversie:

40 U.I. = 1 mcg

De exemplu:

400 UI = 10 mcg
1000 UI = 25 mcg
5000 UI = 125 mcg
10000 UI = 250 mcg
50.000 UI = 1.250 mcg sau 1,25 mg

Vitamina D2, 50.000 U.I.

Atunci când nivelul de vitamina D este sub 20, o alternativă a tratamentului este să se ia o doză mare de vitamina D2. Aceasta se administrează de obicei de 50.000

U.I. pe săptămână timp de aproximativ 12 săptămâni. În SUA, este nevoie de o rețetă de la medic pentru această doză de vitamina D2.

Acum vitamina D3 este de asemenea disponibilă într-o doză de 50.000 U.I.

Doza de întreținere a suplimentului de vitamina D

O problemă obişnuită apare din pregătirea medicală tradițională care susține că odată ce proviziile de vitamina D sunt înmagazinate, reveniți la o doză zilnică de întreținere de 600 U.I. De exemplu,. dacă nivelul dumneavoastră de vitamina D este scăzut (să spunem mai scăzut de 15 ng/ml), medicul vă va trece probabil pe o doză mai mare de vitamina D2, cum ar fi 50.000 U.I. pe săptămână timp de 12 săptămâni şi apoi, vă va trece înapoi pe 600 U.I. pe zi ca doză de întreținere.

Cel mai probabil, în următoarele luni, medicul dumneavoastră nu va verifica să vadă ce se întâmplă cu nivelul dumneavoastră de vitamina D pe această doză minusculă. Acest model de practică se bazează pe mitul medical care le-a fost introdus medicilor că odată ce s-au umplut magazinele de vitamina D, problema este cumva rezolvată.

Uitați-vă mai îndeaproape la acest mit. Vitamina D stă în magazinele corpului dumneavoastră doar timp de câteva săptămâni. Prin urmare, „aşa numita vindecare” a nivelului scăzut de vitamina D va dura doar câteva săptămâni şi apoi veți reveni la stadiul obişnuit al unui nivel scăzut de vitamina D.

Din acest motiv, eu verific nivelul de vitamina D la

pacienții mei la fiecare trei luni. Ceea ce am descoperit mi-a deschis ochii! În experiența mea la clinică, doza de întreținere a vitaminei D depinde de doza inițială. De exemplu, dacă un pacient are nevoie de o doză inițială ridicată, acel pacient va avea nevoie de o doză ridicată de întreținere. Multe persoane continuă să aibă nevoie de o doză ridicată de vitamina D pentru a menține un nivel bun. Are un sens perfect. De ce?

Este stilul de viață în ansamblu al unei persoane care determină nivelul de vitamina D. Dacă o persoană are un nivel foarte scăzut de vitamina D la început, aceasta se datorează stilului de viață, care în majoritatea cazurilor nu se schimbă după câteva săptămâni de terapie cu vitamina D. Prin urmare, este important să continuați cu o doză relativ ridicată de vitamina D ca doză de întreținere, în special la acele persoane care au la început un nivel foarte scăzut de vitamina D.

Majoritatea pacienților mei au nevoie de o doză zilnică de 5000 – 10000 U.I. de vitamina D3 pentru a-și menține un nivel bun de vitamina D. Totuși, unii au nevoie de 15000 – 20000 U.I. pe zi, în timp ce alții au nevoie doar de 2000 – 3000 U.I. pe zi.

Ce tip de vitamina D? D3 sau D2?

Vitamina D2, cunoscută și ca ergocalciferol este o plantă la origine. Pe de altă parte, vitamina D3, de asemenea cunoscută sub denumirea de colecalciferol, este de origine animală. În stare naturală, oamenii sintetizează vitamina D3 în piele după expunerea la soare. Prin urmare, eu recomand vitamina D3 deoarece este tipul fiziologic al vitaminei D pentru oameni.

Vitamina D: cale orală (înghițire) sau sublingual (sub limbă)

Eu recomand metoda SUBLINGUALĂ (sub limbă) pentru absorbția suplimentului de vitamina D comparativ cu ingestia orală (înghițirea). De ce? Deoarece absorbția sublinguală duce vitamina D direct în circulația generală (medical cunoscută ca circulația sistemică), la fel ca atunci când vitamina D este sintetizată natural în piele de la expunerea la soare.

În contrast, vitamina D din ingestia orală este absorbită în circulația locală (cunoscută medical ca circulație portal) din intestin, care o duce la ficat înainte de a intra în circulația sistemică. Astfel, ingestia orală nu este foarte fiziologică, iar absorbția sublinguală este mai fiziologică.

Acest punct devine și mai important la oamenii care au probleme cu digestia, cum ar fi persoanele cu pancreatită, boala Crohn, sindromul colonului iritabil, intoleranță la gluten, boala celiacă și sprue tropical. Este, de asemenea, o problemă la persoanele care iau medicamente care interferă cu absorbția intestinală a vitaminei D, precum medicamente pentru epilepsie, colestiramină, orlistat și de asemenea pentru oamenii cu operație de bypass stomacal, inclusiv cei cu operații lap-band.

Puteți obține vitamina D3 sublinguală de la vânzătorii online. Un astfel de vânzător este **http://powerofvitamind.com/sublingual_vitamin_d.html**

Monitorizarea nivelului de vitamina D

Nu pot să subliniez într-un mod exagerat nevoia de monitorizare atentă a nivelului dumneavoastră de vitamina D.

Răspunsul unei persoane la o doză de vitamina D variază foarte mult. Aşa cum am menţionat înainte, deoarece vitamina D este o grăsime solubilă, ea se blochează în grăsime. Asta înseamnă că există mai puţină vitamina D disponibilă pentru restul corpului. Prin urmare, persoanele obeze au nevoie de o doză mai mare de vitamina D decât persoanele slabe. Deoarece vitamina D este o grăsime solubilă, are nevoie de mecanisme intestinale normale pentru a absorbi grăsimea. Dacă o persoană are probleme cu absorbţia de grăsimi, cum ar fi pacienţii cu pancreatită cronică sau operaţii pancreatice sau stomacale, atunci aceştia ar putea să nu absoarbă corect vitamina D.

În timpul verii, soarele este mai puternic şi mulţi oameni petrec timp în aer liber. Prin urmare, doza necesară a suplimentului de vitamina D poate să scadă puţin. În timpul iernii, doza de vitamina D poate avea nevoie să crească puţin. Totuşi, la multe persoane această variaţie sezonieră este mică deoarece majoritatea stau în interior şi aplică o mare cantitate de cremă protectoare atunci când ies afară. Cantitatea de vitamina D pe care oamenii o iau din alimentaţie fluctuează considerabil. În plus, unii oameni îşi iau în mod regulat suplimentul de vitamina D, în timp ce alţii îl iau sporadic.

Prin urmare, eu verific nivelul de 25 (OH) vitamina D din sânge la fiecare 3 luni şi ajustez doza de vitamina D în consecinţă. Scopul meu este să ating şi să menţin nivelul de 25 (OH) vitamina D în limitele de 50-100 ng/ml.

De asemenea, verific calciul din sânge pentru a fi sigur că o persoană nu dezvoltă toxicitate la vitamina D. Recomand monitorizarea nivelului de vitamina D şi calciu din sânge la fiecare trei luni. Testul de sânge pentru calciu este parte a unui panou chimic, de obicei numit CHEM 12 (chimie 12) sau PMC (Panou Metabolic Comprehensiv). Este un test de sânge de rutină pentru majoritatea celor care au probleme de sănătate în desfăşurare precum diabet, hipertensiune, tulburări de colesterol, artrită etc.

Situații speciale

1.STEROIZII

Din cauza faptului că steroizii scad vitamina D, îi îndrum pe pacienți să mă anunțe dacă alt medic îi pune pe un steroid. Atunci când cineva ia o doză mare de steroizi sub formă orală, precum Prednison, sau o formă injectabilă precum Solumedrol, Depomedrol sau Decadron, eu dublez doza de vitamina D3 pentru toată perioada de administrare a steroizilor. La aceşti pacienți, verific nivelul de 25 (OH) vitamina D la fiecare 2 luni şi schimb doza de vitamina D în consecință.

2.COPII ŞI ADOLESCENȚII

Deoarece laptele uman nu conține o cantitate apreciabilă de vitamina D, bebeluşii care sunt exlusiv alăptați sunt expuşi unui risc mare de deficit de vitamina D. Prin urmare, Academia Americană de Pediatrie a ridicat recent doza zilnică recomandată de vitamina D la 400 U.I. la copiii mici care sunt exclusiv alăptați, începând cu vârsta de două luni.

La majoritatea copiilor, o doză zilnică de vitamina D poate fi calculată după cum urmează: Folosiți 1000 U.I. de vitamina D3 pentru fiecare 9 kg din greutatea corporală. În plus, este logic să se folosească rațional expunerea la soare, mai ales la sugari şi copii mici.

Anii de adolescență sunt anii când are loc creşterea

majorităţii oaselor. Prin urmare, adolescenţii au nevoie de o doză bună de vitamina D şi de calciu. După părerea mea, ei ar trebui încurajaţi să petreacă timp afară şi să aibă o expunere calculată la soare. În plus, ei ar trebui şi să ia vitamina D3 conform formulei oferite mai sus.

3.FEMEILE ÎNSĂRCINATE ŞI CELE CARE ALĂPTEAZĂ

Aceste femei au cel mai mare risc de deficit de vitamina D. Nivelul scăzut de vitamina D la mamă duce la un nivel scăzut de vitamina D la sugari. Prin urmare, la femeile însărcinate şi la cele care alăptează, eu verific nivelul de vitamina D la început şi îl monitorizez la fiecare două luni. Le tratez nivelul scăzut de vitamina D aşa cum am descris mai devreme în acest capitol. Dacă nivelurile sanguine nu sunt disponibile, atunci aceste femei ar trebui să ia o doză de cel puţin 5000 U.I. de vitamina D3 pe zi.

4.SINDROAMELE DE MALABSORBŢIE

Nivelul scăzut de vitamina D este extrem de frecvent printre persoanele cu sindroame de malabsorbţie precum boala Crohn, boala celiacă, pancreatita cronică şi intestinală, operaţii de pancreas sau stomac. La aceşti pacienţi, un diagnostic timpuriu şi tratarea deficitului de vitamina D sunt importante sau vor ajunge să dezvolte alte boli, hiperparatiroidism secundar. Pentru detalii cu privire la hiperparatiroidism secundar, vă rog să consultaţi cartea mea, „Puterea vitaminei D".

La aceşti pacienţi, eu verific nivelul iniţial al vitaminei D. Aflu că este aproape întotdeauna foarte scăzut. Tratez nivelul scăzut de vitamina D în conformitate cu strategia discutată mai devreme. Aceşti pacienţi cer de obicei o doză mare de vitamina D pentru a satisface nevoile lor de vitamina D. Recomand cu tărie vitamina D3 ca metodă sublinguală la aceste persoane.

Cât de mult calciu?

Absorbţia de calciu din intestine este dependentă de nivelul de vitamina D. Doza obişnuită recomandată de calciu de 1500 mg pe zi vine din perioada când nu acordam deloc atenţie vitaminei D şi toată lumea avea un nivel scăzut de vitamina D.

Dar lucrurile se schimbă acum. Dacă aveţi un nivel bun de vitamina D, nu aveţi nevoie de 1500 mg de calciu în fiecare zi. De fapt, această cantitate de calciu ar putea fi prea mult pentru dumneavoastră. De aceea, uneori, calciul din sânge poate deveni uşor ridicat. În acest caz, trebuie să micşoraţi aportul de calciu. Din nefericire, deseori, medicul dumneavoastră vă poate spune să micşoraţi doza de vitamina D.

Atunci când aveţi un nivel bun de vitamina D (mai mare de 50 ng/mL sau 125 nmol/L), aveţi nevoie doar de aproximativ 600-1000 mg de calciu pe zi.

Surse de calciu

Lactatele reprezintă cea mai bună sursă de calciu, care include lapte, iaurt şi brânză. Fiecare porţie de lactate are aproximativ 300 mg de calciu. Prin urmare, tot ce aveţi nevoie este aproximativ 3 porţii de lactate pe zi. Alte surse bune de calciu sunt varza chinezească, broccoli, tofu, mazărea verde, bamele, napul verde, kale şi ouă.

Dacă din anumite motive nu consumaţi lactate, cum ar fi intoleranţă la lactoză, atunci trebuie să luaţi suplimente de calciu. Oamenii care suferă de sindromul de malabsorbție, au nevoie de asemenea de doze mai mari de suplimente de calciu.

VITAMINA B12

Vitamina B12 joacă un rol important în menținerea sănătății noastre. Este implicată în sinteza și reglementarea ADN-ului din fiecare celulă a corpului. Astfel, este importantă în menținerea integrității genomului nostru.

Vitamina B12 este importantă în mod special pentru sănătatea creierului, a nervilor, a globulelor roșii, stomacului, intestinelor și a inimii. Diabeticii sunt deja sub riscul demenței, neuropatiei periferale, anemiei, balonare a stomacului (gastropareză), motilitate intestinală scăzută (constipație) și boli de inimă. Deficitul de vitamina B12 face lucrurile și mai rele în cazul diabetului.

Care sunt simptomele unui nivel scăzut de vitamina B12?

Nivelul scăzut de vitamina B12 poate provoca următoarele simptome:

1. Lipsa de energie
2. Furnicături și amorțeli ale picioarelor și mâinilor din cauza neuropatiei periferice
3. Pierderea memoriei
4. Demență
5. Depresie
6. Tulburări de mers și pierderea echilibrului
7. Anemie
8. Arderea limbii, poftă scăzută de mâncare
9. Constipație alternând cu diaree, dureri abdominale vagi

10. Creşterea nivelului de homocisteina, care este un risc pentru boli de inimă, atac cerebral, demență Alzheimer şi fracturi ale oaselor la vârstnici. Acidul folic scăzut, vitamina B6 scăzută şi genetica sunt alţi factori care contribuie la creşterea nivelului homocisteinei.

Poate vitamina B12 să ajute la prevenirea, precum şi la tratarea neuropatiei periferice diabetice?

Într-un studiu excelent (1), o doză ridicată de vitamina B12 (2 mg), împreună cu o doză ridicată de acid folic (3 mg) şi vitamina B6 (35 mg), de două ori pe zi timp de şase luni s-a dovedit a fi eficientă în atenuarea simptomelor durerii, furnicăturilor şi amorţelii la 82% dintre pacienţii cu neuropatie periferică diabetică. Ceea ce a fost şi mai impresionant a fost că a existat o regenerare reală a nervilor periferici, nu doar a controlului simptomelor. Cercetătorii au făcut o biopsie a pielii la început şi apoi la sfârşitul perioadei de 6 luni la 11 pacienţi cu neuropatie periferică diabetică. Ei au fost uimiţi să descopere că a existat o regenerare a fibrelor nervoase la 73% dintre pacienţi la sfârşitul perioadei de 6 luni.

Cine este supus riscului de a avea un nivel scăzut de vitamina B12?

Deficitul de vitamina B12 este extrem de comun.

1. Oricine ia medicamentul antidiabetic Metformin (Glucophage). Este un efect advers al acestui medicament.

2. Oricine are o dietă vegetariană strictă, deoarece legumele nu conțin vitamina B12.

3. Orice persoană care ia medicamente pentru stomac precum Prilosec (omeprazol), Prevacid (Lansoprazol), Protonix (Pantoprazole), Aciphex (Rabeprazol), Pepcid (Famotidine), Zantac (Ranitidină), Tagamet (Cimetidină). De ce? Deoarece aceste medicamente scad producerea de acid din stomac. Acidul din stomac este important pentru a separa vitamina B12 de mâncare, pentru a fi absorbit. O cantitate scăzută de acid din stomac duce la interferență cu absorbția vitaminei B12.

4. Majoritatea persoanelor în vârstă au o micşorare în producerea acidului din stomac. Prin urmare, ei sunt supuşi riscului de deficit de vitamina B12.

5. Persoanele cu gastrită atrofică, în care există micşorare sau chiar absență în producerea acidului din stomac. În plus, există şi lipsa unei substanțe importante, numită Factorul intrinsec (FI) care este în mod normal sintetizat de celulele specializate din stomac, numite celule parietale. Factorul intrinsec (FI) se combină apoi cu vitamina B12 ingerată, care este numită şi factorul extrinsec. Combinația dintre Factorul Intrinsec şi vitamina B12 (FI-B12) călătoreşte apoi prin intestine până când ajunge în partea terminală din intestine, cunoscută ca ileon terminal. Aici acest FI-B12 complex este absorbit în circulație. La pacienții cu gastrită atrofică, există anticorpi care distrug celulele parietale. În consecință, factorul intrinsec (FI) este absent la aceşti pacienți şi vitamina B12 ingerată nu poate fi absorbită.

6. Oricine are o intervenție chirurgicală la stomac, deoarece există o scădere în producția de acid şi de Factor Intrinsec (FI) în stomac.

7. Aceia care au următoarele tulburări gastrointenstinale:

mici rezecţii intestinale sau bypass, sensibilitate la gluten (boala celiacă), boala Crohn şi colită ulcerativă. De ce? Deoarece absorbţia de vitamina B12 nu poate avea loc în nicio persoană care are vreo boală în intestine, în special în partea terminală a intestinului numită ileon terminal, aşa cum am explicat mai sus.

8. Antibioticele pot reduce nivelul de vitamina B12 interferând cu flora bacteriană intestinală normală.

Deficitul de vitamina B12 rămâne deseori nediagnosticat

Deficitul de vitamina B12 rămâne deseori nediagnosticat deoarece medicii în general nu se gândesc la el ca la o posibilitate.

De exemplu, atunci când un pacient cu diabet se plânge de furnicături în picioare, medicii fac tot posibilul să diagnosticheze neuropatia periferică. Apoi, încep să îi dea medicamente fără a verifica nivelul de vitamina B12, chiar dacă pacientul ia Metformin. În realitate, neuropatia periferică la pacienţii cu diabet care iau Metformin este deseori cauza a doi factori: diabetul însuşi şi deficitul de vitamina B12. Vegetarianismul se adaugă şi el deficitului de vitamina B12.

Deficitul de vitamina B12 poate fi diagnosticat printr-un test de sânge

Un nivel sanguin mai mic de 400 pg/ml indică deficit de vitamina B12. Din experienţa mea clinică, pacienţii se simt mult mai bine atunci când nivelul lor de vitamina B12 este mai aproape de 1000 pg/ml sau chiar peste 1000 pg/ml.

Care sunt sursele naturale de vitamina B12?

Produsele de origine animală sunt sursa principală de

vitamina B12. Pe de altă parte, alimentele derivate din plante sunt lipsite de vitamina B12.

Sursele bune de vitamina B12 sunt gălbenuşul de ou, somonul, crabii, stridiile, scoicile, sardinele, ficatul, creierul şi rinichii. Cantităţi mai mici de vitamina B12 s-au găsit şi în carnea de vită, de miel, de pui, porc, în lapte şi brânză.

Există vreun pericol de supradoză cu vitamina B12?

Din câte ştiu eu, nu există cazuri raportate de supradoză de vitamina B12 în literatura medicală. Este o vitamină solubilă în apă. Orice cantitate în exces se excretă prin urină.

Care sunt diferitele forme de suplimente de vitamina B12?

Suplimentele cu vitamina B12 sunt disponibile sub formă de tablete orale şi pastile pentru absorbţie sublinguală (sub limbă).

Eu prefer modul de absorbţie sublingual deoarece absorbţia de vitamina B12 din cavitatea orală (dizolvându-se în gură) este excelentă. Ocoleşte mecanismul complicat al complexului FI-Vitamina B12 format în stomac şi ileonul terminat sănătos, care sunt necesare pentru administrarea orală a vitaminei B12.

Vitamina B12 este disponibilă şi sub formă de injecţii. Aveţi nevoie de o prescripţie de la medic pentru injecţiile cu vitamina B12.

Referinţe

1. Ziegler D[1], Ametov A, Barinov A, Dyck PJ, Gurieva I, Low PA, Munzel U, Yakhno N, Raz I, Novosadova M, Maus J, Samigullin R. Tratamentul oral cu acid alfa-lipoic îmbunătăţeşte simptomatic polineuropatia diabetică: Procesul SYDNEY 2. *Diabetes Care.* 2006

noiembrie, 29 (11): 2365-70.

2. Ziegler D[1], Nowak H, Kempler P, Vargha P, Low PA. Tratamentul polineuropatiei diabetice simptomatice cu antioxidantul acid alfa-lipoic: o meta-analiză. *Diabet Med.* 2004, Februarie, 21 (2): 114-21.

3. Anderson RA[1], Cheng N, Bryden NA, Polansky MM, Cheng N, Chi J, Feng J. Aporturi ridicate de crom suplimentar îmbunătățesc glucoza si insulina variabile la persoanele cu diabet de tip 2. *Diabet.* 1997 noiembrie, 46 (11): 1786-1791.

4. Suksomboon N[1], Poolsup N, A. Yuwanakorn. Revizuire sistematica si meta-analiză a eficienței și siguranței suplimentării cu crom în diabet. *J Clin Pharm Ther.* 2014 17 martie.

5. J Meyerovitch, P Rothenberg, Y Shechter, S Bonner-Weir, și C R Kahn. Vanadatul normalizează hiperglicemia în două modele de șoareci cu diabet zaharat non-insulino-dependent. *J. Clin Invest.* Aprilie 1991; 87 (4): 1286-1294.

6. Cohen N[1], Halberstam M, Shlimovich P, Chang CJ, Shamoon H, Rossetti L. Sulfat vanadil orală îmbunătățește sensibilitatea la insulină hepatică și periferică la pacienții cu diabet zaharat non-insulino-dependent zaharat. *J. Clin Invest.* 1995 iunie, 95 (6): 2501-9.

7. Halberstam M[1], Cohen N, P Shlimovich, Rossetti L, Shamoon H. Sulfatul de vanadil oral îmbunătățește sensibilitatea la insulina în NIDDM, dar nu la subiecții nediabetici obezi. *Diabet.* 1996 Mai, 45 (5): 659-66.

8. Mezawa M[1], Takemoto M, Onishi S, Ishibashi R, Ishikawa T, Yamaga M, Fujimoto M[1], Okabe E, He P, K Kobayashi, Yokote K. Forma redusă de coenzima Q10 îmbunătățește controlul glicemic la pacienții cu diabet tip 2: un studiu pilot deschis. *BioFactors* 2012 noiembrie-decembrie, 38 (6): 416-21.

9. Hodgson JM[1], Watts GF, Playford DA, Burke V, Croft KD. Coenzima Q10 îmbunătățește tensiunea arterială și controlul glicemic: un studiu controlat la subiecții cu diabet zaharat de tip 2. *Eur J Clin Nutr* . 2002 noiembrie, 56 (11): 1137-1142.

10. Singh RB[1], Niaz MA, Rastogi SS, Bajaj S, Gaoli Z, Shoumin Z.

Aportul de zinc curent şi riscul de diabet şi bolile coronariene şi factorii asociaţi cu rezistenţa la insulină în mediul rural şi populaţiile urbane din nordul Indiei. *J Am Coll Nutr.* 1998 Decembrie, 17 (6): 564-70.

11. Sun Q[1], Van Dam RM, Willett WC, Hu FB. Studiu prospectiv privind aportul de zinc şi riscul de diabet de tip 2 la femei. *Diabetes Care.*2009 aprilie, 32 (4): 629-34

12. Adachi Y[1], Yoshida J, Kodera Y, Kiss T, Jakusch T, Enyedy EA, Yoshikawa Y, Sakurai H. Administrarea orală a unui complex de zinc îmbunătăţeşte diabetul de tip 2 şi sindroamele metabolice. *Biochem Biophys Res Commun* . 2006 08 decembrie, 351 (1): 165-70.

13. Liu F[1], Ma F, G Kong, Wu K, Deng Z, Wang H. Suplimentarea cu zinc ameliorează neuropatia diabetică periferică prin inhibarea stresului oxidativ şi regularizarea metalotioneină a nervilor periferici la şobolanii diabetici. *Biol Trace Elem Res.* 2014 Mai, 158 (2): 211-8.

14. Jayawardena R[1], Ranasinghe P, Galappatthy P, R Malkanthi, Constantine G, Katulanda P. Efectele suplimentelor de zinc asupra diabetului: o revizuire sistematică şi meta-analiză.
Diabetol Metab Syndr . 2012 19 aprilie, 4 (1): 13. doi:10.1186 / 1758-5996-4-13.

15. Lopez-Ridaura R[1], Willett WC, Rimm EB, Liu S, Stampfer MJ, Manson JE, Hu FB. Aportul de magneziu şi riscul de diabet de tip 2 la bărbaţi şi femei. *Diabetes Care.* 2004 Jan; 27 (1): 134-40.

16. Kao WH[1], Folsom AR, Nieto FJ, Mo JP, Watson RL, Brancati FL. Serul şi Magneziul dietetic şi riscul de diabet de tip 2: Riscul de ateroscleroză în studii comunitare. *Arch Intern Med* . 1999 11 octombrie, 159 (18): 2151-9.

17. Rodríguez-Morán M[1], Guerrero-Romero F. Suplimentarea orală de magneziu îmbunătăţeşte sensibilitatea la insulină si controlul metabolic la subiecţii cu diabet de tip 2: un studiu randomizat dublu-orb controlat. *Diabetes Care.* 2003 aprilie, 26 (4): 1147-1152.

18.http: //www.ars.usda.gov/services/docs.htm Docid = 11046

19. Svoren BM, Volkening LK, Wood JR, Laffel LM. Deficitul

semnificativ de vitamina D în rândul tinerilor cu diabet de tip 1. *J Pediatr* 0.2009, 154 (1): 132-134.

20. Hypponen E, Laara E, Reunanen A, et al. Aportul de vitamina D şi riscul de diabet de tip 1: a. studiu cohort de naştere *Lancet* 2001; 358: 1500-1503.

21. Onkamo P, S Vaananen, Karvonen M, Tuomilchto J. Creştere la nivel mondial a incidenţei diabetului de tip 1: analiza datelor cu privire la tendinţele de incidenţă publicate. *Diabetologia* 1999; 42: 1395-1403.

22. Substudiul EURODIAB, Grupul 2 de Studiu. Suplimentarea cu vitamina D în copilăria timpurie si riscul de diabet de tip 1 (insulino dependent), *Diabetologia* 1999; 42: 51-54.

23. Song Y, Wang L, Pittas AG, Del Gobbo LC, Zhang C, Manson JE, Hu FB. Nivelurile de vitamina D – 25 – hidroxid din sânge şi incidenţa diabetului de tip 2 : o meta-analiză a studiilor prospective. *Diabetes Care*. 2013 mai; 36 (5): 1422-8

24. Gandhe MB[1], Jain K, Gandhe SM[3], Evaluarea 25 (OH) Vitamina D3 cu referire la Statutul de magneziu şi rezistenţa la insulin în T2DM. *J Clin Diagn Res* . 2013 noiembrie, 7 (11): 2438-41.

25. Knekt P, Laaksonen M et al. Vitamina D ser şi apariţia ulterioară a diabetului de tip 2. *Epidemiologie* 2008; (5): 666-671.

26. Pittas AG, Harris SS et al. Efectele suplimentării calciului şi vitaminei D asupra glucozei din sânge şi a markerilor de inflamaţie la adulţi non-diabetici. *Diabetes Care,* 2007; (30): 980-986.

27. Nazarian S[1], St Peter JV, Boston RC, Jones SA, Mariash CN. Suplimentarea cu vitamina D3 îmbunătăţeşte sensibilitatea la insulină la subiecţii cu insuficienţă glicemică. *Transl Res* . 2011 Noiembrie, 158 (5): 276-81

28. Aljabri KS[1], Bokhari SA, Khan MJ. Schimbări glicemice după suplimentarea cu vitamina D la pacienţii cu diabet de tip 1 zaharat şi deficit de vitamina D. *Ann Arabia Med* . 2010 Nov-Decembrie, 30 (6): 454-8

29. Al-Daghri NM[1], Alkharfy KM, Al-Othman A, El-Kholie E, Moharram O, Alokail MS, Al-Saleh Y, Sabico S, S Kumar,

Chrousos GP. Suplimentarea cu vitamina D ca tratament adjuvant pentru pacienții cu diabet de tip 2: un studiu prospectiv intervențional de 18 luni. Studiul *Cardiovasc Diabetol,* 2012, 18 iulie, 11 (1): 85.

30. Jacobs AM, Cheng D. Managementul neuropatiei diabetului a fibrelor mici cu combinaţie L-metilfolat, methylcobalamin, şi piridoxal 5'-fosfat. Rev. Neurol Dis . 2011; 8 (1 -2): 39-47.

CAPITOLUL 14

PLANTE MEDICINALE PENTRU DIABET

SCHINDUF
(Trigonella foenum graecum)

Schinduful este folosit atât pentru gătit, cât şi pentru tratarea diabetului în multe părţi ale lumii, în special în India, China, Egipt şi ţările din Orientul Mijlociu.

Un număr de studii a arătat că schinduful poate să scadă nivelul de glucoză din sânge la diabetici. Într-un studiu publicat recent (1), cercetătorii au analizat date de la 10 studii clinice de schinduf la pacienţii diabetici. Ei au descoperit că schinduful a scăzut semnificativ glucoza din sânge pe nemâncate cu aproximativ 18 mg/dl (0,96 mmol/l), glucoza la 2 ore după masă cu aproximativ 40 mg/dl (2,19 mmol/l) şi hemoglobina A1c cu 0,85% comparativ cu intervenţiile de control.

Studiile clinice (2,5) au demonstrat de asemenea că tratamentul cu schinduf nu doar scade nivelul de glucoză, dar reduce şi nivelul trigliceridelor serice şi nivelul colesterolului total fără a scădea nivelul de colesterol HDL la pacienţii cu diabet de tip 2.

Cum poate funcţiona schinduful

Seminţele de schinduf sunt bogate în fibre solubile, care încetinesc descompunerea carbohidraţilor în zahăr, precum şi absorbţia acestuia în fluxul sanguin. Schinduful scade şi golirea stomacului şi îmbunătăţeşte saţietatea. El conţine şi trigonelină, care acţionează ca insulina la nivelul muşchilor şi al celulelor de grăsime.

Într-un studiu pe animale (3), cercetătorii au descoperit că seminţele de schinduf îmbunătăţesc nivelurile de glucoză în cazul diabetului de tip 1 şi de tip 2 prin întârzierea digestiei şi absorbţiei carbohidraţilor şi consolidarea acţiunii insulinei. Într-un alt studiu pe animale (4), extractul de seminţe de schinduf s-a dovedit a acţiona precum insulina la nivelul muşchilor şi al celulelor de grăsime.

Într-un studiu experimental (5), schinduful a mărit excreţia de grăsime în fecale şi în consecinţă, a scăzut acumularea de grăsime (trigliceride) în ficat, o problemă obişnuită la diabeticii de tip 2 şi care cauzează ficatul gras. Astfel, schinduful poate ajuta la prevenirea, precum şi la tratarea ficatului gras.

Ce tip de schinduf?

Într-un studiu (6), cercetătorii au folosit şase protocoale – A, B, C, D, E şi F: seminţe întregi de schinduf, seminţe degresate de schinduf, separate de înveliş, seminţe de schinduf fără coajă, seminţe gătite de schinduf şi frunze gătite de schinduf. Reducerea nivelului de glucoză a fost cea mai mare cu seminţele întregi (42,4%), urmate de cele separate de înveliş (37,5%), seminţele extrase (36,9%) şi seminţele gătite (35,1%), în această ordine.

Frunzele de schinduf pot să nu fie utile

În acelaşi studiu (6), cercetătorii au descoperit că frunzele de schinduf şi seminţele fără coajă au arătat un efect mic asupra scăderii glucozei din sânge.

Care este doza de schinduf?

Doza recomandată de schinduf nu a fost încă stabilită. În teste clinice, doza zilnică de semințe de schinduf a variat de la 1 g la 100 g (medie de 25 g), divizată în doze egale și luată de două până la trei ori pe zi.

Dintr-un punct de vedere practic, recomand să se folosească O linguriță de semințe de schinduf la fiecare masă. Puteți lua semințe de schinduf de la magazinele cu specific indian sau pakistanez, unde se numesc semințe methi. Veți fi surprinși de cât sunt de ieftine aceste semințe.

Semințele de schinduf/methi sunt tari și amare. Prin urmare, au nevoie să fie gătite. Vă rog să consultați rețetele din această carte pentru a vedea cum am folosit semințele de schinduf/methi în bucătăria mea.

În cazul în care nu doriți să vă preparați singur mâncarea și nu vă place gustul semințelor de schinduf, puteți să le luați sub formă de supliment.

Atenție:

Trebuie să fiți foarte atent la cât este de scăzut nivelul zahărului din sânge (hipoglicemia). Efectele pe termen lung ale schindufului la oameni nu sunt cunoscute. Prin urmare, dacă decideți să luați schinduf, ar trebui să vă monitorizați pentru simptome neobișnuite, dar să verificați cu atenție și glucoza din sânge, hemoglobina A1c, funcțiile ficatului și ale rinichilor.

Există efecte adverse ale schindufului?

Studiile clinice nu raportează niciun efect secundar serios după folosirea schindufului. Semințele de schinduf conțin fibre. Prin urmare, consumul unei mari cantităţi de seminţe de schinduf poate provoca diaree.

TĂRTĂCUŢA AMARĂ/MOMORDICA

(Momordica charantia)

Tărtăcuţa amară mai este numită şi momordică. Este o legumă utilizată frecvent în multe ţări asiatice. În India şi în Pakistan ea se numeşte Karela. O puteţi achiziţiona cu uşurinţă de la magazinele indiene sau pakistaneze.

În plus, tărtăcuţa amară a fost folosită în medicina populară tradiţională în aceste ţări pentru efectele sale benefice asupra diabetului. În ultimii ani, cercetătorii au început să analizeze tărtăcuţa amară, utilizând ustensilele obişnuite pe care le folosesc pentru a studia medicamentele. Au fost făcute studii pe animale, dar şi pe oameni, folosind sucuri, pudre, extracte şi compuşi izolaţi din tărtăcuţa amară.

Într-un studiu pe animale (7), suplimentarea cu tărtăcuţă amară a redus nivel de glucoză pe nemâncate cu 30% la şobolani. În plus, tărtăcuţa amară a redus efectele dăunătoare ale diabetului asupra rinichilor cu aproximativ 30%.

Într-un alt studiu pe animale (8), tărtăcuţa amară nu doar că a scăzut glucoza din sânge, dar a şi normalizat stresul oxidativ la şobolanii diabetici.

Într-un studiu recent de analiză (9), autorii au evaluat critic studiile care au fost concepute pentru a investiga efectele tărtăcuţei amare asupra diabetului. Ei au concluzionat că unele studii indică efectele antidiabetice pentru pacienţi. Ei au mai concluzionat şi că tratamentul cu tărtăcuţă amară este sigur pentru oameni.

Cum poate funcționa tărtăcuța amară/momordica

Tărtăcuța amară scade absorbția glucozei din intestine și crește absorbția și utilizarea glucozei din mușchi și grăsime. Ea mărește și secreția de insulină din pancreas.

Tărtăcuța amară conține câteva substanțe care au proprietăți antidiabetice. Acestea includ charantin, vicin, momordin și un compus asemănător insulinei cunoscut ca polipeptide – P.

Într-un studiu recent excelent (10), momordin a fost demonstrat că reglementează producția și activarea PPARdelta, care este un mecanism important pentru scăderea nivelului de zahăr din sânge precum și ser trigliceridele. Tărtăcuța amară conține și Lectin, care reduce concentrațiile de glucoză din sânge acționând la nivelul mușchilor și a grăsimii. Lectin suprimă și pofta de mâncare. În plus, tărtăcuța amară este bogată în vitaminele A, B1, B2, C și fier.

Tărtăcuța amară este și un puternic antioxidant. Această proprietate a tărtăcuței amare este în mod deosebit folositoare la diabetici, care au de obicei stres oxidativ excesiv în țesuturi. În consecință, ei au mare nevoie de antioxidanți, mult mai mult decât populația generală.

Dozajul de tărtăcuță amară/momordică

Doza recomandată de tărtăcuța amară nu a fost încă stabilită. Consumul de cantități mari de tărtăcuță amară/momordică poate duce la efecte adverse serioase precum scăderea zahărului din sânge și consecințele sale serioase. Prin urmare, eu recomand utilizarea tărtăcuței amare/momordicăi ca o legumă așa cum a fost folosită de secole în mai multe țări din Asia. Astfel, obțineți efectele sale benefice fără a avea probleme. Am inclus în rețetele mele tărtăcuța amară/momordica la secțiunea Rețete.

În cazul în care nu doriți să vă pregătiți singur masa, puteți lua tărtăcuța amară sub formă de supliment.

Atenție:

Trebuie să fiți extrem de atent la nivelul scăzut de zahăr din sânge (hipoglicemie). Efectele pe termen lung ale tărtăcuței amare la oameni nu sunt cunoscute. Prin urmare, dacă decideți să luați tărtăcuța amară, ar trebui să fiți atent la simptome neobişnuite, dar şi să vă monitorizați atent glucoza din sânge, hemoglobina A1c, funcțiile ficatului şi ale rinichilor.

GURMAR

(Gymnema Sylvestre)

Gymnema Sylvestre este o plantă, cultivată în toată lumea. În indiană este cunoscută sub denumirea de gurmar, care înseamnă „distrugătorul de zahăr". În India a fost folosit de secole pentru a trata diabetul. Este cunoscută şi ca Periploca pădurilor, Chigengteng sau planta vacii australiene, în engleză şi Waldschlinge în Germană.

Într-un studiu experimental (11), extractul din frunză de Gymnema Sylvestre dat şobolanilor diabetici le-a redus glucoza din sânge cu 13.5 – 60.0%.

Într-un studiu pe oameni (12), un extract din frunze de Gymnema Sylvestre a fost dat la 22 de pacienți cu diabet de tip 2 timp de 18 – 20 luni ca supliment la medicamentele lor antidiabet. A existat o reducere semnificativă a glucozei din sânge şi a HbA1C (hemoglobina glicozilată). Pentru mulți dintre acești pacienți, doza de medicamente antidiabetice a putut fi diminuată. Cinci din cei 22 de pacienți cu diabet au fost capabili să întrerupă medicamentele lor antidiabet și au fost capabili să mențină un bun control al diabetului doar cu extract din frunză de Gymnema Sylvestre.

În plus față de scăderea glucozei din sânge, Gymnema Sylvestre reduce și greutatea, scade trigliceridele serice, leptina, glucoza, apolipoproteina B (colesterolul LDL) și crește semnificativ colesterolul HDL și nivelurile de enzime antioxidante din țesuturile ficatului (13). Aceste efecte sunt foarte dorite la diabeticii de tip 2, care sunt deseori obezi și au un nivel mare de trigliceride, colesterol HDL scăzut, apolipoproteina B ridicată (colesterol LDL) și stres oxidativ ridicat.

Mecanismul acțiunii

Efectul antidiabetic al Gymnema Sylvestre se crede că se datorează mai multor compuși chimici precum acizii gymnemici, gymnemasaponis și gurmarin.

Acești compuși acționează la mai multe niveluri pentru a reduce nivelul de zahăr din sânge: ei reduc pofta de mâncare interferând cu efectul de dulce din mâncare pe papilele gustative. Ei scad de asemenea absorbția de glucoză din intestine prin modularea enzimei din stomac numită GLP-1 (Pepide 1 asemănătoare glucagonului). Ei măresc și producția de insulină din pancreas.

Într-un studiu excelent (14), cercetătorii au demonstrat într-un mod strălucit că Gymnema Sylvestre, împreună cu Pterocarpus marsupium și Eugenia jambolana provoacă o creștere a nivelurilor de GLP-1. Autorii au recomandat aceste plante ca având DPP-4 (dipeptidil peptidază 4) cu puternică acțiune inhibitoare. Este interesant de notat că există o grupă de medicamente antidiabet care se numesc DPP4-inhibatori. Aceste medicamente sunt foarte populare în aceste zile şi includ: Januvia, Onglyza, Tradjenta, etc.

Doza de Gymnema Sylvestre

Într-un studiu clinic (15), cercetătorii au dat 500 mg de Gymnema Sylvestre pe zi pentru o perioadă de 3 luni. Aceştia au observat că suplimentul cu Gymnema Sylvestre a redus ingestia de alimente, oboseala, glucoza din sânge (pe nemâncate şi postprandial), şi hemoglobina glicozilată (HbA1C). În plus, a existat un schimb favorabil în profilurile de lipide şi în alte teste clinico-biochimice.

Într-un alt studiu (16), cercetătorii au folosit extract de Gymnema Sylvestre de 1000 mg pe zi timp de 60 de zile. Ei au observat creşteri semnificative în nivelurile de insulină circulantă, care au fost asociate cu reduceri semnificative de glucoză pe nemâncate şi după masă.

Atenție:

Trebuie să fiți extrem de atent la nivelul scăzut de zahăr din sânge (hipoglicemie) deoarece Gymnema Sylvestre poate provoca o creştere a nivelului de insulină. Efectele pe termen lung ale Gymnema Sylvestre la oameni nu sunt cunoscute. Prin urmare, dacă decideți să luați Gymnema Sylvestre, ar trebui să fiți atent la simptome neobişnuite, dar şi să vă monitorizați atent glucoza din sânge, hemoglobina A1c, funcțiile ficatului şi ale rinichilor.

BIJASAR

(Pterocarpus Marsupium)

Pterocarpus Marsupium (Copacul indian kino, Bijasar) este un copac care creşte bine în India. Diferite părţi ale copacului sunt folosite în medicina populară tradiţională indiană, în special pentru tratarea diabetului.

Mai multe studii experimentale au validat revendicările conform cărora Pterocarpus Marsupium poate într-adevăr să scadă nivelurile de glucoză din sânge. Într-un astfel de studiu (17), Pterocarpus Marsupium a scăzut glucoza din sânge la şobolanii diabetici de tip 2 pe nemâncate şi după masă.

Mecanismul acţiunii

În studiul menţionat mai sus (17), Pterocarpus Marsupium a scăzut semnificativ nivelul ridicat de TNF – α (Factorul de necroză tumorală) la şobolanii cu diabet de tip 2. TNF – α contribuie la rezistenţa la insulină, care este semnul distinctiv al diabetului de tip 2. Autorii au propus că Pterocarpus Marsupium poate exercita efectele sale antidiabetice prin scăderea rezistenţei la insulină prin reducerea nivelului de TNF – α.

Aşa cum am menţionat mai sus, Pterocarpus Marsupium a fost dovedit că a provocat o creştere a nivelurilor de GLP-1 într-un studiu (14). Autorii au sugerat că Pterocarpus Marsupium poate avea o acţiune inhibitoare puternică DPP-4 (dipeptidil peptidază 4).

Ce ştim despre studiile pe oameni?

Studii pe oameni foarte bine concepute lipsesc în acest moment.

Atenție:

Trebuie să fiți extrem de atent la nivelul scăzut de zahăr din sânge (hipoglicemie). Efectele pe termen lung ale Pterocarpus Marsupium la oameni nu sunt cunoscute. Prin urmare, dacă decideți să luați Pterocarpus Marsupium, ar trebui să fiți atent la simptome neobişnuite, dar şi să vă monitorizați atent glucoza din sânge, hemoglobina A1c, funcțiile ficatului şi ale rinichilor.

JAMUN SAU JAMUL

(Eugenia Jambolana)

Eugenia Jambolana (Jamun) creşte din abundență în India, Pakistan, Bangladeş, Nepal, Burma, Sri Lanka, Indonezia şi Malaezia.

Jamun a fost folosit în diferite sisteme alternative ale medicinei şi înainte de descoperirea insulinei, a fost un medicament antidiabet de linia întâi, chiar şi în Europa. Infuzia, pregătită prin fierberea semințelor de Jamun în apă clocotită, a fost folosită în diverse moduri în medicina populară tradițională din India (18).

Există mai multe studii care arată efectele benefice ale Jamun-ului asupra diabetului. Într-un studiu ştiințific bine conceput (19), cercetătorii au dat extract de semințe de Eugenia Jambolana în formă orală iepurilor diabetici. Ei au observat o scădere semnificativă a glucozei din sânge înainte de masă la 90 de minute (28.6%), a 7-a zi (35.6%) şi a 15-a zi (59.6%). Hemoglobina glicozilată (HBA1C) a scăzut semnificativ (50.5%) după 15 zile de tratament. A existat şi o creştere semnificativă a nivelurilor de insulină din sânge. În plus, s-a înregistrat o scădere a nivelului total de lipide. Nu au existat efecte adverse.

Într-un alt studiu (20), cercetătorii au dau extract de seminţe de Eugenia Jambolana orală iepurilor diabetici. Ei au observat o îmbunătăţire semnificativă în serul total de colesterol, trigliceride, colesterolul lipoproteic de densitate ridicată (HDL) şi din raportul colesterol total/colesterol lipoproteic de densitate ridicată.

Într-un alt studiu pe animale (21), seminţele de Eugenia Jambolana nu doar că au scăzut nivelul de glucoză din sânge, dar au şi redus indicatorii de stres oxidativ la şobolani. Într-un studiu (21), s-a arătat nu doar că au redus glucoza din sânge, dar au şi protejat rinichii la şobolanii diabetici. Într-un alt studiu (22), s-a demonstrat că se reduce stresul oxidativ la şobolanii diabetici.

Ce se ştie despre studiile pe oameni?

Într-un studiu clinic prospectiv excelent, controlat cu placebo (23), cercetătorii au investigat efectele seminţelor de Eugenia Jambolana la pacienţii cu diabet de tip 2. Au avut trei grupe: 10 pacienţi care nu au luat medicamente antidiabet, 10 pacienţi care au luat medicamente hipoglicemice pe cale orală (cu istoric de control neadecvat) şi un grup de control de non-diabetici.

Fiecare grup a primit pudră uscată din seminţe de Eugenia Jambolana timp de paisprezece zile. În a 15-a zi, au fost luate pentru glucoză mostre de sânge pe nemâncate şi de urină. Apoi, a existat o perioadă de pauză de o săptămână, după care iar s-au prelevat mostre de sânge şi de urină. Apoi, acestor pacienţi li s-a dat *extract* din seminţe de Eugenia Jambolana timp de 14 zile. În a 15-a zi, au fost luate mostre de sânge şi de urină. După o perioadă de pauză de o săptămână, s-au prelevat mostre de urină şi de sânge înainte de masă pentru monitorizarea nivelului de glucoză a acestor pacienţi. Apoi, acestor pacienţi li s-a dat *extract alcoolic* din seminţe de Eugenia Jambolana timp de 14 săptămâni. În a 15-a zi, au fost prelevate mostre de sânge şi de urină pentru glucoză.

Din zece pacienţi, cinci au primit doze scăzute (2 grame de trei ori pe zi) şi cinci au primit o doză mai mare (4 grame de trei ori pe zi).

Şase subiecţi sănătoşi au fost ţinuţi sub control: trei subiecţi au primit o doză scăzută şi trei subiecţi au primit o doză ridicată de extract de seminţe de Eugenia Jambolana în formă de pudră, lichidă şi alcoolică, aşa cum am menţionat mai sus.

Rezultatele au fost impresionante. La fiecare pacient a existat o scădere însemnată a glucozei din sânge înainte de masă, atât în cazul celor care au luat doze mici, cât şi a celor care au primit doze ridicate, la pacienţii care luau medicamente antidiabet precum şi la cei care nu luau niciun medicament antidiabet. Mai mult, nu a existat o scădere a zahărului din sânge la persoanele normale, non-diabetice.

Nicio persoană nu a experimentat niciun efect secundar exceptând uşoare dureri de cap, pe care autorii le-au atribuit ca fiind de natură psihosomatică. Nimeni nu a experimentat un nivel scăzut al zahărului din sânge. Aceasta este descrierea unui agent antidiabet ideal: să controleze nivelul zahărului din sânge atunci când este mare, fără să provoace scăderi ale zahărului din sânge.

Cele mai folosite părţi ale plantei copacului de Jamun pentru a trata diabetul sunt seminţele, fructele şi scoarţa de copac. Se pare că seminţele posedă activitatea cea mai antidiabet, pe când frunzele nu au nicio activitate antidiabet. În plus faţă de diabet, acest copac este folosit şi pentru a trata o varietate de boli precum hipertensiune arterială, colesterol ridicat, ulcer peptic, infecţii bacteriene etc.

Cum funcţionează Jamun

Jamun acţionează probabil prin mai multe mecanisme. Se pare că scade absorbţia de glucoză din stomac şi din intestine, acţionând ca un inhibitor DPP-4 aşa cum s-a demonstrat în studiul pe animale (14) menţionat mai sus. În plus, se pare şi că măreşte nivelul de insulină şi scade stresul oxidativ.

Dozarea de Jamun

Pe baza studiului clinic menţionat mai sus, seminţele de Jamun pot fi folosite ca pudră uscată sau ca extract. Doza pentru efectele antidiabet pare să fie 2 grame de trei ori pe zi.

Atenţie:

Efectele pe termen lung ale jamun-ului la oameni nu sunt cunoscute. Prin urmare, dacă decideţi să luaţi jamun, ar trebui să aveţi grijă la simptomele neobişnuite, dar şi să vă monitorizaţi atent nivelul de glucoză din sânge, hemoglobina A1c, funcţiile ficatului şi ale rinichilor.

GHIMBIRUL

(Zingiber Officinale)

Rădăcina de ghimbir a fost folosită în mod tradiţional în ţările asiatice ca şi condiment, dar şi în scopuri medicinale precum diabet, răceli normale, febră, entorsă musculară, artrită, rău de mişcare, cancer etc. În ultimii ani, a apărut un mare interes în comunitatea medicală referitor la beneficiile ghimbirului asupra sănătății. Recent, a existat un număr de studii, atât pe animale, cât şi pe oameni, care arată extraordinarele beneficii asupra sănătății ale ghimbirului în diabet, artrită, cancer şi sănătate cardiovasculară.

De exemplu, într-un studiu excelent (24), cercetătorii au implicat 88 de pacienți cu diabet de tip 2. I-au separat în două grupe: grupa ghimbir şi grupa placebo. Grupa ghimbir a primit ghimbir sub formă de 3 capsule de un gram în fiecare zi pentru pacienții diabetici timp de 8 săptămâni. Grupul placebo a primit 3 capsule false de un gram în fiecare zi pentru pacienții diabetici timp de 8 săptămâni. La sfârşitul celor 8 săptămâni, a existat o scădere semnificativă a glucozei din sânge înainte de masă, a hemoglobinei A1C şi a rezistenței la insulină în grupul care a primit ghimbir, comparativ cu grupul placebo.

Într-un alt studiu (25), cercetătorii au implicat 70 de pacienți cu diabet de tip 2 şi i-au împărțit în două grupe. O grupă a primit o doză zilnică de 1600 mg de ghimbir, în timp ce cealaltă grupă a primit 1600 mg de placebo timp de 12 săptămâni. Comparativ cu grupul placebo, ghimbirul a redus semnificativ glucoza din sânge înainte de masă, hemoglobina A1C, rezistența la insulină, trigliceridele, colesterolul total, CRP (C-Proteină Reactivă) şi PGE2 (Prostaglandin E2). CRP şi PGE2 sunt indicatori pentru inflamație, care este extrem de frecventă la pacienții diabetici şi care indică riscul evenimentelor cardiovasculare precum atacul de cord şi atacul cerebral.

Cum poate funcționa ghimbirul

Ghimbirul conține câțiva compuşi precum gingerol, shogaol, paradol şi zingeron, care s-au dovedit a poseda proprietăți antidiabet, antilipidemice, antiinflamatoare, antivomă şi anticancerigene. Ghimbirul este şi un antioxidant puternic.

Doza de ghimbir

Doza recomandată de ghimbir nu a fost încă stabilită. Eu recomand folosirea ghimbirului ca şi condiment, aşa cum a fost folosit timp de mii de ani în câteva țări asiatice.

În cazul în care nu doriți să vă pregătiți singur mâncarea sau nu vă place gustul de ghimbir, puteți lua ghimbir sub formă de supliment.

Atenție:

Dacă decideți să luați ghimbir ar trebui să fiți atent la orice simptome neobişnuite, dar şi să vă monitorizați cu atenție glucoza din sânge, hemoglobina A1c, funcțiile ficatului şi ale rinichilor.

SCORȚIŞOARA

Medicii au fost mult timp intrigați de efectele benefice ale scorțişoarei. În decembrie 2003, un studiu excelent a fost publicat în Diabetes Care. În acest studiu (26), anchetatorii au separat un total de 60 de pacienți cu diabet de tip 2 în şase grupe. Grupele 1, 2 şi 3 au primit pudră de scorțişoară într-o doză zilnică de 1 gram, 3 grame şi respectiv 6 grame. Grupele 4, 5 şi 6 au primit capsule de placebo. La sfârşitul celor 40 de zile, a existat o scădere de 18-29% la glucoza din sânge la pacienții tratați cu scorțişoară comparativ cu cei din grupele placebo.

În plus, scorţişoara a scăzut de asemenea şi trigliceridele serice cu 23 – 30%. Pacienţii care consumă 6 grame de pudră de scorţişoară par să primească rezultate mai devreme, dar în 40 de zile toate dozele au avut aceeaşi eficacitate.

Atenţie:

Efectele pe termen lung ale scorţişoarei la oameni nu sunt cunoscute. Prin urmare, dacă decideţi să consumaţi scorţişoară, ar trebui să supravegheaţi orice simptome neobişnuite, precum şi glucoza din sânge, hemoglobina A1c, funcţiile ficatului şi ale rinichilor.

NOPAL

(Opuntia Streptacantha)

NOPAL (Opuntia Streptacantha) sau cactusul-pară spinos a fost folosit pentru controlul glucozei de mexicani timp de secole. Studiile au raportat o îmbunătățire a controlului glucozei şi o scădere a nivelului de insulină indicând o scădere în rezistenţa insulinei.

Un astfel de studiu excelent (27) a fost realizat pe trei grupe de pacienţi cu diabet de tip 2. Grupul unu (16 pacienţi) a ingerat 500 de grame de tulpini fripte de nopal. Grupul 2 (10 pacienţi) a primit doar 400 ml de apă ca test de control. Trei teste au fost efectuate pe grupul 3 (6 pacienţi): unul cu nopal, al doilea cu apă şi al treilea cu o ingestie de 500 grame de dovleac fript. Cercetătorii au descoperit că glicemia şi nivelurile de insulină serică au scăzut semnificativ la grupele 1 şi 3, pe când la grupul 2 nu s-au observat aceleaşi modificări. Reducerea medie de glucoză a ajuns la 17% de la valorile de bază la 180 de minute la grupul 1 şi 16% la grupul

3; reducerea de insulină serică la 180 de minute a ajuns la 50% în grupul 1 şi la 40% în grupul 3. Acest studiu arată că tulpinele de nopal (O. Streptacantha Lem.) scad glucoza din sânge precum şi nivelul de insulină la pacienţii cu diabet de tip 2. Mecanismul acestui efect este o reducere a rezistenţei la insulină.

Se pare că încălzirea nopalului este necesară pentru a obţine efectul de scădere al glucozei. Într-un studiu (28), extractele brute nu au provocat o scădere semnificativă a glucozei din sânge şi rezultatele au fost similare cu cele ale testului de control cu apă. Aportul de tulpini fripte de nopal a provocat o scădere semnificativă a nivelului de zahăr din sânge, care a ajuns la media de 48 mg/dl mai scăzută decât valorile bazale la 180 de minute.

Efectul de scădere a glucozei cu ajutorul nopalului este văzut între două şi şase ore după ingestia a 500 de grame de tulpini fripte de nopal (29).

Ce doză de nopal?

Un studiu excelent (30) s-a uitat atent la diferite doze de nopal pentru pacienţii cu diabet de tip 2. Cercetătorii au descoperit o legătură directă între diferite doze şi efectul de scădere a glucozei cu ajutorul nopalului. Ei au observat o scădere (medie) a glucozei din sânge de 2, 10, 30 şi 46 mg/dl mai mică decât valoarea de bază cu 0, 100, 300 şi 500 de grame de nopal.

<u>Atenţie:</u>

Trebuie să fiţi foarte atent cu privire la nivelul scăzut de zahăr din sânge (hipoglicemie). Efectele pe termen lung ale nopalului nu sunt cunoscute. Prin urmare, dacă decideţi să luaţi nopal, ar trebui să supravegheaţi orice simptome neobişnuite şi să monitorizaţi cu atenţie glucoza din sânge, hemoglobina A1c, funcţiile ficatului şi ale rinichilor.

KUNTH

(Psacalium peltatum)

Psacalium Peltatum este o plantă medicinală care se foloseşte în tratamentul diabetului în Mexic.

Studiile ştiinţifice confirmă efectele sale antidiabet. Într-un astfel de studiu (31), un preparat cu apă din această plantă a cauzat o scădere a nivelurilor de glucoză din sânge la şoareci.

Mecanismul acţiunii

S-a demonstrat că rădăcinile de Psacalium Peltatum (AP-fracţie) conţin un compus de tip carbohidrat cu proprietate de scădere a glucozei din sânge (32).

Într-un alt studiu (33), cercetătorii au arătat că pregătirea apei din Psacalium Peltatum (AP-fracţie) nu doar că a scăzut glucoza din sânge la şoareci, dar a şi arătat proprietăţi antioxidante şi antiinflamatorii. Cercetătorii au concluzionat că Psacalium Peltatum poate fi valoroasă în prevenirea rezistenţei la insulină, precum şi în prevenirea dezvoltării şi progresiei complicaţiilor de diabet provocate de inflamaţia cronică.

Un studiu experimental (34) pe iepuri, a demonstrat că activitatea de scădere a glucozei de către Psacalium Peltatum, cere să existe funcţia pancreatică sau prezenţa insulinei.

Ce doză de Psacalium Peltatum (Kunth)

Doza sigură, eficientă de Psacalium Peltatum (Kunth) nu a fost determinată pentru folosirea de către oameni. Probabil cel mai bun mod este cel folosit în medicina populară din Mexic, ca pregătire a apei din rădăcinile ei.

Atenţie:

Trebuie să fiţi extrem de atent cu privire la zahărul scăzut din sânge (hipoglicemie). Efectele pe termen lung de Psacalium Peltatum (Kunth) la oameni nu sunt cunoscute. Prin urmare, dacă decideţi să consumaţi Psacalium Peltatum (Kunth), ar trebuie să aveţi grijă la simptomele neobişnuite, dar şi să monitorizaţi îndeaproape glucoza din sânge, hemoglobina A1c, funcţiile ficatului şi ale rinichilor.

CUCURBITA Ficifolia

Cucurbita Ficifolia Bouche (C. Ficifolia) este o plantă asemănătoare dovleacului, cultivată frecvent în Mexic şi în America Latină. Este cultivată şi în Asia. Numele sale diverse în limba română sunt: dovleac Siam, dovlecel Thai, dovleac subţire ca fideaua, dovleac asiatic, tărtăcuţă cu frunze de smochin, pepene aripi de rechin, pepene galben cu seminţe negre, plăcintar (în Australia şi Noua Zeelandă), tărtăcuţă Malabar sau dovleac. Are şi câteva denumiri în limbile locale din America Latină şi Asia.

Cucurbita Ficifolia este folosită în medicina populară pentru a trata diabetul. Câteva studii experimentale şi clinice au arătat că fructul de la Cucurbita Ficifolia nu posedă efecte semnificative pentru scăderea glucozei din sânge.

Un astfel de studiu (34) s-a efectuat pe şoareci. Administrarea orală a extractului de fruct pentru 30 de zile a rezultat într-o reducere semnificativă a glucozei din sânge, a hemoglobinei glicozilată (HbA1C) şi o creştere a nivelului de insulină plasmă.

Într-un studiu clinic (35), pacienţilor cu diabet de tip 2 li s-a dat extract crud de Cucurbita Ficifolia sau apă într-o singură doză de 4 ml/kg greutate corporală, în două sesiuni diferite separate de cel puţin 1 săptămână. Pacienţii au încetat luarea medicamentelor cu 24 de ore înainte de fiecare parte a studiului. Administrarea orală de Cucurbita Ficifolia a fost urmată de o scădere semnificativă a nivelurilor de glucoză din sânge, de la o medie de 217 mg/dl la 169 mg/dl 3 ore după şi la 150 mg/dl, 5 ore după administrarea extractului.

Mecanismul acţiunii

Recent, o substanţă numită, D-chiro-inositol a fost sugerată ca şi compusul responsabil pentru scăderea zahărului din sânge (36). În plus, Cucurbita Ficifolia s-a dovedit a poseda proprietăţi antioxidante şi antiinflamatoare (36).

Ce doză de Cucurbita Ficifolia?

Doza sigură, eficientă de Cucurbita Ficifolia nu a fost încă determinată la oameni. Pe baza studiului clinic de mai sus, o doză de 4 ml/kg greutate corporală de extract crud de fruct Cucurbita Ficifolia pare a fi rezonabil pentru pacienţii cu diabet de tip 2. Totuşi, este prudent să întrerupeţi medicamentele antidiabet cu 24 de ore înainte de a lua extract crud de fruct Cucurbita Ficifolia, aşa cum s-a făcut în studiu. Ar trebui să vă monitorizaţi nivelul de zahăr din sânge de mai multe ori pe zi, în primul rând pentru a vă da seama cum răspund zaharurile din sânge la extractul de fruct Cucurbita Ficifolia. Apoi, puteţi adăuga medicamente antidiabet în consecinţă.

Atenţie:

Trebuie să fiţi extrem de atent la scăderea zahărului din sânge (hipoglicemie) deoarece Cucurbita Ficifolia cauzează o creştere la nivelul insulinei.

Efectele pe termen lung ale Cucurbita Ficifolia la oameni nu sunt cunoscute. Prin urmare, dacă decideţi să luaţi Cucurbita Ficifolia, ar trebui să aveţi grijă la simptomele neobişnuite, dar şi să vă monitorizaţi glucoza din sânge, hemoglobina A1c, funcţiile ficatului şi ale rinichilor.

USTUROI

(Allium Sativum)

Beneficiile pentru sănătate ale usturoiului au fost recunoscute din cele mai vechi timpuri. Într-un studiu excelent (37), cercetătorii au comparat rezultatele terapiei de usturoi (250 mg de două ori pe zi) plus Metformin cu terapia de Metformin singur la pacienţii cu diabet de tip 2. Au fost 30 de pacienţi în acest grup. Pacienţii au fost monitorizaţi timp de 12 săptămâni.

Cercetătorii au observat o mare reducere semnificativă în nivelurile de glucoză din sânge atât înainte de masă, cât şi după masă la grupul usturoi plus Metformin comparativ cu grupul care era doar pe Metformin.

În plus, grupul care a luat usturoiul plus Metformin a avut o reducere mai mare a colesterolului total, a trigliceridelor, a colestrolului LDL (rău) şi a CRP (C-proteină reactivă) şi o creştere a colesterolului HDL (bun) comparativ cu grupul care a luat doar Metformin.

Usturoiul conţine o varietate de compuşi eficienţi precum alicină, care este un compus ce conţine sulf. Acesta dispune de proprietăţi antioxidante, care scad glucoza şi trigliceridele. În plus, alicina protejează împotriva formării cheagurilor, îmbunătăţeşte circulaţia sângelui şi poate să scadă tensiunea sângelui, toate acestea fiind efecte de dorit la pacienţii cu diabet de tip 2.

Într-un excelent studiu experimental (38), usturoiul crud s-a dovedit a reduce semnificativ glucoza din sânge, insulina, trigliceridele şi nivelurile de acid uric, precum şi rezistenţa la insulină la şobolanii cu diabet de tip 2.

Într-un alt studiu (39), extractul de usturoi bătrân s-a dovedit benefic pentru bărbaţi cu boli coronariene stabilite.

Cât de mult usturoi?

Cel mai bun mod este să folosiţi usturoi proaspăt în mâncare, dar şi să consumaţi uneori usturoi bătrân. Dacă nu consumaţi sau nu puteţi să consumaţi usturoi, atunci usturoiul într-o doză de 250 mg de două ori pe zi pare potrivit. Această doză a fost folosită în studiul clinic (37) la diabeticii de tip 2 menţionat mai sus.

CEAPA

(Allium Cepa)

Ceapa creşte şi este consumată peste tot în lume. În plus, se ştie că ceapa are uimitoare beneficii pentru sănătate precum antidiabetic, anticancer, scade colesterolul şi tensiunea arterială în medicina populară.

În ultimii ani, medicina tradiţională a arătat un interes destul de mare în evaluarea beneficiilor asupra sănătăţii a multor plante cu potenţial de medicament, inclusiv ceapa.

Într-un studiu clinic (40), ceapa a fost dată sub formă de bucăţi mici, tocate şi proaspete, de 100 gm pacienţilor cu diabet de tip 1 şi de tip 2. Cercetătorii au observat o scădere semnificativă a nivelului de glucoză din sânge. Acesta a scăzut cu aproximativ 89 mg/dl la diabeticii de tip 1 şi cu 40 mg/dl la diabeticii de tip 2 la patru ore după ingestia cepei.

Mecanismul acţiunii

Ceapa este bogată în flavonoide, precum quercetin, şi compuşi de sulf, precum cisteina şi alil propil disulfură. Aceşti compuşi posedă efecte antidiabet, antibiotice, scăderea colesterolului, anticheag şi alte diverse efecte biologice benefice.

Într-un studiu experimental (41), un compus din ceapă care conţine sulf, S-metil cisteină sulfoxid, a arătat o capacitate modestă de a scade glucoza din sânge. Acest efect pare să fie datorat creşterii producţiei de insulină şi/sau acţiunii sale. S-a descoperit şi că acest compus are o puternică proprietate antioxidantă.

Cât de multă ceapă?

Cea mai bună modalitate de a beneficia de ceapă este să o folosiţi la gătit după metoda tradiţională. A mânca ceapă crudă la doze de 100 grame pare să fie sigur şi eficient, aşa cum s-a arătat în studiul menţionat mai sus (40).

Pe scurt

Pe scurt, multe plante sunt folosite în medicina populară pentru a trata diabetul peste tot în lume. În ultimii ani, a existat un interes foarte mare al medicinii tradiţionale pentru investigarea acestor plante. Cercetătorii folosesc tehnici moderne, precum şi standarde moderne, pentru a testa aceste ierburi. Acum, există suficiente dovezi ştiinţifice pentru multe dintre aceste ierburi şi eficienţa lor în scăderea nivelului de zahăr din sânge la animalele din laborator, aşa cum am descris în acest capitol. Totuşi, există doar câteva studii clinice făcute pe pacienţi diabetici, care sunt de obicei pe termen scurt. Studiile clinice cu date pe termen lung sunt chiar şi mai rare.

Prin urmare, dacă decideţi să includeţi ierburi ca parte a programului dumneavoastră de tratament pentru diabet, monitorizaţi îndeaproape glucoza din sânge, permiteţi medicului dumneavoastră să ştie despre toate ierburile şi vitaminele pe care le luaţi şi testaţi-vă sângele cu regularitate la intervale de aproximativ 3 luni, pentru HbA1c, funcţia ficatului şi a rinichilor. Dacă dezvoltaţi vreun simptom neobişnuit, întrerupeţi consumul de ierburi şi vedeţi dacă simptomul dispare.

În final, nu pot să scot prea tare în evidenţă faptul că ar trebui să vă informaţi medicul despre toate ierburile şi vitaminele pe care le luaţi.

Referinţe:

1. Neelakantan N[1], Narayanan M, de Souza RJ, van Dam RM. Effect of fenugreek (Trigonella foenum-graecum L.) intake on glycemia: a meta-analysis of clinical trials. *Nutr J.* 2014 Jan 18;13:7

2. Bordia A[1], Verma SK, Srivastava KC. Effect of ginger (Zingiber officinale Rosc.) and fenugreek (Trigonella foenumgraecum L.) on blood lipids, blood sugar and platelet aggregation in patients with coronary artery disease. *Prostaglandins Leukot Essent Fatty Acids.* 1997 May;56(5):379-84.

3. Hannan JM[1], Ali L, Rokeya B, Khaleque J, Akhter M, Flatt PR, Abdel-Wahab YH. Soluble dietary fibre fraction of Trigonella

foenum-graecum (fenugreek) seed improves glucose homeostasis in animal models of type 1 and type 2 diabetes by delaying carbohydrate digestion and absorption, and enhancing insulin action. *Br J Nutr.* 2007 Mar;97(3):514-21

4. Maleppillil Vavachan Vijayakumar[1], Sandeep Singh[1], Rishi Raj Chhipa[1], and Manoj Kumar Bhat[1]. The hypoglycaemic activity of fenugreek seed extract is mediated through the stimulation of an insulin signalling pathway. *Br J Pharmacol.* Sep 2005; 146(1): 41–48.

5. Etsuko Muraki[1], Yukie Hayashi[2], Hiroshige Chiba[1], Nobuyo Tsunoda[1], and Keizo Kasono[1]. Dose-dependent effects, safety and tolerability of fenugreek in diet-induced metabolic disorders in rats. *Lipids Health Dis.* 2011; 10: 240.

6. R.D. Sharma. Effect of fenugreek seeds and leaves on blood glucose and serum insulin responses in human subjects. *Nutrition Research.* Vol.6, Issue 12, Dec 1986; 1353–1364

7. Shetty AK[1], Kumar GS, Sambaiah K, Salimath PV. Effect of bitter gourd (Momordica charantia) on glycaemic status in streptozotocin induced diabetic rats. *Plant Foods Hum Nutr.* 2005 Sep;60(3):109-12.

8. Sathishsekar D[1], Subramanian S. Beneficial effects of Momordica charantia seeds in the treatment of STZ-induced diabetes in experimental rats. *Biol Pharm Bull.* 2005 Jun;28(6):978-83.

9. Habicht SD, Ludwig C, Yang RY, Krawinkel MB[1]. Momordica charantia and Type 2 Diabetes: From in vitro to Human Studies. *Curr Diabetes Rev.* 2014 Jan;10(1):48-60.

10. Sasa M[1], Inoue I, Shinoda Y, Takahashi S, Seo M, Komoda T, Awata T, Katayama S. Activating effect of momordin, extract of bitter melon (Momordica Charantia L.), on the promoter of human PPARdelta.
J Atheroscler Thromb. 2009;16(6):888-92.

11. Sugihara Y[1], Nojima H, Matsuda H, Murakami T, Yoshikawa M, Kimura I. Antihyperglycemic effects of gymnemic acid IV, a compound derived from Gymnema sylvestre leaves in streptozotocin-diabetic mice.

J Asian Nat Prod Res. 2000;2(4):321-7.
12. Baskaran K[1], Kizar Ahamath B, Radha Shanmugasundaram K, Shanmugasundaram ER. Antidiabetic effect of a leaf extract from Gymnema sylvestre in non-insulin-dependent diabetes mellitus patients.
J Ethnopharmacol. 1990 Oct;30(3):295-300.
13. Kumar V[1], Bhandari U[2], Tripathi CD[3], Khanna G[4]. Anti-obesity effect of Gymnema sylvestre extract on high fat diet-induced obesity in Wistar rats. *Drug Res*. 2013 Dec;63(12):625-32
14. Kosaraju J[1], Dubala A, Chinni S, Khatwal RB, Satish Kumar MN, Basavan D. A molecular connection of Pterocarpus marsupium, Eugenia jambolana and Gymnema sylvestre with dipeptidyl peptidase-4 in the treatment of diabetes. *Pharm Biol*. 2014 Feb;52(2):268-71
15. Kumar SN[1], Mani UV, Mani I. An open label study on the supplementation of Gymnema sylvestre in type 2 diabetics. *J Diet Suppl*. 2010 Sep;7(3):273-82
16. Al-Romaiyan A[1], Liu B, Asare-Anane H, Maity CR, Chatterjee SK, Koley N, Biswas T, Chatterji AK, Huang GC, Amiel SA, Persaud SJ, Jones PM. A novel Gymnema sylvestre extract stimulates insulin secretion from human islets in vivo and in vitro. *Phytother Res*. 2010 Sep;24(9):1370-6
17. Halagappa K[1], Girish HN, Srinivasan BP. The study of aqueous extract of Pterocarpus marsupium Roxb. on cytokine TNF-α in type 2 diabetic rats. *Indian J Pharmacol.* 2010 Dec;42(6):392-6.
18. Baliga MS[1], Fernandes S, Thilakchand KR, D'souza P, Rao S. Scientific validation of the antidiabetic effects of Syzygium jambolanum DC (black plum), a traditional medicinal plant of India. *J Altern Complement Med.* 2013 Mar;19(3):191-7.
19. Sharma SB[1], Rajpoot R, Nasir A, Prabhu KM, Murthy PS. Ameliorative Effect of Active Principle Isolated from Seeds of Eugenia jambolana on Carbohydrate Metabolism in Experimental Diabetes. *Evid Based Complement Alternat Med.* 2011;2011:789871

20. Sharma SB[1], Tanwar RS, Nasir A, Prabhu KM. Antihyperlipidemic effect of active principle isolated from seed of Eugenia jambolana on alloxan-induced diabetic rabbits. *J Med Food.* 2011 Apr;14(4):353-9
21.Tanwar RS[1], Sharma SB, Singh UR, Prabhu KM. Attenuation of renal dysfunction by anti-hyperglycemic compound isolated from fruit pulp of Eugenia jambolana in streptozotocin-induced diabetic rats. *Indian J Biochem Biophys*. 2010 Apr;47(2):83-9.
22. Ravi K[1], Ramachandran B, Subramanian S. Effect of Eugenia Jambolana seed kernel on antioxidant defense system in streptozotocin-induced diabetes in rats. *Life Sci.* 2004 Oct 15;75(22):2717-31
23. Waheed A, Miana G.A., Ahmad S.I. CLINICAL INVESTIGATION OF HYPOGLYCEMIC EFFECT OF EUGENIA JAMBOLANA IN TYPE-II (NIDDM) DIABETES MELLITUS. *Pakistan Journal of Pharmacology.* Vol.24, No.1, January 2007, pp.13-17
24. Mozaffari-Khosravi H[1], Talaei B[2], Jalali BA[3], Najarzadeh A[2], Mozayan MR[4]. The effect of ginger powder supplementation on insulin resistance and glycemic indices in patients with type 2 diabetes: a randomized, double-blind, placebo-controlled trial. *Complement Ther Med.* 2014 Feb;22(1):9-16.
25. Arablou T[1], Aryaeian N, Valizadeh M, Sharifi F, Hosseini A, Djalali M. The effect of ginger consumption on glycemic status, lipid profile and some inflammatory markers in patients with type 2 diabetes mellitus. *Int J Food Sci Nutr.* 2014 Feb 4
26. Khan A[1], Safdar M, Ali Khan MM, Khattak KN, Anderson RA. Cinnamon improves glucose and lipids of people with type 2 diabetes. *Diabetes Care.* 2003 Dec;26(12):3215-8.
27. Frati-Munari AC[1], Gordillo BE, Altamirano P, Ariza CR. Hypoglycemic effect of Opuntia streptacantha Lemaire in NIDDM. *Diabetes Care*. 1988 Jan;11(1):63-6.
28. Frati-Munari AC[1], Altamirano-Bustamante E, Rodríguez-Bárcenas N, Ariza-Andraca R, López-Ledesma R. [Hypoglycemic action of Opuntia streptacantha Lemaire: study using raw extracts].

[Article in Spanish]. *Arch Invest Med (Mex)*. 1989 Oct-Dec;20(4):321-5.
29. Frati-Munari AC[1], Ríos Gil U, Ariza-Andraca CR, Islas Andrade S, López Ledesma R. [Duration of the hypoglycemic action of Opuntia streptacantha Lem].[Article in Spanish] *Arch Invest Med (Mex)*. 1989 Oct-Dec;20(4):297-300.
30. Frati-Munari AC, Del Valle-Martínez LM, Ariza-Andraca CR, Islas-Andrade S, Chávez-Negrete A. [Hypoglycemic action of different doses of nopal (Opuntia streptacantha Lemaire) in patients with type II diabetes mellitus]. [Article in Spanish] *Arch Invest Med (Mex)*. 1989 Apr-Jun;20(2):197-201.
31. Contreras-Weber C[1], Perez-Gutierrez S, Alarcon-Aguilar F, Roman-Ramos R. Anti-hyperglycemic effect of Psacalium peltatum. *Proc West Pharmacol Soc*. 2002;45:134-6.
32. Contreras C[1], Román R, Pérez C, Alarcón F, Zavala M, Pérez S. Hypoglycemic activity of a new carbohydrate isolated from the roots of Psacalium peltatum. *Chem Pharm Bull (Tokyo)*. 2005 Nov;53(11):1408-10.
33. Alarcon-Aguilar FJ[1], Fortis-Barrera A, Angeles-Mejia S, Banderas-Dorantes TR, Jasso-Villagomez EI, Almanza-Perez JC, Blancas-Flores G, Zamilpa A, Diaz-Flores M, Roman-Ramos R. Anti-inflammatory and antioxidant effects of a hypoglycemic fructan fraction from Psacalium peltatum (H.B.K.) Cass. In streptozotocin-induced diabetes mice.
J Ethnopharmacol. 2010 Nov 11;132(2):400-7.
34. Xia T[1], Wang Q. Antihyperglycemic effect of Cucurbita ficifolia fruit extract in streptozotocin-induced diabetic rats. *Fitoterapia*. 2006 Dec;77(7-8):530-3.
35. Acosta-Patiño JL[1], Jiménez-Balderas E, Juárez-Oropeza MA, Díaz-Zagoya JC. Hypoglycemic action of Cucurbita ficifolia on Type 2 diabetic patients with moderately high blood glucose levels. *J Ethnopharmacol*. 2001 Sep;77(1):99-101.
36. Roman-Ramos R[1], Almanza-Perez JC, Fortis-Barrera A, Angeles-Mejia S, Banderas-Dorantes TR, Zamilpa-Alvarez A, Diaz-Flores M, Jasso I, Blancas-Flores G, Gomez J, Alarcon-Aguilar FJ.

Antioxidant and anti-inflammatory effects of a hypoglycemic fraction from Cucurbita ficifolia Bouché in streptozotocin-induced diabetes mice. *Am J Chin Med.* 2012;40(1):97-110.
37. Rahat Kumar,[1] Simran Chhatwal,[1] Sahiba Arora,[2] Sita Sharma,[3] Jaswinder Singh,[1] Narinder Singh,[1] Vikram Bhandari,[1] Ashok Khurana. Antihyperglycemic, antihyperlipidemic, antiinflammatory and adenosine deaminase – lowering effects of garlic in patients with type 2 diabetes mellitus with obesity. *Diabetes Metab Syndr Obes.* 2013; 6: 49–56.
38. Raju Padiya,[1] Tarak N Khatua,[1] Pankaj K Bagul,[1] Madhusudana Kuncha,[1] Sanjay K Banerjee. Garlic improves insulin sensitivity and associated metabolic syndromes in fructose fed rats. *Nutr Metab (Lond).* 2011; 8: 53.
39. Williams MJ[1], Sutherland WH, McCormick MP, Yeoman DJ, de Jong SA. Aged garlic extract improves endothelial function in men with coronary artery disease. *Phytother Res.* 2005 Apr;19(4):314-9
40. Imad M. Taj Eldin,[1] Elhadi M. Ahmed,[2] and Abd Elwahab H.M. Preliminary Study of the Clinical Hypoglycemic Effects of ALLIUM CEPA (Red Onion) in Type 1 and Type 2 Diabetic Patients. *Environ Health Insights.* 2010; 4: 71–77.
41. Kumari K[1], Augusti KT. Antidiabetic and antioxidant effects of S-methyl cysteine sulfoxide isolated from onions (Allium cepa Linn) as compared to standard drugs in alloxan diabetic rats. *Indian J Exp Biol.* 2002 Sep;40(9):1005-9

CAPITOLUL 15

MEDICAMENTE CU PRESCRIPȚIE, ATUNCI CÂND ESTE NECESAR

Acum ajungem la ceea ce eu văd ca fiind al cincilea pas pentru a gestiona diabetul de tip 2: medicamente cu prescripție.

Pot să-mi controlez diabetul fără medicamente?

Puteți să vă controlați diabetul de tip 2 fără medicamente dacă aveți diabet ușor în fază incipientă, care este diagnosticat printr-un test de toleranță la glucoza orală, așa cum am menționat în capitolul „Abordarea mea științifică a tratamentului diabetului". Din nefericire, majoritatea oamenilor au diabet avansat în momentul în care sunt diagnosticați cu diabet de tip 2. Apoi, aveți nevoie, de obicei, de medicament antidiabet, cel puțin la început. Gândiți-vă la medicamentele antidiabet ca la un „rău necesar".

Este adevărat că fiecare medicament poartă cu el potențiale efecte adverse, dar diabetul necontrolat poate duce la serioase complicații. Prin urmare, este important să vă controlați eficient diabetul.

Medicii ar trebui să prescrie medicamente antidiabet doar ca adjuvant la schimbările stilului de viață, pe care le-am descris deja în detaliu. Din nefericire, mulți medici se concentrează pur și simplu pe medicamentele prescrise, fără a discuta schimbările stilului de viață cu pacienții lor diabetici.

În cele din urmă, este între dumneavoastră și medicul dumneavoastră dacă decideți să luați un medicament antidiabet sau nu.

Ce medicament antidiabet și de ce?

Dacă decideți să luați medicamente antidiabet, ar trebui să discutați acest aspect cu medicul dumneavoastră: De ce a ales medicul un anumit tip de medicament și care sunt avantajele și dezavantajele acestuia, inclusiv toate efectele adverse posibile.

La pacienții mei, mă concentrez pe tratarea Rezistenței la insulină – cauza principală a diabetului de tip 2 – în primul rând. Prin urmare, utilizez în mod special acele medicamente antidiabet care ajută la tratarea rezistenței la insulină.

Iată o listă cu medicamentele antidiabet cele mai prescrise în SUA, enumerate după marca lor, dar și ca nume generice, urmate de informații mai detaliate și specifice despre avantajele, dezavantajele lor și efectele adverse.

Medicamente antidiabet din SUA

Numele mărcii	Nume generic	Mecanism de acțiune	Clasa de medicament
Glucophage Fortamet Glumetza Riomet	Metformin	Tratează în primul rând rezistența la insulină la nivelul ficatului	Biguanide
Actos	Pioglitazona	Tratează în primul rând rezistența la insulină la nivelul celulelor musculare și	Tiazolidină dione (TZD)

		adipoase	
Starlix	Nateglinida	Crește producerea insulinei	Aminoacizi derivați
Prandin	Repaglinida	Crește producerea insulinei	Meglitinide
Byetta	Exenatida	Crește producerea insulinei, scade secreția de glucagon*, reduce golirea stomacului și scade pofta de mâncare	Agenți endogeni mimetici
Victoza	Liraglutid		
Januvia	Sitagliptin	Crește producerea de insulină, scade secreția de glucagon	DPP-4 inhibitori
Onglyza	Saxagliptin		
Tradjenta	Linagliptin		
Nesina	Alogliptin		
Amaryl	Glimepirida	Crește producerea de insulină	Agenți sulfonilureici
Diabeta micronase Glynase	Gliburidă		
Glucotrol	Glipizidă		
Precose	Acarbose	Scade absorbția de glucoză din intestine după masă	Inhibitori alfa-glucozidaza
Glyset	Miglitol		

Invokana	Canagliflozin	Creşte excreţia glucozei prin rinichi	Inhibitor sodiu-glucoză co-transportor2 (SGLT2)

*Glucagonul este un hormon produs de celulele alfa ale pancreasului. El creşte glucoza din sânge.

Medicamente combinate

Actoplus met	Pioglitazonă & Metformin
Oseni	Pioglitazonă & Alogliptin
Duetact	Pioglitazonă & Glimepiride
Glucovance	Metformin & Glyburida
Jentadueto	Linagliptin & Metformin
Kombiglyze	Saxagliptin & Metformin
Janumet	Sitagliptin & Metformin
Kazano	Alogliptin & Metformin
Prandimet	Repaglinide & Metformin

Vă rog să notați că menționez aici doar punctele clinice în legătură cu aceste medicamente, în principal pe baza propriei mele experiențe clinice. Descrierea poate să nu includă toate posibilele efecte adverse ale medicamentului, pentru care va trebui să vă consultați cu medicul dumneavoastră sau să navighați pe internet.

Glucophage, Fortamet, Glumetza, Riomet

(Generic: Metformin)

Metformin a fost lansat pentru utlizare în SUA în 1994 sub numele de marcă Glucophage, deși fusese deja folosit în alte părți ale lumii pentru mulți ani. Acum, metforminul este disponibil și sub alte nume de marcă precum Fortamet, Glumetza și Riomet, dar și sub numele său generic. Riomet este unic pentru că este disponibil sub formă de lichid.

Metformin acționează în primul rând prin reducerea rezistenței la insulină la nivelul ficatului. În mod normal, ficatul produce în mod activ glucoză în timpul nopții, atunci când dormiți. La pacienții cu diabet de tip 2, acest fenomen este exagerat. Acum înțelegeți de ce vă puteți trezi cu un nivel ridicat de glucoză în sânge deși nu ați mâncat nimic peste noapte. Metformin reduce această producere în exces de glucoză de către ficat și ajută la scăderea glucozei din sânge dimineața.

Avantaje:

- Metformin în sine nu provoacă scăderea glucozei din sânge.

- Metformin reduce modest trigliceridele serice.
- Metformin cauzează şi o pierdere în greutate.
- Metformin poate reduce riscul de cancer pancreatic. Acest lucru a fost demonstrat într-un studiu excelent, pe care l-am menţionat mai devreme. În acest studiu (4) de la Universitatea de Medicină din Texas, Centrul de Cancer Anderson din Houston, cercetătorii au observat că pacienţii cu diabet de tip 2 care erau trataţi cu insulină erau **de 5 ori** mai predispuşi să dezvolte cancer pancreatic comparativ cu cei care nu foloseau insulină. Pe de altă parte, pacienţii care au luat Metformin aveau **62% risc mai scăzut** în dezvoltarea cancerului pancreatic.

<u>Dezavantaje:</u>

- Greaţa, tulburările abdominale şi diareea sunt reacţii adverse destul de comune datorate metforminului. Dacă aveţi oricare dintre aceste simptome, fie reduceţi doza, fie chiar opriţi definitiv administrarea medicamentului, dar doar după ce aţi verificat aceasta cu medicul dumneavoastră.
- Uneori, pacienţii reclamă un gust metalic în gură, care limitează pofta de mâncare. Acest efect advers poate să funcţioneze în avantajul dumneavoastră, ajutându-vă să pierdeţi în greutate.
- Deficitul de vitamina B12 poate fi şi el dezvoltat. Din experienţa mea, acesta este un efect advers frecvent. Deficitul de vitamina B12 poate provoca furnicături şi amorţeli în picioare şi mâini (neuropatie periferică), uitare (demenţă), nivel scăzut de sânge (anemie) şi o creştere a nivelurilor de homocisteină, care este un

factor de risc pentru bolile de inimă şi pentru atacul cerebral. Prin urmare, o idee bună este să verificaţi nivelul de vitamina B12 printr-un test de sânge. Dacă nivelul este scăzut sau în limitele scăzut-normale, începeţi să luaţi vitamina B12. Alternativ, puteţi începe să luaţi vitamina B12 dacă sunteţi pe metformin, fără să vă verificaţi nivelul de vitamina B12 din sânge. Nu trebuie să vă faceţi griji cu privire la prea multă vitamină B12 deoarece nu s-au raportat cazuri de supradoză cu vitamina B12.

- Un efect advers serios, dar rar, al metforminului este acidoza lactică, o situaţie diagnosticată prin test de sânge. Aceasta poate să apară dacă metformin este folosit de pacienţii cu insuficienţă renală, boli de ficat, insuficienţă cardiacă, emfizem sau şoc. Acidoza lactică are o rată ridicată a mortalităţii. Prin urmare, metformin ar trebuie să nu fie folosit în condiţiile menţionate mai sus.
- Ar trebui să refuzaţi metformin timp de douăzeci şi patru de ore după o procedură implicând administrarea unui colorant, precum o angiografie coronariană sau scanare CT. Raţiunea pentru această precauţie este că aţi putea dezvolta insuficienţă renală după aceste tipuri de proceduri. Dacă metformin este consumat în prezenţa insuficienţei renale, puteţi dezvolta acidoză lactică.
- Un test de sânge pentru funcţia renală (creatinină serică) ar trebuie să fie efectuat la douăzeci şi patru de ore după procedură. Puteţi relua metformin dacă testul este normal.

Actos

(Generic: Pioglitazonă)

Actos (pioglitazonă) aparține clasei de medicamente cunoscute ca medicamente TZD (prescurtare pentru tiazolidindionă). A fost lansat în SUA în 1999.

Actos (pioglitazonă) tratează rezistența la insulină la nivelul mușchilor și a grăsimii, care sunt două dintre cele mai importante locuri unde are loc rezistența la insulină. Reduce modest și rezistența la insulină din ficat, care este al treilea loc al rezistenței la insulină. Ca rezultat la reducerea rezistenței la insulină, propria insulină a corpului dumneavoastră devine mult mai eficientă în scăderea glucozei din sânge.

Actos (pioglitazonă) are un debut lent de acțiune. Nu veți vedea vreun efect semnificativ al glucozei din sânge în timpul primelor două săptămâni de terapie. Veți vedea efectul de vârf după trei sau patru luni de terapie.

Avantaje:

- Actos (pioglitazonă) *nu* provoacă scăderea glucozei din sânge.
- Spre deosebire de alte medicamente precum gliburida sau glipizida, Actos (pioglitazonă) nu stresează celulele care produc insulina (celulele beta) din pancreas. Prin urmare, veți continua să aveți un bun control al diabetului pentru o bună perioada de timp și nu veți ajunge pe insulină, ceea ce se întâmplă de obicei când luați medicamente precum gliburidă sau glipizide fără adaos de Actos.
- În plus față de controlul glucozei din sânge, Actos (pioglitazonă) are și alte efecte benefice. Scade

trigliceridele serice şi creşte colesterolul HDL (bun). Un nivel bun de colesterol HDL este cel mai important factor care reduce riscul de atac de cord, accident vascular cerebral, demenţă şi amputarea piciorului.

- Îngustarea vaselor de sânge (cunoscută şi ca ateroscleroză) este foarte frecventă la pacienţii diabetici. Din acest motiv sunteţi la un risc foarte ridicat de atac de cord, accident vascular cerebral, demenţă şi amputarea piciorului. Actos (pioglitazonă) poate reduce îngustarea vaselor de sânge. Acest efect extraordinar este unic la Actos. Într-un studiu excelent (1) publicat de prestigiosul *Journal of Clinical Endocrinology and Metabolism*, cercetătorii au observat o *reducere* în îngroşarea peretelui arterei carotide la pacienţii diabetici trataţi cu pioglitazonă (Actos).
- Pacienţii diabetici au un nivel ridicat de substanţă numită PAI-1 (plasminigen activator inhibitor – 1). Această anomalie vă plasează pe un risc mare de formare a cheagurilor şi o scădere a riscului de evenimente legate de cheag precum boli de inimă şi atac cerebral. Actos (pioglitazonă) scade nivelul de PAI -1 şi prin urmare poate preveni atacul de inimă şi cerebral.
- Diabeticii care au fost supuşi unui balon de angioplastie a îngustării arterelor coronare dezvoltă frecvent un alt blocaj după doar câteva luni. Aceasta se întâmplă datorită formării unui nou strat de căptuşeală a pereţilor vaselor de sânge cunoscută ca formarea neo-intimă. Într-un studiu experimental (2),

Actos (pioglitazonă) s-a dovedit că reduce formarea de neo-intimă.

Dezavantaje

- Unele persoane pot avea umflări ale gleznei și luare în greutate când iau Actos (pioglitazonă). Aceasta se întâmplă în primul rând din cauza retenției de apă. Dacă aveți deja o insuficiență cardiacă gravă (inimă slabă), Actos (pioglitazonă) poate fi problematic, deoarece poate să înrăutățească insuficiența cardiacă. Prin urmare, este *contraindicat* la pacienții care au insuficiență cardiacă moderată până la severă. Actos (pioglitazonă) poate provoca insuficiență cardiacă congestivă severă chiar dacă nu ați avut-o înainte. Prin urmare, cât timp luați Actos (pioglitazonă), ar trebui să aveți grijă la orice semne de insuficiență cardiacă congestivă, care includ scurtarea respirației, umflarea gleznei și creșterea excesivă în greutate fără vreun exces de aport alimentar.
- Veți putea observa și o ușoară creștere a colesterolului LDL, care poate să apară ca un efect nedorit, dar de fapt, nu este. Explicația pentru acest fenomen este următoarea. Colesterolul LDL are două subpopulații: Model B, particule mici, dense de LDL (care sunt mai dăunătoare) și Model A, particule mari, pufoase (care sunt mai puțin dăunătoare). Actos (pioglitazonă) provoacă un schimb de la particulele mici, dense la cele mari, pufoase. Cu creșterea mărimii particulelor de colestrol LDL, crește și cantitatea totală de colesterol LDL. Totuși, acest Model A „pufos" transformat de LDL este mai puțin periculos. Actos (pioglitazonă) crește și colesterolul

HDL. Raportul dintre colesterol HDL şi colesterol LDL rămâne în esenţă neschimbat sau poate fi chiar îmbunătăţit.

- Unele femei pot dezvolta o scădere a densităţii oaselor care măreşte riscul de fractură.
- Unele persoane pot dezvolta edemă musculară la ochi.
- Unele persoane pot dezvolta toxicitate a ficatului.

<u>Actos (pioglitazonă) provoacă un risc crescut de cancer al vezicii urinare?</u>

Unele reclame şi procese ale avocaţilor fac ca acest lucru să sune ca şi cum există o puternică asociere între Actos (pioglitazonă) şi riscul de cancer al vezicii urinare. Care este adevărul? Să ne uităm la studiul care este rădăcina acestei întregi confuzii.

Studiul (3) este din baza de date a farmaciei Kaiser Permanente din California de Nord (KPNC), publicat de Diabetes Care în 2011. Îm opinia mea, studiul a fost prost conceput. Mai întâi de toate, este un studiu retrospectiv. Orice om de ştiinţă ştie că un studiu retrospectiv nu este un studiu ştiinţific bun deoarece acest tip de studiu suferă de părtinirea investigatorului. Ca toate studiile retrospective, au existat şi în acest studiu o mulţime de probleme la care autorul a luat partea. De exemplu, majoritatea oamenilor din grupul Pioglitazon erau fumători, un factor de risc foarte cunoscut al cancerului vezicii urinare. Mult mai mulţi pacienţi trataţi cu Pioglitazon luau insulină şi medicamente sulfonilureice în comparaţie cu grupul care nu luau Pioglitazon. Folosirea insulinei în diabetul de tip 2 precum şi medicamentele sulfonilureice au fost legate de diverse tipuri de cancer, în special cancer pancreatic (4), un tip de cancer cu o mortalitate mai mare decât cel al vezicii urinare.

În plus, pacienții din grupul de tratament cu Pioglitazon au avut o lipsă de control mai severă a diabetului decât cei din grupul fără Pioglitazon. Diabetul în sine cauzează o creștere a riscului de cancer în general. Cu cât diabetul pe care îl aveți este mai sever necontrolat, cu atât mai mare este riscul de cancer.

Puteți vedea conceptul de studiu la următorul link:

http://clinicaltrials.gov/ct2/show/results/NCT01637935?term=actos%2C+kaiser&rank=1

În ciuda tuturor acestor prejudecăți, chiar autorii trag următoarea concluzie:

"În acest grup de pacienți cu diabet, folosirea pe termen scurt a pioglitazonului nu a fost asociată cu o creștere a incidenței de cancer a vezicii urinare, dar folosit pentru mai mult de 2 ani s-a asociat slab cu un risc crescut."

Acum, să punem lucrurile în perspectivă.

Datorită controversei ridicate de acest studiu, în informațiile de prescriere a Actos de către producător se recomandă ca pacienții cu cancer activ al vezicii urinare să *nu* folosească Actos.

Contrar acestui studiu de la Kaiser Permanente, mai multe studii au observat o *reducere* a riscului de cancer cu folosirea de Actos (pioglitazonă). Într-un astfel de studiu (5), cercetătorii au descoperit o *reducere de 33%* a riscului de cancer la plămâni la pacienții diabetici care luat medicamente TZD.

În concluzie, fiecare medicament are posibile efecte secundare. Noi, medicii, prescriem un medicament dacă beneficiile acestuia depăşesc potenţialele riscuri la un anumit pacient. *Prin urmare, rămâne între dumneavoastră şi medicul dumneavoastră, dacă doriţi să folosiţi Actos (pioglitazonă) sau nu.*

Starlix (Generic: Nateglinidă)
Prandin (Generic: Repaglinidă)

Starlix (nateglinidă) şi Prandin (repaglinidă) acţionează prin stimularea pancreasului de a produce mai multă insulină. Acţiunea Starlix (nateglinidă) şi Prandin (repaglinidă) durează timp de patru până la şase ore. Prin urmare, Starlix (nateglinidă) sau Prandin (repaglinidă) ar trebui luate în timpul mesei.

Avantaje:

- Starlix (nateglinidă) şi Prandin (repaglinidă) sunt medicamente cu o durată scurtă luate doar la o masă. Prin urmare, potenţialul de glucoză scăzută din sânge (hipoglicemie), în special noaptea, este mic. Dacă, din anumite motive, nu mâncaţi, nu luaţi Starlix (nateglinidă) sau Prandin (repaglinidă). În acest fel, nu veţi risca să aveţi hipoglicemie. Prin comparaţie, dacă un pacient ia vreun medicament sulfonilureic (care are o durată lungă de acţiune), sărind peste o masă poate să ducă la un episod de hipoglicemie.
- Prandin (repaglinidă) este folositor pentru pacienţii care au insuficienţă renală deoarece nu este excretat prin rinichi şi, prin urmare, nu se acumulează în organismul pacienţilor care au insuficienţă renală.

Dezavantaje:

- Aceste medicamente nu tratează rezistenţa la insulină, procesul de bază al bolii diabeticilor.

- Starlix (nateglinidă) şi Prandin (repaglinidă) sunt luate de obicei de trei ori pe zi. Unii pacienți pot uita să le ia corespunzător.
- Deşi rar, Starlix (nateglinidă) şi Prandin (repaglinidă) pot provoca scăderi ale glucozei din sânge (hipoglicemie).

Byetta, Bydureon (Generic: Exenatide)
Victoza (Generic: Liraglutide)

Byetta (exenatidă) şi Victoza (liraglutid) sunt medicamente asemănătoare. Ambele acționează prin imitarea unui produs chimic în corpul nostru cunoscut ca GLP – 1 (peptide – 1 asemănătoare glucagonului). GLP – 1 este unul dintre hormonii care apar în mod normal (chimici) în corpul nostru, cunoscuți sub denumirea colectivă de hormoni incretin.

Byetta a fost lansat în SUA în 2005. Este derivat dintr-un compus găsit în saliva monstrului Gila, o şopârlă mare originară din sud-vestul SUA. Byetta este injectat în fiecare zi. Mai recent, a devenit disponibilă şi ca injecție *săptămânală*, sub numele de Bydureon.

Victoza este sintetizat în laborator folosind tehnologia ADNr (ADN recombinant). A fost aprobat în SUA în 2010.

Byetta (exenatidă) şi Victoza (liraglutid) au câteva acțiuni care includ:

- Producerea de insulină din pancreas ca răspuns la încărcarea cu glucoză din alimente.
- Reducerea glucozei din ficat datorită unei scăderi a producerii de glucagon. Glucagonul este un hormon produs de celulele alfa din pancreas opuse celulelor beta care produc insulină. În mod normal, glucagon

provoacă creşteri ale nivelului de zahăr din sânge prin stimularea eliberării de glucoză din ficat.

- Încetinirea golirii stomacului. În consecinţă, alimentele se mută încet din stomac în intestine, unde absorbţia de alimente în sânge are loc. Astfel, există o uşoară creştere a glucozei din sânge după o masă.

Avantaje:

- Byetta (exenatidă) şi Victoza (liraglutid) sunt deosebit de utile pentru a controla creşterea bruscă a glucozei după mese.
- Byetta (exenatidă) şi Victoza (liraglutid) vă pot ajuta să pierdeţi în greutate.

Dezavantaje:

- Byetta (exenatidă) şi Victoza (liraglutid) nu tratează rezistenţa la insulină, procesul de bază al bolii de diabet de tip 2.
- Byetta (exenatidă) şi Victoza (liraglutid) trebuie să fie luate sub formă de injecţii, precum insulina.
- Greaţa şi voma, diareea, senzaţia de nervozitate, ameţeala, durerile de cap, aciditatea din stomac, constipaţia şi slăbiciunea sunt efecte adverse frecvente.
- Risc crescut de pancreatită acută.

Atenţie

Deoarece Byetta (exenatidă) şi Victoza (liraglutid) încetinesc golirea stomacului, pot să reducă absorbţia altor medicamente administrate pe cale orală, precum antibioticele şi anticoncepţionalele. Luaţi-vă anticoncepţionalele şi antibioticele cu cel puţin o oră înainte de injecţiile cu Byetta sau Victoza. Aceste medicamente pot interfera şi cu Coumadin. Prin urmare, monitorizaţi-vă INR-ul (Raport

Normalizat Internaţional) mai frecvent în timp ce luaţi acest medicamente.
Pacienţii cu diabet suferă deseori de gastropareză, care este o stare care rezultă din efectele diabetului asupra nervilor care controlează contracţiile stomacului. Simptomele de gastropareză includ balonarea stomacului după masă. Byetta (exenatidă) şi Victoza (liraglutid) pot înrăutăţi gastropareza la aceşti pacienţi.
Vă rog să notaţi că Victoza, în studiile pe animale, a provocat tumori tiroidiene şi chiar cancer – la câţiva şoareci şi şobolani. În prezent, nu se cunoaşte dacă Victoza cauzează tumori tiroidiene sau vreun tip de cancer al tiroidei numit cancer tiroidian medular (MTC) la unii oameni, care poate fi fatal dacă nu este detectat şi tratat mai devreme. Aceeaşi măsură se aplică şi la Byetta.

Januvia (Generic: Sitagliptin)
Onglyza (Generic: Saxagliptin)
Tradjenta (Generic: Linagliptin)
Nesina (Generic: Alogliptin)

Aceste medicamente se numesc inhibitori DPP-4 sau „gliptin”. Januvia (sitagliptin) a fost primul medicament din această clasă şi a devenit disponibil în SUA în 2006. Alte medicamente din această clasă au devenit disponibile de atunci.

Aceste medicamente acţionează prin inhibarea unei enzime, numită DPP4 (inhibitori dipeptidil ai peptidazei – 4) care rezultă în creşterea concentraţiilor a două produse chimice care apar în corpul nostru în mod normal, numite hormoni incretin. Aceştia sunt GLP-1 /peptide – 1 asemănătoare glucagonului) şi GIP (polipeptide insulinotropice dependente de glucoză).

În consecinţă, există o creştere a eliberării de insulină de la celulele beta din pancreas ca răspuns la o încărcare cu glucoză din alimente.

În plus, există o scădere în producţia de glucoză din ficat, datorată unei scăderi în nivelul de glucagon. Aşa cum am menţionat mai sus, glucagonul este un hormon produs de celulele alfa din pancreas, opus celulelor beta care produc insulină. În mod normal, glucagonul cauzează o creştere a nivelului de zahăr din sânge prin stimularea eliberării de glucoză de către ficat. Inhibitorii DPP-4 provoacă o scădere de glucagon, care rezultă într-o scădere a glucozei din ficat după masă.

Avantaje:

- Inhibitorii DPP4 sunt în special utili în controlul creşterii bruşte a glucozei după masă.

Dezavantaje:

- Inhibitorii DPP4 nu tratează rezistenţa la insulină, problema cea mai importantă a procesului de diabet de tip 2.
- Efecte secundare frecvente includ infecţii ale tractului respirator superior (răceli comune) şi dureri de cap.
- Risc crescut de pancreatită acută.

Atenţie

- Inhibitorii DPP4 pot provoca o creştere a nivelului din sânge de digoxină. Prin urmare, dacă luaţi digoxină, asiguraţi-vă că aţi verificat nivelul de digoxină din sânge în fiecare zi. Doza de digoxină va fi ajustată în conformitate de către medicul dumneavoastră.

- Doza de inhibatori DPP4 trebuie să fie scăzută la pacienții cu insuficiență renală cronică de grad moderat sau sever. Totuși, Tradjenta (generic: linagliptină) este o excepție, pentru că doza ei nu are nevoie să fie scăzută la pacienții cu boli renale cronice.

Amaryl (Generic: Glimepirida)
Glucotrol (Generic: Glipizida)
Micronase (Generic: Glyburida)
Diabeta (Generic: Glyburida)
Glynase (Generic: Glyburida)

Aceste medicamente se numesc medicamente sulfonilureice. Înainte de 1994, ele erau singurele medicamente disponibile în SUA pentru tratamentul diabetului de tip 2.

Aceste medicamente stimulează pancreasul să producă mai multă insulină. Efectul lor durează de obicei aproximativ douăzeci și patru de ore. La pacienții cu insuficiență renală, efectul lor poate dura până la două sau trei zile.

Avantaje

Aceste medicamente încep să lucreze imediat și sunt foarte eficiente în scăderea glucozei din sânge pe termen scurt.

Dezavantaje

- Aceste medicamente nu tratează rezistența la insulină, activarea de bază a procesului de diabet de tip 2.
- În timp ce luați aceste medicamente, glucoza din sânge poate să scadă prea jos (hipoglicemie). Simptomele de hipoglicemie includ palpitații ale inimii, tranpirație excesivă, slăbiciune, amețeli, o

senzaţie de leşin, şi chiar convulsii şi comă. Ţineţi minte, puteţi experimenta aceste simptome dacă aveţi un atac de cord sau un accident vascular cerebral. Prin urmare, verificaţi-vă nivelul de zahăr din sânge dacă aveţi oricare dintre aceste simptome. Pentru mai multe detalii, vă rog consultaţi capitolul despre hipoglicemie.

Precose (Generic: Acarbose)
Glyset (Generic: Miglitol)

Precose (acarbose) şi Glyset (miglitol) acţionează prin scăderea absorbţiei de glucoză din intestine după ce mâncaţi. Aceste medicamente sunt în mod deosebit utile dacă aveţi niveluri ridicate de glucoză în sânge după masă.

Avantaje

- Precose (acarbose) şi Glyset (miglitol), prin ele însele, nu cauzează scăderea nivelurilor de glucoză din sânge (hipoglicemie).
- Precose (acarbose) şi Glyset (miglitol) pot ajuta să controlaţi creşterea nivelurilor de glucoză din sânge după masă.

Dezavantaje

- Nu tratează rezistenţa la insulină, problema cea mai importantă a procesului de diabet de tip 2.
- Dacă sunt folosite singure, Precose (acarbose) precum şi Glyset (miglitol) sunt medicamente slabe pentru a controla nivelurile de zahăr din sânge.
- Pacienţii trec frecvent prin efecte secundare gastrointestinale, precum flatulenţă, diaree şi dureri

abdominale; se poate dezvolta chiar şi o toxicitate a ficatului, în special dacă se iau doze mari.

Atenție

Teste ale funcției ficatului ar trebui făcute la fiecare două sau trei luni dacă luați Precose (acarbose) sau Glyset (miglitol).

Invokana
(Generic: Canagliflozin)

Invokana este „noul puşti de la bloc". A fost lansat în SUA în 2013. Este un inhibitor co-transportor2 de sodiu-glucoză (SGLT2). Acționează prin excretarea glucozei prin rinichi. Este prea devreme pentru a raporta efecte adverse pe termen lung la populația generală diabetică prin comparație cu studiile clinice inițiale.

Dezavantaje

- Invokana nu tratează rezistența la insulină, problema cea mai importantă a procesului de diabet de tip 2.
- Invokana poate provoca urinare excesivă, dezhidratare, hipotensiune arterială, nivel crescut de potasiu din sânge (care poate fi o amenințare pentru viață), disfuncții renale, creştere de colesterol LDL, infecții ale tractului urinar şi infecții fungice genitale.

Referințe

1. Koshiyama H, Shimono D, et al. Inhibitory effect of pioglitazone on carotid arterial wall thickness in type 2 diabetes. *J Clin Endocrinol Metab* 2001; 86(7):3452–6.

2. Yoshimoto T, Naruse M, et al. Vasculo-protective effects of insulin sensitizing agent pioglitazone in neointimal thickening and hypertensive vascular hypertrophy. *Atherosclerosis* 1999; 145(2):333–40.

3. Lewis JD[1], Ferrara A, Peng T, Hedderson M, Bilker WB,

Quesenberry CP Jr, Vaughn DJ, Nessel L, Selby J, Strom BL. Risk of bladder cancer among diabetic patients treated with pioglitazone: interim report of a longitudinal cohort study. *Diabetes Care.* 2011 Apr;34(4):916-22.

4. Li D, Yeung SC, Hassan MM, Konopleva M, Abbruzzese JL. Antidiabetic therapies affect risk of pancreatic cancer. *Gastroenterology*. 2009 Aug;137(2):482-8

5. Govindarajan R[1], Ratnasinghe L, Simmons DL, Siegel ER, Midathada MV, Kim L, Kim PJ, Owens RJ, Lang NP. Thiazolidinediones and the risk of lung, prostate, and colon cancer in patients with diabetes. *J Clin Oncol.* 2007 Apr 20;25(12):1476-81.

CAPITOLUL 16

MONITORIZAREA DIABETULUI, A HIPERTENSIUNII ARTERIALE ŞI A COLESTEROLULUI

Diabetul de tip 2, împreună cu hipertensiunea arterială şi tulburări ale colesterolului sunt manifestări ale sindromului rezistenţei la insulină. Acestea sunt boli cronice care pot duce deseori la complicaţii dacă sunt netratate sau nemonitorizate. Prin urmare, este important să vă monitorizaţi diabetul, tensiunea şi tulburările de colesterol.

1.Monitorizarea diabetului

Pentru a vă monitoriza diabetul, trebuie să vă verificaţi glucoza din sânge şi hemoglobina A1c (HbA1c). În plus, trebuie să vă testaţi pentru efectele diabetului la rinichi şi la ochi. De asemenea, trebuie să vi se verifice efectele diabetului asupra picioarelor. Trebuie şi să învăţaţi despre zahărul scăzut din sânge şi cum să îl trataţi.

Cum ar trebui să fie valorile glucozei din sânge?

Eu le spun pacienţilor mei să ţintească spre următoarele valori ale glucozei din sânge:

- Glucoza din sânge înainte de masă ar trebui să fie de 70-120 mg/dl, de preferat mai mică de 100 mg/dl.
- Glucoza din sânge la două ore după masă ar trebui să fie mai mică de 140 mg/dl.

Cât de des ar trebui să-mi testez glucoza din sânge?

Ca diabetic de tip 2 ar trebui să vă testați glucoza din sânge la aproximativ două ore după fiecare masă. Pentru pacienții mei, acest lucru a devenit obositor. Să vă înțepați degetele de mai multe ori pe zi nu este amuzant. Le spun pacienților mei să rotească momentul testării în fiecare zi. De exemplu, într-o zi verificați-l la două ore după micul dejun, următoarea zi la două ore după prânz și în a treia zi la două ore după cină.

Valoarea glucozei din sânge la două ore după masă este în special importantă din următoarele motive:

- Glucoza din sânge la două ore după masă s-a dovedit a fi legată de riscul atacului de cord în câteva studii medicale excelente.
- Arată impactul mâncării asupra glucozei din sânge. Valoarea glucozei din sânge la două ore după masă ar trebui să fie mai mică de 140 mg/dl. O valoare mai mare de 140 mg/dl indică fie că ați mâncat prea mult, fie că ați mâncat alimentele greșite sau o combinație dintre acești doi factori. Ar trebui să scrieți ceea ce mâncați. În curând veți ști ce să mâncați și ce să evitați. Arătați acest jurnal medicului dumneavoastră la fiecare vizită.
- Verificați glucoza din sânge de fiecare dată când sunteți amețit, slăbit sau confuz.
- Înregistrați toate aceste valori ale glucozei din sânge, împreună cu mesele și simptomele într-un jurnal.
- NU uitați să vă aduceți jurnalul la întâlnirea cu medicul dumneavoastră. Noile măsurători ale

glucozei au capacitatea de a înmagazina valorile glucozei din sânge în memorie.

Ce este hemoglobina A1c (HbA1c)? Ce număr ar trebuie să fie?

Hemoglobina A1c (HbA1c) este un test de sânge care măsoară valorile totale ale glucozei din sânge pentru ultimele 3 luni.

Eu țintesc spre HbA1c care să fie mai mic de 6.0% la majoritatea pacienților mei cu diabet de tip 2. Fac acest lucru folosind abordarea mea specifică în 5 pași: managementul stresului, dietă, exerciții fizice, vitamine/ierburi și medicamente care tratează rezistența la insulină. Astfel, nu există (sau e minim) riscul de nivel scăzut de zahăr în sânge (hipoglicemie). Din experiența mea, pacienții cu HbA1c mai mic de 6.0% rar suferă de complicații ale diabetului.

Atenție:

Dacă vă concentrați doar să reduceți HbA1c sub 6.0% folosind medicamente inclusiv insulina, atunci vă expuneți unui risc *ridicat* de hipoglicemie. Ar putea chiar să fie *împotriva* sănătății dumneavoastră.

Dar mai multe despre „nivelul scăzut de zahăr din sânge" în capitolul următor.

Screening-ul (verificarea) pentru bolile renale diabetice timpurii (nefropatie)

În fazele timpurii ale bolilor renale diabetice, albumina, o proteină specială, începe să se scurgă în urină din cauza unei deteriorări a peretelui de nefron, unitatea de bază a rinichilor. Din punct de vedere clinic, această scurgere de albumină poate fi detectată prin măsurarea excreției de albumină în urină.

O excreție urinară de albumină mai mare de 20 mg, dar mai mică de 300 mg pe o perioadă de 24 de ore este cunoscută ca microalbuminurie. Testul de sânge pentru creatinină este de obicei normal în acest stadiu.

Pacienții nu au niciun simptom al bolii renale diabetice în acest stadiu, care durează de obicei mai mulți ani.

Vă rog să notați că testul de urină de rutină nu detectează această cantitate mică de excreție de albumină.

<u>Sunt disponibile trei metode speciale de screening pentru excreția de microalbumină:</u>

1. Măsurarea raportului de albumină-creatinină într-un mod aleatoriu de colectare pe loc.
2. Colectare a urinei planificată (4 ore sau peste noapte).
3. Colectare a urinei la 24 de ore (cel mai bun test).

Bolile renale diabetice în acest stadiu pot fi oprite şi chiar inversate la majoritatea pacienților cu diabet.

Pacienții cu diabet cu microalbuminurie ar trebui tratați cu inhibitor ACE sau cu un medicament de blocare a receptorului angiotensin (cu condiția să nu fie contraindicații) chiar dacă tensiunea lor arterială este ridicată.

Consultați Capitolul 22: Insuficiența renală la diabetici – pentru mai multe detalii.

Evaluarea pentru boli oculare diabetice (retinopatie)

O examinare completă a ochilor ar trebui făcută de un oftalmolog sau de un optometrist în fiecare an, începând cu momentul de diagnosticare cu diabet de tip 2. Pentru diabeticii de tip 1, monitorizarea ar trebui să înceapă la 5 ani după diagnostic.

Pentru detalii, vă rog consultați Capitolul 27 : Bolile de ochi la diabetici.

Examinarea piciorului la diabetici

O examinare a piciorului ar trebui făcută pentru neuropatie (boala nervilor), pulsații, ulcerații, fisuri, calusuri și deformări cel puțin o dată pe an. În plus, față de medicul dumneavoastră obișnuit, ar trebui să vedeți un podiatrist, cel puțin o dată pe an pentru o examinare detaliată a piciorului.

2.Controlul tensiunii arteriale

Majoritatea pacienților diabetici de tip 2 suferă și de hipertensiune arterială, o altă manifestare a rezistenței la insulină.

Eu vizez tensiunea arterială la pacienții mei diabetici să fie mai mică de 130/80 mm Hg. Fac acest lucru prin abordarea mea specifică: managementul stresului, dietă, exerciții fizice, vitamine/ierburi și medicamente.

Cred că managementul stresului și scăderea în greutate sunt pașii cei mai importanți în atingerea țintei nivelurilor de tensiune arterială a pacienților mei diabetici de tip 2.

La Centrul Medical de diabet și endocrininologie Jamila, am reușit să scad tensiunea arterială la mai puțin de 130/80 la majoritatea pacienților mei. Un număr din acești pacienți au o tensiune arterială sistolică de mai puțin de 120 mm Hg. Riscul de complicaţii a fost redus semnificativ la aceşti pacienţi.

3.Controlul colesterolului

Majoritatea diabeticilor de tip 2 suferă şi de tulburări ale colesterolului. În mod obişnuit, colesterolul lor HDL (bun) este scăzut, trigliceridele sunt ridicate şi modelul colesterolului LDL (rău) este B, toate fiind manifestări implicite ale rezistenţei la insulină.

La pacienţii mei diabetici de tip 2, eu am obiectiv ca nivelurile de HDL, trigliceride şi LDL să fie următoarele:

- Colesterolul HDL să fie mai mare de 50 mg/dl. HDL2 să fie mai mare de 15 mg/dl.
- Nivelul trigliceridelor să fie mai mic de 100 mg/dl.
- Colestrolul LDL să fie mai mic de 100 mg/dl şi modelul lui să fie A în loc de B.

Sunt bucuros să raportez că majoritatea pacienţilor mei diabetici au reuşit să atingă aceste niveluri de colesterol la Centrul Medical de diabet şi endocrinologie Jamila. Reuşesc să obţin aceste rezultate folosind abordarea mea specifică în 5 paşi: managementul stresului, dietă, exerciţii fizice, vitamine/ierburi şi medicamente.

CAPITOLUL 17

CE ÎNSEAMNĂ NIVELUL SCĂZUT AL ZAHĂRULUI DIN SÂNGE (HIPOGLICEMIE) ŞI CUM SE TRATEAZĂ

Educaţi-vă pe dumneavoastră şi pe membrii familiei asupra glucozei scăzute din sânge. Dacă glucoza din sânge scade sub 70 mg/dl atunci aveţi un nivel scăzut al glucozei din sânge (numită tehnic hipoglicemie).

Cu cât e mai scăzut nivelul de glucoză din sânge, cu atât este mai severă hipoglicemia. Majoritatea oamenilor au simptome minime ale nivelelor de glucoză din sânge între 70 – 60, simptome moderate între 60 – 40 şi vor leşina dacă glucoza lor din sânge este sub 40 mg/dl.

Simptomele hipoglicemiei

Simptomele iniţiale obişnuite ale hipoglicemiei uşoare până la moderate sunt:

- Palpitaţii ale inimii
- Transpiraţii reci
- Ameţeli
- Slăbiciune
- Disconfort abdominal

Simptome ale hipoglicemiei mai severe sunt:

- Dureri de cap
- Gândire în ceaţă
- Vedere înceţoşată
- Dezorientare

- Senzație de leșin
- Epilepsie
- Comă

Aceste medicamente pot provoca hipoglicemie:

- Insulina
- Medicamente sulfonilureice: aceste medicamente includ Glucotrol (glipizide), Micronase, Dabieta, Glynase (gliburidă), Amarylul (glimepiride).
- Starlix (nateglinidă), Prandine (repaglinidă)
- Precose

Dintre aceste medicamente, insulina este cea mai puternică pentru a cauza hipoglicemie. În ordinea puterii, urmează medicamentele sulfonilureice, apoi Starlix și Prandin, și la urmă Precose.

Medicamente care s-ar putea să provoace hipoglicemie:

Următoarele medicamente nu ar trebui să provoace hipoglicemie singure, dar în combinație cu medicamentele menționate mai sus, poate să apară hipoglicemia.

- Glucophage, Fortamet (generic: metformin)
- Actos (generic: pioglitazonă)
- Januvia (generic: sitagliptin),
- Onglyza (generic: saxagliptin),
- Tradjenta (generic: linagliptin),
- Nesina (generic: alogliptin)
- Byetta, Bydureon (generic: exenatida)
- Victoza (generic: liraglutide)
- Invokana (generic: canagliflozin)

Atenție:

Trebuie să conştientizați că simptomele menționate mai sus nu sunt specifice doar hipoglicemiei. Aceste simptome pot să apară şi din cauza altor afecțiuni medicale. De exemplu, transpirația rece, palpitațiile inimii şi senzația de leşin sunt şi simptome ale unui atac de cord. Un diabetic are un risc ridicat de atac de cord.

Gândirea încețoşată, dezorientarea, durerile de cap şi vederea încețoşată pot fi datorate unui atac cerebral sau unei migrene. Fiind diabetic vă puteți plasa sub un risc de atac cerebral.

Aceste simptome pot fi datorate şi unui nivel ridicat al glucozei din sânge.

Cum se tratează hipoglicemia?

Dacă aveți simptome de hipoglicemie, dar nu aveți senzație de leşin, atunci verificați-vă glucoza din sânge. Dacă este peste 70 mg/dl, nu aveți hipoglicemie. Simptomele se pot datora altor motive, cum ar fi atac de cord sau atac cerebral. Sunați la 112 sau mergeți la cel mai apropiat spital.

Dacă nu vă puteți verifica glucoza din sânge şi luați unul dintre medicamentele care pot provoca hipoglicemie, atunci presupuneți că aveți hipoglicemie şi trebuie să ingerați glucoză sub orice formă (oricum e disponibilă, ca suc de fructe, zahăr obişnuit, bomboană, tablete de glucoză).

Dacă aveți vedere încețoşată, dezorientare, o senzație de leşin, dar sunteți conştient, atunci presupuneți că aveți hipoglicemie şi beți glucoză sub orice formă.

Notă: hipoglicemia datorată medicamentului Precose nu răspunde la zahărul normal, ci doar la tablete de glucoză.

Verificați-vă glicemia în aproximativ 15 minute. De obicei, în acest timp ar trebui să vă simțiți mai bine și glicemia ar trebui să fie aproximativ 70 mg/dl. Apoi, ar trebui să mâncați și o gustare sau o mâncare (dacă e ora mesei) și să săriți peste medicamentele de diabet la acea masă. De asemenea, sunați-vă medicul pentru mai multe sfaturi.

Hipoglicemia datorată medicamentelor sulfonilureice și insulinei de acțiune lungă poate să apară în 24 de ore. La pacienții cu insuficiență renală, această perioadă periculoasă poate să dureze până la 72 de ore deoarece aceste medicamente stau în organism pentru o perioadă mai mare de timp.

Prin urmare, ar trebui să fiți monitorizat într-un spital. Alternativ, dacă vă simțiți confortabil acasă, continuați să vă verificați glucoza din sânge frecvent și rămâneți în contact cu medicul dumneavoastră. Cineva trebuie să fie cu dumneavoastră acasă tot timpul. Nu ar trebui să conduceți sau să vă angajați în vreo activitate periculoasă în această perioadă.

Efectele insulinei pe termen scurt, Starlic, Prandin și Precose durează aproximativ 4-6 ore. Așadar, ați trecut de faza critică după aproximativ 4-6 ore.

Dacă deveniți inconștient, soțul/soția, un prieten sau un însoțitor ar trebui să vă facă o injecție cu glucagon și să sune la 112. Ar trebui să fiți dus la cel mai apropiat spital și să fiți evaluat corespunzător.

Fiecare pacient care ia insulină ar trebui să aibă aproape

de el trusa Glucagon pentru a trata hipoglicemia. Un membru al familiei, un prieten sau un profesor ar trebui să ştie de această trusă şi ar trebui să-i facă pacientului o injecţie în cazul în care el/ea cade în stare de inconştienţă. Glucagonul acţionează rapid şi poate salva viaţa pacientului.

Alte sfaturi utile:

Diabeticii de tip 1 au un risc mai mare pentru hipoglicemie decât diabeticii de tip 2.

Pacienţii cu insuficienţă renală care iau insulină sau medicamente hipoglicemice pentru diabet pe cale orală sunt expuşi unui risc mai mare de hipoglicemie comparativ cu pacienţii care nu au insuficienţă renală.

Unii pacienţi diabetici, în special diabeticii de tip 1 de lungă durată pot dezvolta o situaţie în care devin hipoglicemici fără simptome. Aceasta este cunoscută ca hipoglicemie în necunoştinţă şi poate pune viaţa în pericol. Dacă aveţi această afecţiune, ar trebui să fiţi tratat de un endocrinolog experimentat.

Hipoglicemia nocturnă (hipoglicemia în timpul nopţii) se dezvoltă deseori din cauza insulinei de scurtă durată luată înainte de culcare. Aceasta poate fi evitată prin a nu lua insulină de scurtă durată înainte de culcare. O gustare proteică înainte de culcare poate de asemenea să ajute la prevenirea hipoglicemiei nocturne.

Fiecare pacient diabetic, în special diabeticii de tip 1, ar trebui să poarte o brăţară cu alertă pentru medic.

SECȚIUNEA 3

PREVENIREA, TRATAREA, REMISIUNEA COMPLICAȚIILOR DIABETULUI

CAPITOLUL 18

PREVENIREA/TRATAREA/REMISIUNEA COMPLICAȚIILOR DIABETULUI

Diabetul de tip 2 este o boală cu complicații dacă nu este tratată corespunzător. Este important să înțelegeți posibilele complicații care pot să apară din această boală (sau care poate au apărut deja) și să înțelegeți următoarele instrumente de tratament disponibile pentru a preveni, a stopa și chiar a anula aceste complicații...

Diabetul poate să afecteze aproape fiecare parte a corpului dumneavoastră. Ca diabetic, sunteți expus unor riscuri foarte ridicate pentru un număr de complicații, indiferent dacă aveți nevoie de insulină sau nu. Nu vă relaxați gândindu-vă că diabetul de tip 2 – pe care mulți îl consideră „tipul bun" deoarece nu faceți injecții cu insulină – vă oferă un risc mai mic de complicații. O mare parte din a vă ocupa de diabetul dumneavoastră este să înțelegeți riscurile și să învățați despre prevenirea, tratarea și chiar remisiunea acestor complicații.

Lista complicațiilor frecvente ale diabetului include:

- Boli de inimă
- Atac cerebral
- Boli ale ochilor, care pot duce la orbire
- Circulaţie slabă, care poate duce la amputarea picioarelor
- Insuficienţă renală care poate duce la „dializă"
- Neuropatie periferală (Define)
- Neuropatie autonomă (gastropareză, diaree, constipaţie, ameţeală)
- Impotenţă
- Ficat gras, care poate duce la ciroză
- Creşterea susceptibilităţii la infecţii

Aceste complicaţii mortale se dezvoltă insidios după o lungă perioadă de timp. De aceea pacienţii, deseori, nu înţeleg complet efectele devastatoare ale diabetului decât atunci când este prea târziu. Veştile bune – aşa cum am afirmat mai devreme – sunt că abordarea mea de tratament poate *preveni* aceste complicaţii oribile.

Pacientul cu diabet poate de asemenea să *stopeze* şi chiar să *ducă la remisiunea* cursei galopante a unora dintre aceste complicaţii după ce s-au dezvoltat. Din nou, cheia este să înţelegeţi cum se dezvoltă aceste complicaţii şi cum ar trebui ca tratamentul pentru diabet să includă măsuri pentru a le opri. Ceea ce urmează în următoarele capitole sunt informaţii despre fiecare complicaţie majoră a diabetului.

Un mesaj pentru fumători

Diabeticii care fumează au risc semnificativ ridicat pentru dezvoltarea complicațiilor diabetului. Așa că data viitoare când aprindeți o țigară, amintiți-vă că fumatul alimentează focul complicațiilor. Citiți această secțiune și apoi luați-vă un moment pentru a medita la calea pe care sunteți. Poate dacă înțelegeți ceea ce se află înainte pe acest drum, puteți găsi și puterea de a vă angaja să renunțați la fumat.

CAPITOLUL 19

BOLILE DE INIMĂ LA DIABETICI

Boala coronariană se dezvoltă ca urmare a îngustării vaselor de sânge, un proces cunoscut ca ateroscleroză. Ateroscleroza se dezvoltă uşor pe parcursul unui număr de ani. Apoi, într-o zi, un cheag se formează la locul vasului de sânge îngustat şi închide acut fluxul sanguin pe o porţiune a muşchiului inimii, cauzând un atac de cord acut sau, tehnic vorbind, o angină (un episod minor fără nicio deteriorare a muşchiului inimii) sau un infarct miocardic acut (un episod prelungit cu deteriorări ale muşchiului inimii).

Cauza principală a bolii coronariene este la majoritatea diabeticilor Sindromul rezistenţei la insulină. Boala inimii şi atacurile de cord sunt prevenibile, dar doar cu o evaluare corectă şi un tratament corect al acestui sindrom. Dacă aveţi factorii de risc ai acestui sindrom – obezitate abdominală, hipertensiune arterială, colestrol HDL scăzut, nivel ridicat de trigliceride, colesterol LDL model B sau CRP ridicat (proteină C-reactivă), dumneavoastră şi medicul dumneavoastră trebuie să aveţi în calcul sindromul rezistenţei la insulină şi să îl trataţi.

Cum vă expune unui risc foarte ridicat de atac de cord rezistenţa la insulină

1.Efectele nivelurilor ridicate de insulină

O persoană cu Sindromul rezistenţei la insulină are un nivel mai ridicat al insulinei decât nivelul normal al insulinei din sistemul circulator, care la rândul său stimulează creşterea celulelor musculare netede din pereţii arterelor coronare.

Acest lucru duce la îngroşarea şi rigiditatea pereţilor arteriali, ceea ce contribuie la îngustraea vaselor de sânge coronariene: ateroscleroza.

2.Hipertensiunea arterială

Hipertensiunea arterială, o componentă a Sindromului rezistenţei la insulină, este prezentă la majoritatea diabeticilor de tip 2 şi este cunoscută că provoacă îngustarea vaselor de sânge arteriale, inclusiv ale arterelor inimii. Tensiunea arterială mai ridicată de 120/80 mm Hg măreşte riscul de atac de cord. Tensiunea arterială peste 130/85 mm Hg se numeşte hipertensiune. O tensiune sănătoasă a sângelui este mai mică de 120/80 mm Hg la majoritatea persoanelor, atâta timp cât nu aveţi ameţeli. Totuşi, la persoanele mai în vârstă, scăderea agresivă a tensiunii arteriale nu este de dorit atâta timp cât tensiunea arterială este mai mică de 140/90.

Nivelurile ridicate de insulină, datorate rezistenţei la insulină, provoacă hipertensiune arterială prin următoarele mecanisme:

- Se determină o îngroşare a pereţilor arteriali, care apoi devin rigizi. Rezistenţa crescută la fluxul sanguin prin vasele de sânge rigide duce la o creştere a tensiunii arteriale.
- Se determină retenţie de sodiu şi apă de la rinichi, care apoi duce la hipertensiune arterială.
- Stimulează sistemul nervos simpatic care provoacă constricţia vaselor de sânge, care duce apoi la hipertensiune arterială.

3.Nivel ridicat al trigliceridelor şi colesterol HDL scăzut

Un nivel ridicat al trigliceridelor şi un nivel scăzut al

colesterolului HDL (bun), ambele fiind componente ale Sindromului rezistenței insulinei, sunt prezente la majoritatea diabeticilor de tip 2.

La persoanele sănătoase, una dintre funcțiile insulinei este să suprime căderea grăsimii de pe celulele adipoase în fluxul sanguin. Această acțiune a insulinei este împiedicată la persoanele cu rezistență la insulină. Ca rezultat este o cădere excesivă a grăsimii din celulele adipoase. Produsul rezultat din căderea grăsimii se numeşte acizi graşi liberi. Astfel, la diabeticii cu rezistență la insulină, există un mare nivel de acizi graşi liberi în sânge. Ficatul ia aceşti acizi graşi liberi şi îi transformă în colesterol VLDL (lipoproteine cu o densitate foarte scăzută). Aceste particule de colesterol sunt bogate în trigliceride, de aceea persoanele cu rezistență la insulină au un nivel ridicat de trigliceride.

Atunci când particulele VLDL interacționează cu particulele HDL, VLDL schimbă trigliceridele cu particule de colestrol HDL. Rezultatul este o scădere a colesterolului HDL. Aceste particule trigliceride îmbogățite cu HDL se sparg şi ele foarte uşor, ceea ce scade nivelul de HDL. În acest mod, majoritatea diabeticilor cu rezistență la insulină ajung să aibă colesterolul HDL scăzut.

Colesterolul HDL funcționează ca un captator de curățare a colesterolului depozitat în pereții vaselor celulelor. Din acest motiv colestrolul HDL este cunoscut ca şi colesterolul „bun", dacă aveți HDL scăzut, va exista mai puțină curățare a colesterolului construit în pereții vaselor de sânge. Prin urmare, un nivel scăzut de colesterol HDL este un factor de risc major pentru îngustarea vaselor de sânge coronariene.

Particulele VLDL dau naştere şi unei formări a unui alt tip de particule de colesterol cunoscute ca IDL (lipoproteină cu densitate intermediară), care se poate transforma în LDL (lipoproteină cu densitate scăzută). Particulele VLDL, IDL şi LDL se depun în peretele arterial, ceea ce determină îngustarea peretului vasului.

4.Particule de colesterol LDL, model B

Colesterolul LDL (rău) este format din două subpopulații:

- Particule mari, pufoase (model A)
- Particule mici, dense (model B)

Particulele din modelul B se depozitează mai uşor în peretele vaselor de sânge comparativ cu particulele din modelul A şi, prin urmare, sunt mai dăunătoare.

La pacienții cu diabet de tip 2 cu rezistență la insulină, există o predominanță a particulelor mai dăunătoare de model B, care duce din nou la îngustarea vaselor de sânge coronariene.

5.O tendință crescută pentru formarea cheagurilor şi o capacitate scăzută de a sparge cheaguri

La diabeticii de tip 2 cu rezistență la insulină, există un nivel înalt a mai multor factori de formarea de cheaguri, inclusiv nivelurile de fibrinogen din sânge care creşte riscul formării de cheaguri în sânge.

În plus, aceşti pacienți au şi o capacitate scăzută de a sparge cheagurile de sânge. Aceasta se întâmplă din cauza unui nivel crescut al unei substanțe cunoscute ca PAI – 1, prescurtarea pentru plasminogen activator inhibitor – 1.

În consecință, diabeticii de tip 2 sunt expuși unui risc ridicat de formare a cheagurilor de sânge și au o capacitate redusă de a sparge aceste cheaguri. Atunci când un cheag se formează într-un vas de sânge coronarian deja îngustat, o persoană s-ar putea să sufere de un atac de cord sever.

6.Un nivel CRP (C-Reactiv proteină) de înaltă sensibilitate crescut

Un nivel ridicat de Proteină C-reactivă indică o inflamație în curs în peretele vasului de sânge. Celulele inflamatorii sunt prezente în placa aterosclerotică din interiorul peretelui vasului de sânge. Atunci când sunt inflamate, aceste plăci pot să se rupă cu ușurință. O placă ruptă atrage formarea de factori de coagulare. Un cheag de sânge se formează la locul unei plăci rupte, care apoi determină o închidere acută a fluxului de sânge care poate duce la un atac de cord acut.

Un nivel ridicat de CRP, prin urmare, indică un risc ridicat semnificativ pentru un atac de cord. Diabeticii de tip 2 cu rezistență la insulină au de obicei un nivel de CRP ridicat.

7.Disfuncție endotelială

Endoteliul, mucoasa unui perete al vasului de sânge, produce un număr de substanțe, al căror echilibru este important pentru funcționarea sa sănătoasă. Un număr din aceste substanțe poate provoca constricție a vasului de sânge (vasoconstricție), pe când altele cauzează o dilatare a peretelui vasului (vasodilatare).

La persoanele sănătoase, există un echilibru fin între aceste două procese. Diabeticii de tip 2 cu rezistență la insulină au o întrerupere a acestui echilibru în așa fel încât există mai multă vasoconstricție și mai puțină vasodilatație. Disfuncția endotelială cauzează mai departe îngustarea vaselor de sânge.

Atacurile de cord se întâmplă chiar şi după angioplastie

Aşa cum indică toate de mai sus, îngustarea vaselor de sânge coronariene este un proces complex. Se dezvoltă într-o perioadă de ani datorită Sindromului rezistenței la insulină de fond.

Pentru a recapitula, procesul îngustării arterelor coronare constă în:

- Depunerea de colesterol în pereții arterelor coronare
- Proliferarea unei varietăți a celulelor din peretele arterelor coronare
- Deteriorarea mucoasei arterelor coronare (disfuncție endotelială)

Angioplastia, ca şi plasarea de stent, deschide temporar vasul de sânge îngustat, dar nu are niciun efect asupra depunerilor de colesterol din interiorul vasului de sânge. Astfel, după o angioplastie, dacă o terapie corectă cu medicamente nu este instituită petru a trata procesul bolii din interiorul peretelui vasului de sânge acesta se va închide din nou. O angioplastie este o reparare temporară. Trebuie să fie urmată de un tratament agresiv cu medicamente pentru procesul bolii de bază.

Riscul unui atac de cord chiar şi după o operație by-pass

Un eveniment cardiac acut, cum ar fi o durere în piept, îi aduce pe pacienți la spital şi la diagnosticul probabil de îngustare a arterelor coronare. De obicei, aceasta presupune angioplastie, plasare de stent şi/sau operaţie by-pass cardiac. Aceste proceduri sunt doar soluţii temporare pentru a calma o situaţie de urgenţă şi nu tratează cauza de bază a problemei: Sindromul rezistenţei la insulină.

Din nefericire, chiar şi în acest stadiu, majoritatea pacienţilor nu sunt diagnosticaţi cu Sindromul rezistenţei la insulină. Pacienţii cred că problema lor este reparată şi că vor fi bine atâta timp cât mănâncă corect şi îşi vor lua medicamentele pentru colesterol scăzut.

Aşa cum am demonstrat mai sus, procesul Sindromului rezistenţei la insulină şi, în consecinţă, îngustarea vaselor de sânge continuă până într-o bună zi când se grăbesc din nou la spital cu dureri în piept doar pentru a afla că au alt atac de cord. Chiar şi după operaţia de by-pass cardiac, este esenţial să trataţi cauza reală a îngustării arterelor coronare – Sindromul rezistenţei la insulină.

CAPITOLUL 20

ACCIDENTUL VASCULAR CEREBRAL LA DIABETICI

O persoană suferă un accident vascular cerebral atunci când fluxul sângelui este tăiat de la zona creierului. Rezultatul este un simptom neurologic, în funcţie de zona implicată a creierului.

Simptomele comune ale unui accident vascular cerebral includ slăbiciune a piciorului, braţului, sau a unei întregi părţi a corpului. Uneori, o parte a feţei este afectată, cauzând discurs neinteligibil, dificultate în înghiţire, şi deviaţie a unghiului gurii într-o parte. Uneori, un accident vascular cerebral poate provoca o vedere înceţoşată, dezechilibru, confuzie şi chiar pierderea conştiinţei.

Aproximativ 50% dintre supravieţuitorii unui accident vascular cerebral trăiesc cu handicap permanent precum dificultate la mers, tulburări de vorbire, dificultate în autoîngrijire şi pierderi de memorie. Mulţi supravieţuitori ai unui accident vascular cerebral vizitează spitalul de mai multe ori cu tot felul de probleme, inclusiv pneumonii frecvente, accidente vasculare cerebrale recurente, atacuri de cord şi decubit. Mulţi devin deprimaţi. Familiile lor experimentează şi ele probleme fizice, emoţionale şi economice. Prevenirea unui accident vascular cerebral este cheia acestei uriaşe probleme medicale şi psihosociale.

Accidentul vascular cerebral este a treia cauză principală de moarte în SUA. Presupunerea generală că accidentul vascular cerebral este o boală a vârstinicilor nu este un punct de vedere de încredere şi nici exact. O mulțime de oameni sub şaizeci şi cinci de ani au accident vascular cerebral. Incidența unui accident vascular cerebral se dublează pentru fiecare decadă după vârsta de cincizeci şi cinci de ani.

Există trei tipuri de accidente vasculare cerebrale:

- Accidente vasculare cerebrale ischemice
- Accidente vasculare cerebrale embolice
- Accidente vasculare cerebrale hemoragice

Accidentele vasculare cerebrale ischemice sunt cele mai frecvente. Aceste accidente vasculare cerebrale au loc atunci când un cheag de sânge se formează într-un deja îngustat vas de sânge al creierului. Un accident ischemic tranzitor, sau AIT, este un accident vascular cerebral ischemic minor.

Un accident vascular cerebral embolic apare atunci când un cheag de sânge se formează în interiorul inimii, se dislocă, călătoreşte către creier şi blochează un vas mic de sânge acolo.

Un accident vascular cerebral hemoragic apare atunci când există sângerare în creier.

Riscul unui accident vascular cerebral

Sunteți expus unui risc de accident vascular cerebral dacă aveți oricare dintre următorii factori de risc. Cu cât aveți mai mulți factori de risc, cu atât este mai mare riscul de a face un accident vascular cerebral.

- Diabet
- Sunteți mai în vârstă de patruzeci şi cinci de ani
- Exces de greutate, în special în jurul taliei. Aceasta se mai numeşte şi obezitate abdominală (talie mai mare

de 89 cm la femei şi mai mare de 96 la bărbaţi; printre asiatici, aceste numere sunt 81 cm la femei şi 89 cm la bărbaţi).

- Hipertensiune arterială (mai mare de 130/85 mm Hg)
- Colesterol HDL scăzut (mai puţin de 50 mg/dl la femei; mai puţin de 40 mg/dl la bărbaţi)
- Nivel ridicat al trigliceridelor (mai mare de 150 mg/dl)
- Fumat
- Fibrilaţie atrială (bătăi neregulate ale inimii)
- Istoric al familiei de accident vascular cerebral

Aceşti factori de risc de obicei nu cauzează niciun simptom. Un accident vascular cerebral sau un atac de cord este de obicei primul simptom. Oamenii vor să ignore aceşti factori de risc atâta timp cât se simt bine. Ei nu înţeleg că până când vor avea un simptom, calitatea vieţii lor poate nu va mai fi niciodată la fel.

Majoritatea pacienţilor de tip 2 au obezitate abdominală, nivel ridicat de trigliceride, nivel scăzut de colesterol HDL (bun) şi hipertensiune arterială. Toate aceste tulburări metabolice sunt un mare risc de accident vascular cerebral. Din nou, împreună, aceste tulburări sunt cunoscute ca Sindromul rezistenţei la insulină.

În munca mea, văd deseori pacienţi diabetici cu hipertensiune arterială. Atunci când le spun că au hipertensiune arterială şi că au nevoie de tratament cu medicamente, par surprinşi şi pun la îndoială diagnosticul meu de hipertensiune. Uneori ei spun, „Dar celălalt medic nu mi-a spus nimic despre asta” sau „Luna trecută am verificat tensiunea la un screening gratuit la farmacie şi eram bine”.

Replica mea preferată este, „Tensiunea mea este ridicată deoarece mă aflu în biroul dumneavoastră."

Acceptând diagnosticul de diabet, hipertensiune arterială şi tulburări ale colesterolului înseamnă că organismul dumneavoastră nu mai este perfect şi trebuie să faceţi ceva în acest sens. Unele persoane preferă abordarea struţ. Îşi bagă capul în nisip şi speră ca boala să dispară. Este mai uşor să fie în negare decât să înfrunte realitatea. Diabetul, hipertensiunea arterială şi tulburările de colesterol au nevoie de atenţia dumneavoastră. Nu le ignoraţi.

Accidentele vasculare cerebrale pot fi prevenite. Un diagnostic precoce şi un tratament agresiv al factorilor de risc este cheia unei prevenţii a accidentului vascular cerebral. La majoritatea pacienţilor cu diabet de tip 2, un accident vascular cerebral apare din cauza îngustării vaselor de sânge de la gât şi/sau din creier.

Strategiile pentru prevenirea unui accident vascular cerebral la diabeticii de tip 2 sunt aceleaşi ca la prevenirea atacului de cord, discutat mai devreme în capitolul anterior.

CAPITOLUL 21

PIERDEREA MEMORIEI DEMENȚA LA DIABETICI

Demența înseamnă un declin progresiv al funcționării intelectuale. Pierderea memoriei este un simptom frecvent al demenței.

Îngustarea vaselor de sânge este cauza principală pentru declinul intelectual şi pierderea memoriei la majoritatea pacienților diabetici.

Accidentele ischemice tranzitorii (AIT), cunoscute ca miniaccidente vasculare cerebrale au loc din cauza unei încetări tranzitorii a circulației sângelui într-o anumită parte a creierului. Mai multe miniaccidente într-o perioadă de timp duc la moartea celulelor creierului şi, în cele din urmă, o persoană începe să se confrunte cu un declin al funcției intelectuale şi lapsusuri de memorie. Acesta este cunoscut ca demență multi-infarct sau demență vasculară, cauza cea mai frecventă pentru pierderea memoriei la pacienții diabetici.

Desigur, cauza de bază a îngustării vaselor de sânge este Sindromul rezistenței la insulină. Şi din nou, diabetul, hipertensiunea arterială, tulburările de colesterol şi obezitatea abdominală sunt principalele componente ale Sindromului rezistenței la insulină.

Într-un amplu studiu clinic (1), implicând 10.963 de oameni, cercetătorii au evaluat modificări ale funcției cognitive la un interval de şase ani. Diabetul şi hipertensiunea s-au dovedit a fi cei mai puternici predictori ai declinului funcționării intelectuale, chiar mai devreme de vârsta de patruzeci şi şapte.

Într-un alt studiu (2), cercetătorii s-au uitat la impactul ingerării a 50 de grame de carbohidraţi care absorb rapid (o jumătate de covrig şi un suc de struguri albi) asupra memoriei pacienţilor diabetici. Au descoperit o corelare pozitivă între aportul de carbohidraţi şi slaba memorie la aceşti pacienţi. În plus, controlul slab în general al diabetului a fost asociat cu un declin al memoriei.

Dacă nu trataţi agresiv boala de bază care a provocat accidentul vascular cerebral de la început, cum puteţi să preveniţi viitoarele atacuri cerebrale şi consecinţele acestora, precum pierderea memoriei? Chiar deseori, aceşti pacienţi sunt diagnosticaţi greşit cu boala Alzheimer. O altă problemă frecventă este atunci când pacienţii suferă un atac de cord, sunt supuşi unei operaţii chirurgicale de by-pass cardiac sau unei angioplastii, şi nu sunt evaluaţi corect sau trataţi pentru riscul unui accident vascular cerebral. Ţineţi minte, dacă aveţi îngustări ale vaselor de sânge la inimă, aveţi probabil şi îngustări ale vaselor de sânge la creier şi probabil în tot corpul.

Toţi cei care au pierderi de memorie, un accident vascular cerebral (chiar şi minor), un atac de cord, o angioplastie coronariană sau o operaţie de by-pass cardiac ar trebui să fie evaluaţi pentru factorii de risc ai îngustării vaselor de sânge.

Aceşti factori de risc includ hipertensiune, tulburare de colesterol şi diabet sau prediabet.

Alte cauze ale pierderii de memorie/demenţei

În afara demenţei vasculare, alte cauze ale pierderii

memoriei sau ale demenței includ o tiroidă subactivă, deficit de vitamina B12, depresie, hematom subdural, SIDA şi sifilis.

Dintre aceste cauze, tiroida subactivă, depresia şi deficitul de vitamina B12 sunt cele mai frecvente tulburări, care pot fi diagnosticate şi tratate cu uşurință.

Un nivel scăzut de vitamina B12 este frecvent la persoanele diabetice vârstnice care iau metformin. Deficitul de vitamina B12 ar trebui tratat fie cu injecții de vitamina B12, fie cu pastile de vitamina B12. (Consultați capitolul despre deficitul de vitamina B12).

Demența Alzheimer este un diagnostic de excludere. Adică, odată ce au fost excluse toate cauzele tratabile de demență menționate mai sus, doar atunci ar trebui făcut un diagnostic de Alzheimer.

Teste de diagnostic pentru pierderea memoriei/demență

- Testul de toleranță de două ore de glucoză pe cale orală pentru a diagnostica prediabetul şi diabetul.
- Control al colesterolului, care ar trebui să includă HDL, LDL şi trigliceride
- Ultrasunete ale arterelor carotide pentru a exclude îngustarea arterelor de la gât
- RMN al creierului pentru a exclude orice dovadă a unui accident vascular cerebral recent sau mai vechi
- Un test de sânge al tiroidei pentru a diagnostica o tiroidă subactivă
- Un test de sânge pentru vitamina B12, sifilis şi SIDA

Referințe

1. Knopman D, et al. Atherosclerosis Risk in Communities (ARIC) cohort. Neurology 2001; 56:42–28.

2. Greenwood CE, Kaplan RJ, et al. Carbohydrate induced memory impairment in adults with type 2 diabetes. Diabetes Care 2003; 26:1961–1966.

CAPITOLUL 22

INSUFICIENȚA RENALĂ LA DIABETICI

Diabetul este singura cea mai mare cauză a insuficienței renale în SUA, reprezentând aproximativ 40% din toate cazurile. Acești pacienți necesită apoi dializă cronică sau un transplant de rinichi pentru a rămâne în viață.

Se estimează că acest tip de insuficiența renală, care are nevoie de dializă, se va dezvolta la 20% până la 40% dintre diabeticii de tip 2, care au diabet de mai bine de zece ani. Până în anul 2020, se estimează că 80% dintre pacienții cu dializă vor fi diabetici de tip 2.

Diabetul, împreună cu hipertensiunea arterială, afectează funcția rinichilor încet pentru o perioadă de ani. Nu dezvoltați simptome datorate insuficienței renale diabetice până când va fi prea târziu deja și sunteți gata sa treceți pe dializă. Țineți minte, diabetul este un ucigaș silențios.

Concepții greșite despre insuficiența renală cronică

- Deseori, oamenii au concepția greșită că dacă urinează bine, atunci rinichiul trebuie să funcționeze normal. Greșit! Veți continua să urinați fără simptome în timp ce diabetul și hipertensiunea arterială vă vor distruge rinichii. Durere, arsură sau dificultatea de a urina sunt de obicei simptome ale unei infecții a vezicii urinare sau a măririi prostatei, nu o boală de rinichi.

- Oamenii cred deseori greşit că durerea în regiunea lombară este datorată unei boli la rinichi. Durerea în regiunea lombară este aproape întotdeauna datorată unei boli a coloanei vertebrale lombare precum hernie de disc, artrită sau spasm muscular. Doar rareori rinichii sunt responsabili pentru durerea din regiunea lombară.
- O altă concepție greşită este aceea că dacă ultrasunetul rinichiului sau scanarea CT este normală, atunci şi rinichii trebuie să fie normali, de asemenea. Faptul este că aceste teste imagistice se concentrează pe problemele structurale ale rinichilor, precum formarea pietrelor, obstrucție sau tumori. Diabetul şi hipertensiunea arterială, pe de altă parte, provoacă un declin lent, cronic al funcției renale. Insuficiența renală diabetică este diagnosticată utilizând teste de sânge şi de urină.

Înainte de a discuta cum vă afectează diabetul rinichii, dați-mi voie să vă explic pe scurt care sunt funcțiile normale ale rinichilor.

Funcțiile normale ale rinichilor

De departe, cea mai importantă funcție a rinichilor este să formeze urină şi, prin urmare, să elimine rezidurile metabolismului celular din fluxul sanguin şi să le depună în urină.

Unitatea funcțională de bază a rinichilor este numită nefron. Formarea urinei are loc în nefron ca rezultat al filtrării apei, electroliților (precum sodiul, potasiu şi calciu) şi a rezidurilor metabolismului (precum creatinina din muşchi).

Din punct de vedere clinic, rata de filtrare a rinichilor este numită RFG (Rata de filtrare glomerulară). Este măsurată ca un clearance al creatininei, un test care implică colectarea urinei pentru o perioadă de douăzeci şi patru de ore. Azotul ureic sanguin (BUN) şi creatinina serică sunt testele tipice pentru funcţia rinichiului şi sunt incluse în majoritatea tabelelor sanguine chimice. Creatinina serică este un test mai precis pentru funcţia renală decât BUN (Blood Urea Nitrogen= Azot Ureic). În SUA, laboratoarele folosesc creatinina serică şi dau o RFG estimativă.

Alte funcţii importante ale rinichilor:

- Reglementarea electroliţilor (precum potasiul, sodiul şi calciul) din sânge
- Menţinerea unei hidratări adecvate
- Reglementarea tensiunii arteriale
- Reglementarea metabolismului vitaminei D
- Producerea unui hormon, eritropoietina, care este important pentru producerea normală de celule roşii din sânge

Etape în dezvoltarea bolii renale diabetice

Diabetul afectează rinichii lent pentru o perioadă de câţiva ani şi provoacă o scădere progresivă a funcţiilor renale. Separăm acest declin gradual a funcţiilor renale în cinci etape.

Etapa 1: Hiperfiltrarea

Există o mărire a ratei de filtrare la nivelul nefronului, care este unitatea funcţională de bază a rinichiului.

Clearance-ul normal al creatininei este de 80-120 ml/minut. În etapa hiperfiltrării, rata clearance-ului creatininei poate fi ridicată până la 170 ml/minut sau mai mult. În tabelul chimic al sângelui, AUS şi creatinina sunt normale în această etapă. Pacienții nu au simptome ale bolii renale diabetice în această etapă, care durează de obicei mai mulți ani.

Boala renală diabetică este uşor oprită şi chiar redusă în acest moment. Prin urmare, este foarte important să diagnosticați boala renală în această etapă. Aceasta se poate realiza foarte uşor prin măsurarea clearance-ului creatininei care cere colectarea de urină în douăzeci şi patru de ore.

Etapa 2: Microalbuminuria

În această etapă, albumina, o proteină specială începe să se scurgă în urină din cauza deteriorării peretelui nefronului. Clinic, scurgerea albuminei poate fi detectată prin măsurarea excreției de albumină în urină. O excreție a albuminei în urină mai mare de 30 mg, dar mai mică de 300 mg într-o perioadă de douăzeci şi patru de ore este cunoscută ca microalbuminurie. În panoul chimic al sângelui, BUN şi creatinina sunt de obicei normale în această etapă.

Ca şi în Etapa 1 a bolii renale diabetice, pacienții nu au simptome ale bolii renale diabetice în această etapă, ceea ce de obicei durează mai mulți ani.

Testul de urină de rutină nu detectează această cantitate mică de excreție de albumină. În schimb, sunt disponibile trei metode speciale de control ale excreției de microalbumină:

- Măsurarea raportului albumină – creatinină printr-o mostră aleatorie de colectare a urinei
- Colectarea urinei într-un anumit timp (patru ore sau peste noapte)
- Colectarea urinei la douăzeci şi patru de ore

Boala renală diabetică în această etapă poate fi oprită şi chiar inversată la majoritatea pacienţilor.

Etapa 3: Frank Proteinurie

Cu progresia ulterioară a bolii renale diabetice, cantităţi mai mari de albumină încep să se verse în urină. Dacă excreţia de albumină în urină de douăzeci şi patru de ore depăşeşte 300 mg în douăzeci şi patru de ore, aceasta se numeşte Frank proteinurie. În tabloul chimic al sângelui, BUN şi creatinina pot fi anormale în această etapă. Această etapă a bolii renale diabetice poate dura mai mulţi ani.

Pacienţii în această etapă pot începe să se confrunte cu umflări ale gleznei. Totuşi, mulţi pacienţi nu se confruntă cu niciun simptom în această etapă.

Etapa 4: Sindromul nefrotic

Cu înaintarea progresiei bolii renale diabetice, excreţia de proteină urinară poate ajunge la câteva mii de miligrame pe zi. O proteinurie mai mare de 3000 mg în douăzeci şi patru de ore este cunoscută ca proteinurie nefrotică. În tabelul chimic al sângelui, BUN şi creatinina sunt de obicei anormale în această etapă.

Deseori pacienţii au şi hipertensiune arterială. Pacienţii cu sindrom nefrotic au de obicei simptome ale umflării picioarelor, umflare abdominală şi chiar dificultăţi de respiraţie din cauza acumulării de lichid în cavitatea toracică.

Etapa 5: Etapa finală a bolii renale

În această etapă, pacienţii au mai multe simptome precum oboseală, umflarea picioarelor, apetit scăzut, mâncărimi deranjante şi confuzie mentală.

În tabelul chimic al sângelui, BUN şi creatinina sunt întotdeauna anormale în această etapă. Pacienţii au de asemenea hipertensiune arterială, care este de obicei greu de tratat.

Aceşti pacienţi sunt trataţi cu dializă cronică, de obicei de trei ori pe săptămână. Ei sunt predispuşi la tot felul de complicaţii, cum ar fi infecţiile şi coagularea accesului dializei, nivel scăzut al sângelui, risc crescut de sângerare, deficit de vitamina D, boala paratiroidă şi osteoporoză. Aceşti pacienţi sunt expuşi şi unui mare risc al atacurilor de cord, accidentelor vasculare cerebrale şi amputări ale piciorului. Sunt de obicei vizitatori frecvenţi ai spitalului. Calitatea vieţii este de obicei săracă în această etapă.

Prevenirea bolii renale

Din fericire, boala renală diabetică poate fi prevenită, dar numai dacă este diagnosticată devreme şi i se aplică un tratament agresiv pentru diabet şi hipertensiune arterială. Din nefericire, diabetul şi hipertensiunea rămân nediagnosticate şi netratate la milioane de oameni din toată lumea.

Până în momentul în care diabetul este diagnosticat, un număr de oameni a dezvoltat deja boala renală diabetică. Unele studii clinice excelente, inclusiv propria mea experienţă clinică, au demonstrat că un control agresiv al glucozei din sânge şi al hipertensiunii pot reduce semnificativ riscul bolii renale.

Prin folosirea abordării în cinci paşi, am reuşit să previn etapele finale ale bolii renale la majoritatea pacienţilor mei diabetici.

Recomandări pentru a preveni insuficiența renală la diabetici

1.Bun control al diabetului

Boala renală se dezvoltă în primul rând la acei pacienți care au un control slab asupra diabetului lor. Un control excelent al diabetului poate preveni dezvoltarea bolii renale.

Eu stabilesc următoarele obiective pentru a controla diabetul la pacienții mei.

Obiectivele valorilor glucozei din sânge

- Nivelul glucozei din sânge înainte de masă ar trebui să fie 90-120 mg/dl.
- Nivelul de glucoză din sânge la două ore după masă ar trebui să fie mai mic de 140 mg/dl.
- Hemoglobina A1c (HbA1c) ar trebui să fie mai mică de 6.0%

2.Bun control al tensiunii arteriale

Hipertensiunea ar trebui tratată agresiv la pacienții diabetici. Eu țintesc către o tensiune mai mică de 130/80 mm Hg la majoritatea pacienților mei diabetici.

Selecția de medicamente pentru a controla tensiunea arterială este importantă.

Eu folosesc inhibitori ACE (Enzima Convertoare Angiotensin) și/sau medicamente ARB (Blocanții receptorilor angiotensinei) ca o primă alegere pentru a trata hipertensiunea arterială la pacienții diabetici. Câteva studii științifice excelente au demonstrat clinic că inhibitorii ACE precum și ARB nu doar controlează hipertensiunea arterială, dar conservă și funcția renală.

Alte medicamente care pot fi folosite pentru a trata hipertensiunea arterială severă includ:

- Diureticele, în doze mici (precum hidroclorotiazida sau imdapamida)
- Blocante ale canalelor de calciu (precum Norvasc, diltiazem sau verapamil)
- Alfa-blocante (precum Cardura)
- Beta-blocante (precum carvedilol, atenolol sau metoprolol)
- Medicamente care acţionează central precum clonidina

3.Testul de excreţie urinară de microalbumină

Acest test special ar trebui făcut anual, în special dacă diabetul dumneavoastră nu este optim controlat.

Un test de urină obişnuit nu verifică şi acest lucru. Aşa cum am menţionat mai devreme, există trei modalităţi pentru a efectua acest test.

- Măsurarea raportului albumină – creatinină printr-o mostră aleatorie de colectare a urinei
- Colectarea urinei într-un anumit timp (patru ore sau peste noapte)
- Colectarea urinei la douăzeci şi patru de ore

Pacienţii diabetici care au microalbuminurie ar trebui să fie îndrumaţi către un inhibitor ACE sau un medicament blocant receptor angiotensin (ARB) chiar dacă tensiunea lor nu este ridicată, doar dacă nu prezintă simptome de hipotensiune arterială.

Un număr de studii ştiinţifice bine concepute a arătat că inhibitorii ACE precum şi medicamentele ARB pot reduce microalbuminuria şi pot încetini progresia bolii renale diabetice.

Dar trebuie să subliniez că un control excelent al diabetului este factorul cel mai important pentru a preveni dar şi pentru a încetini boala renală cronică la diabetici. Cazul lui Susan (Studiul de caz 5 din capitolul despre Tratarea diabetului) este un bun exemplu. Ea lua medicamentul ARB, Losartan, dar încă avea albuminurie, în timp ce diabetul ei era controlat. Odată, diabetul ei ajuns sub un control mai bun, albuminuria ei s-a redus semnificativ în câteva luni.

Inhibitori ACE (enzima care converteşte angiotensina)

Numele mărcii	Numele generic
Altace	Ramipril
Accupril	Quinapril
Lotensin	Benazepril
Monopril	Fosinopril
Zestril/ Prinivil	Lisinopril
Aceon	Perindopril
Vasotec	Enalapril
Capoten	Captopril

Medicamente ARB (Blocante ale receptorilor angiotensinei)

Numele mărcii	**Numele generic**
Diovan	Valsartan
Cozaar	Losartan
Avapro	Irbesartan
Atacand	Candesartan
Micardis	Telmisartan
Benicar	Olmesartan

Iată un alt studiu de caz din practica mea pentru a ilustra aceste puncte.

Studiu de caz #6

Betsy, femeie caucaziană de cincizeci şi cinci de ani a venit să mă vadă cu diabet de tip 2 care îi fusese diagnosticat cu zece ani înainte să o cunosc.

Inițial, ea a luat mai multe medicamente sulfonilureice (Micronase, Diabeta, Glucotrol) timp de câțiva ani. Mai târziu, a fost schimbată pe terapie cu insulină deoarece medicamentele sulfonilureice au dat greş în control diabetului ei.

În momentul în care am consultat-o, ea lua 40 de unități insulină NPH plus 20 unități insulină Regular, dimineața şi seara. În plus față de diabet, ea avea tulburări de colesterol, obezitate şi hipertensiune arterială. În tot acest timp, ea a dezvoltat şi o boală de inimă, cancer la sân şi neuropatie periferică a piciorului – toate complicaţii ale rezistenţei la insulină.

Medicamente

40 unităţi insulină NPH plus 20 unităţi insulină Regular, dimineaţa şi seara

Aspirină

Cardizem CD 120 mg de două ori pe zi

Lopid 600 mg de două ori pe zi

Examinare fizică

Tensiune arterială = 110/70 mm Hg

Greutate = 95 kg

Înălţime = 152 cm (aproximativ 32 kg peste greutatea normală)

Furnicăturile scăzuseră în ambele picioare

Restul examinării a fost obişnuită

Rezultatele de laborator

Glucoza din sânge înainte de masă = 167 mg/dl

HbA1c = 8.6%

Trigliceride = 353 mg/dl

Colesterol HDL = 27 mg/dl

Colesterol LDL = 187 mg/dl

Diagnostic

Betsy a suferit de Sindromul rezistenţei la insulină,

manifestat ca diabet, hipertensiune arterială, trigliceride mari, HDL scăzut şi obezitate. Şi colesterolul LDL era ridicat.

A dezvoltat o boală cardiacă ischemică, cancer la sân şi neuropatie periferică ca şi complicaţii ale rezistenţei la insulină şi ale diabetului.

O excreţie în urină a albuminei la douăzeci şi patru de ore s-a dovedit a fi semnificativ de mare la 776 mg (ar trebui să fie mai mică de 25 mg), indicând că ea a dezvoltat şi o boală renală semnificativă din cauza diabetului necontrolat. Era în drum spre dializa renală.

Tratament

Am discutat pe larg cu Betsy despre tratamentul meu în cinci paşi. Treptat, am scos-o de pe insulină şi am trecut-o pe medicamente pe cale orală. Diabetul ei şi hipertensiunea arterială au rămas sub un control destul de bun în ultimii 11 ani.

Betsy a dezvoltat o boală renală diabetică semnificativă aşa cum a fost evidenţiat prin excreţia de albumină din urină de 776 mg în douăzeci şi patru de ore (normal fiind mai mică de 25 mg). Din fericire, am reuşit să normalizăm excreţia de albumină în urină prin folosirea strategiei tratament de 5 paşi, care se concentrează pe controlul agresiv al rezistenţei la insulină.

Creatinina ei serică – o măsură a funcţiei renale – a rămas şi ea normală în aceşti ani.

Raportul privind progresele înregistrate în cazul rinichilor

	Inițial	**6 luni**	**11 luni**	**31 luni**	**10 ani**	**11 ani**
Excreția de albumină în urină la 24 ore *(în mg)*	776	432	420	15	124	63
***Creatinina serică** *(În mg/dL)*	0.8	1.0	0.9	0.8	0.7	0.7

*Creatinina serică = limita normală 0.6 – 1.3 mg/dL

În plus, Betsy nu a dezvoltat niciun simptom al bolii coronariene în ultimii unsprezece ani.

În concluzie, puteți efectiv să treceți în remisiune neuropatia diabetică cu un excelent control al rezistenței la insulină și a diabetului de tip 2. Astfel puteți, de asemenea, să opriți progresia bolii dumneavoastră coronariene.

CAPITOLUL 23

NEUROPATIA PERIFERICĂ DIABETICĂ

Neuropatia periferică diabetică provoacă de obicei simptome precum furnicături, o senzație de înțepături de ace, o senzație de arsură, amorțeală și durere. Simptomele sunt de obicei mai rele noaptea și pot interfera cu somnul. Inițial, afectează degetele de la picioare, care progresează la întregul picior și eventual poate progresa la întregul membru inferior. Mai târziu, în cursul bolii, pot fi implicate și mâinile.

Picioarele amorțite se află sub un risc ridicat de accidentare, de exemplu opărire accidentală cu apă fierbinte sau înțepătură accidentală precum o bucată mică de pietriș care intră în talpa piciorului. Din cauza unei lipse de simț, rănile pot trece neobservate, în special între degetele de la picioare și talpa piciorului. Infecția se stabilește în aceste răni și poate provoca distrugeri grave la nivelul țesuturilor moi și se poate chiar extinde la osul subiacent. Infecția osoasă este foarte dificil de tratat și poate necesita amputarea piciorului și o prelungită sesiune de antibiotice.

Un diagnostic precoce este important pentru a preveni progresia ulterioară a acestei complicații. Un endocrinolog și un neurolog pot diagnostica neuropatia periferică într-o etapă timpurie. Deseori, este nevoie de teste de diagnostic de specialitate.

Neuropatia periferică începe deseori înainte ca o persoană să fie diagnosticată cu diabet. Un test de toleranță la glucoză pe cale orală (OGTT) poate diagnostica diabetul precum şi prediabetul cu mulţi ani înainte.

Alţi factori care pot duce la neuropatie periferică:

- Deficitul de vitamina B12, care este frecvent la persoanele pe metformin
- Consumul excesiv de alcool
- Deficitul de vitamina D, calciu, potasiu şi magneziu imită adesea simptomele unei neuropatii periferice. Deficitul de vitamina D este extrem de comun, în special la pacienţii mai în vârstă, dar şi la persoanele care evită expunerea la soare. Deficitul de potasiu şi magneziu este frecvent la pacienţii care iau diuretice.

Prevenirea este cel mai bun tratament

Un bun control al nivelului glucozei din sânge poate preveni dezvoltarea unei neuropatii periferice. Prin urmare, un control excelent al glucozei din sânge este chiar esenţial din momentul diagnosticului de diabet.

Opţiuni de tratament pentru neuropatia periferică

Din nou, un bun control al diabetului folosind strategia mea tratement de cinci paşi este crucial deoarece previne progresia neuropatiei.

Soţul/soţia sau un prieten ar trebui să vă examineze în mod regulat picioarele pentru orice urmă de ulcer sau infecţie. Consultaţi periodic un podiatrist.

Există şi câteva terapii cu vitamine şi medicaminte de prescripţie care pot ajuta la reducerea simptomelor neuropatiei periferice.

1. Acidul alfa-lipoic

Aşa cum am discutat în capitolul 13, acidul alfa-lipoic este un supliment alimentar care a fost folosit în Germania pentru mai mult de treizeci de ani ca tratament al neuropatiei diabetice.

Aşa cum am menţionat mai devreme, câteva studii clinice au arătat eficacitatea acidului alfa-lipoic în tratarea neuropatiei periferice.

Eu folosesc acid alfa-lipoic la pacienţii mei cu neuropatie periferică şi am observat câteva rezultate bune. Simt că acest produs este sigur. Nu am văzut efecte adverse serioase la pacienţii mei. Doza uzuală este de 600 – 1200 mg/zi.

2. Capsaicina

Pentru dureri superficiale de tip arsură, capsaicina funcţionează destul de bine. Este o cremă de piele care se aplică pe zona afectată, de obicei pe picioare. Capsaicina este derivată din ardeiul iute roşu. Durează aproximativ între două şi trei săptămâni înainte ca durerea să se estompeze. Atenţie! Iniţial poate să provoace unele agravări ale durerii.

3. Cymbalta (Duloxetina)

În 2004, medicamentul Cymbalta a fost aprobat pentru tratarea neuropatiei periferice diabetice. Funcţionează bine la aproximativ 60% dintre pacienţi. Cele mai frecvente efecte adverse includ gura uscată, greaţa, constipaţia, diareea, ameţeli şi călduri. Cymbalta este de asemenea folosită pentru a trata depresia.

4. Neurotin (Gabapentin)

Neurotin este un medicament antiepilepsie care este frecvent folosit pentru a trata durerea neuropatiei periferice. Majoritatea pacienţilor tolerează acest medicament destul de bine. Somnolenţa, ameţeala şi oboseala sunt plângerile tipice pe care le-am auzit de la pacienţii care iau acest medicament, în special în doze mari.

În cazuri rare, alte medicamente pentru epilepsie precum Dilantin (fenitoină) şi Tegretol (carbamazepină) sunt folosite pentru a trata neuropatia periferică diabetică. Aceste medicamente au efecte adverse serioase şi ar trebui prescrise de un medic care are cunoştinţe vaste despre aceste medicamente.

5. Nortriptilină, amitriptilină, desipramină

Acestea sunt medicamente antidepresie mai vechi care au fost folosite pentru a trata durerea de neuropatie periferică. Pacienţii deseori nu tolerează aceste medicamente bine din cauza efectelor lor adverse, care includ somnolenţă, ameţeală, gură uscată, impotenţă, retenţie de urină şi aritmii cardiace. Aceste medicamente nu trebuie să fie folosite de pacienţii cu un istoric de glaucom, retenţie urinară şi aritmii cardiace.

6. Mexitil (Mexiletina)

Mexitil este un medicament pentru inimă utilizat pentru a trata aritmia. A fost folosit de asemenea şi pentru a trata neuropatia periferică diabetică. Datorită efectelor sale secundare puternice, acest medicament ar trebui să fie prescris doar de un medic cu vastă experienţă în prescrierea acestui medicament, cum ar fi un cardiolog.

Studiu de caz #7

Steve, un bărbat caucazian de treizeci şi şapte de ani, a dezvoltat simptome de dureri îngrozitoare la picior, urinare excesivă şi o sete excesivă aproximativ cu şase luni înainte să mă vadă.

După testare, s-a descoperit că avea un nivel ridicat de glucoză în sânge de 294 mg/dl şi a fost diagnosticat cu diabet. Medicul său inițial i-a dat pentru început Glucovance 1,25/250 pe zi (Glucovance este o combinație de gliburidă şi metformin). Apoi a fost trimis la mine pentru consultare.

Examinare fizică

Tensiune arterială = 135/95 mm Hg

Greutate = 93 kg (aproximativ 11 kg peste greutatea normală)

Rezultate de laborator

Glucoza din sânge înainte de masă = 273 mg/dl

Hemoglobina A1c = 11.7%

Trigliceride = 150 mg/dl

Colesterol HDL = 34 mg/dl

Colesterol LDL = 127 mg/dl

Diagnostic

L-am diagnosticat pe Steve cu Sindromul rezistenței la insulină constând în diabet, hipertensiune arterială şi nivel scăzut de colesterol HDL. Am suspectat că durerea sa din picior s-a datorat neuropatiei periferice. L-am trimis pe Steve şi la un neurolog pentru un test de diagnosticare şi tratament a neuropatiei periferice.

Tratament

Steve şi cu mine am discutat pe larg abordarea mea în cinci paşi.

1. Controlul diabetului

În două luni, diabetul său a intrat sub un control excelent. Steve a menţinut acest control excelent al diabetului său timp de doisprezece ani de când este sub îngrijirea mea.

Raportul privind progresele înregistrate în cazul diabetului

	Iniţi-al	**2 luni**	**2 ani**	**4 ani**	**6 ani**	**8 ani**	**10 ani**	**12 ani**
FBG	273	98	98	102	95	95	87	111
Hb A1c	11.2	5.9	5.2	5.1	5.6	5.5	5.4	5.6

FBG = Glucoza din sânge înainte de masă în mg/dl
HbA1c = hemoglobina A1c în %

2. Neuropatie periferică

Steve a început cu Neurontin 300 mg/zi, care a fost crescut treptat în şase luni la 600 mg de patru ori pe zi pentru a controla durerea îngrozitoare. A durat mai multe luni până când durerea sa a început să se atenueze. Mai târziu, am adăugat acid alfa-lipoic care a ajutat la scăderea dozei de Neurontin la 600 mg de două ori pe zi. Sub acest regim, durerea sa de neuropatie este sub un bun control.

La patru ani după diagnosticul său iniţial, neurologul a repetat studiul său de conducere nervoasă şi a fost cu adevărat uimit să descopere nu doar că neuropatia lui Steve nu s-a înrăutăţit (aşa cum era cursul uzual), dar era şi semnificativ îmbunătăţită. A rămas stabilă la această stare îmbunătăţită chiar şi după toţi aceşti ani.

Această remisiune a neuropatiei periferice diabetice este o raritate în lumea medicală. Pentru mine, nimic nu este mai plin de satisfacţii decât să văd astfel de rezultate la pacienţii mei. Steve este foarte mulţumit de progresele pe care le face.

3. Hipertensiune

O reţetă pentru Altace 2.5 mg/zi a controlat bine hipertensiunea arterială a lui Steve timp de mai bine de zece ani. Acum doi ani, Altace a fost întrerupt deoarece el a dezvoltat o alergie la el. De atunci, el îşi menţine o tensiune arterială excelentă fără niciun medicament.

Pe scurt, puteţi preveni dezvoltarea neuropatiei periferice încă de la început. După ce dezvoltaţi neuropatie periferică, puteţi să o controlaţi în mod eficient. Puteţi chiar să o duceţi spre remisiune. Controlul excelent al diabetului este cheia.

CAPITOLUL 24

NEUROPATIA AUTONOMĂ DIABETICĂ

Sistemul nervos autonom controlează funcția diferitelor noastre organe precum inima, stomacul, intenstinele, vezica urinară și, la bărbați, penisul. Diabetul deseori afectează acest sistem nervos autonom și poate provoca următoarele simptome:

- Stare de plin și balonare la nivelul abdomenului superior după masă. Aceasta se întâmplă din cauza încetinirii golirii stomacului. Din punct de vedere tehnic, această afecțiune este cunoscută ca gastropareză diabetică.
- Diaree cronică
- Constipație cronică
- Impotență
- Incontinență urinară
- Amețeli la statul în picioare din cauza unei scăderi de tensiune arterială
- Transpirație excesivă
- Aritmie cardiacă (ritm cardiac excesiv de rapid sau lent)

Medicii uită deseori să se gândească la neuropatia diabetică autonomă ca la o cauză a acestor simptome. Ca rezultat, pacienții sunt supuși unui diagnostic extins care nu diagnostichează cu precizie problema lor. Uneori, pacienții suferă proceduri precum verificări CT sau IRM, colonoscopii și gastroscopii. Aceste proceduri pot detecta probleme anatomice, dar neuropatia autonomă afectează funcţia unui organ şi, prin urmare, nu apare la aceste teste.

Un endocrinolog cu experienţă este cea mai bună alegere în diagnosticarea corectă a acestor tulburări. Majoritatea acestor tulburări sunt diagnosticate clinic şi au nevoie de competenţele clinice ale unui endocrinolog.

Unele teste specializate sunt folosite pentru a confirma diagnosticul clinic al disfuncţiei autonome. Un test special de scanare nucleară care implică un test de masă, poate verifica cu acurateţe golirea stomacului şi, prin urmare, să diagnosticheze gastropareza diabetică. Neuropatia autonomă a inimii poate fi diagnosticată cu un test cunoscut ca testul de variabilitate a ritmului cardiac.

Tratamentul neuropatiei autonome diabetice

Un bun control al diabetului poate preveni progresul acestor probleme asociate cu neuropatia autonomă diabetică. Prin urmare, ţintiţi spre un excelent control al diabetului şi o hemoglobină A1c mai mică de 6.0%.

Fiecare dintre aceste afecţiuni ar trebui să fie diagnosticate corect de un medic cu experienţă şi tratate în consecinţă.

CAPITOLUL 25

IMPOTENȚA LA DIABETICI

Impotența este frecventă în rândul diabeticilor. Totuşi, impotența se poate datora unei varietăți de motive, altele decât diabetul, şi, prin urmare, ar trebui evaluate cu atenție de un expert în domeniu, de preferință un endocrinolog.

Diferite cauze ale impotenței includ:

- Neuropatie autonomă datorată diabetului necontrolat
- Slabă circulație datorată diabetului şi Sindromului rezistenței la insulină
- Fumatul
- Consumul excesiv de alcool
- Anumite medicamente precum beta-blocante, diuretice tiazidice, spironolactonă, clonidina, antidepresive, medicamente antianxietate, cimetidină, ranitidină, metoclopramid şi produsele din soia
- Nivel scăzut al testosteronului
- Nivel ridicat de prolactină, un hormon produs de glanda pituitară
- Operație de prostată
- Probleme psihologice

La majoritatea pacienților cu diabet, impotența este o problemă complexă. Există factori multipli care lucrează împreună şi care duc la impotență.

- De obicei, diabetul este necontrolat
- Pacientul nu este pe medicamente de sensibilizare a insulinei, cum sunt Actos şi metformin

- Pacientul ia beta-blocante pentru a controla hipertensiunea
- Colesterolul HDL este scăzut şi trigliceridele sunt ridicate
- Circulația este slabă
- Pacientul se simte obosit tot timpul din cauza unor motive diverse inclusiv diabet necontrolat, obezitate, efecte adverse ale medicamentelor, lipsa vitaminei D şi alte vitamine şi minerale şi stresul vieții de zi cu zi. Nu eşti interesat de sex atunci când eşti obosit sau stresat
- Deseori aceşti pacienți sunt deprimați. A face sex este ultimul lucru din mintea lor

Tratamentul impotenței

Tratamentul impotenței este destul de dificil. Abordarea mea pentru tratamentul impotenței la pacienții diabetici este următoarea:

- În primul rând, îl evaluez cu atenție pe pacient pentru toate cauzele menționate mai sus
- Tratez toți factorii pe care pot să îi identific la un pacient
- Le tratez diabetul dar şi alte componente ale Sindromului rezistenței la insulină, cum ar fi hipertensiunea şi tulburarea de colesterol, în mod agresiv cu abordarea mea tratament în 5 paşi
- Încerc să opresc orice medicamente care pot contribui la impotență, precum beta-blocantele, spironolactona, metoclopramid sau produsele din soia
- Mă asigur că prolactina nu este ridicată şi nivelurile de testosteron sunt normale pentru vârsta pacientului

- Încurajez cu tărie fumătorii să renunțe la fumat
- Cei care sunt supraponderali sunt încurajați să slăbească, ceea ce ajută la o creștere a energiei
- Cu cantități corecte de vitamina D, calciu, potasiu, magneziu și alte suplimente alimentare, ei încep să se simtă mai bine
- Mă adresez depresiei lor cu strategia mea de management al stresului

După ce corectez toți acești factori, uneori prescriu și medicamente precum Viagra, Cialis sau Levitra.

Viagra

Viagra trebuie luată cu aproximativ o oră înainte de activitatea sexuală. Durerea de cap, înroșirea feței și amețelile sunt plângerile frecvente pe care le aud de la pacienții mei care folosesc Viagra.

Vă rog să notați că folosirea Viagrei a provocat moartea mai multor persoane. Prin urmare, ar trebui să fiți foarte atent în folosirea acestui medicament. Pacienții care iau nitrați și alfa-blocante precum Cardura (doxazosin), Hytrin (terazosin) nu trebuie să folosească Viagra. Pacienții cu boli de inimă ar trebui să se consulte cu cardiologul înainte de a folosi Viagra.

Cialis și Levitra

După Viagra, alte două medicamente numite Cialis și Levitra au fost lansate în SUA pentru tratarea impotenței. Acestea sunt din aceeași clasă cu Viagra. Debutul lor de acțiune este mai rapid decât la Viagra.

Cialis este eficient în timpul unei perioade de douăzeci și patru de ore de la consumare. Prin urmare, aveți o flexibilitate mai mare privind timpul activităţii sexuale. Efectele adverse ale Cialis şi Levitra sunt identice cu efectele secundare ale Viagrei.

Alte opţiuni

Alte opţiuni mai vechi de tratament pentru impotenţă includ o pompă de vid, injecţii cu Caverject în penis, MUSE şi, în sfârşit, un implant al penisului.

O pompă de vid funcţionează la unii pacienţi. Pacienţii care iau medicamente pentru subţierea sângelui ar trebui să o evite. O pompă de vid poate provoca vânătăi ale penisului.

Cu *Caverject,* un produs chimic special cunoscut ca prostaglandin E1 este livrat prin injectare în penis. Trebuie să învăţaţi tehnica injecţiei de la o asistentă medicală de la urologie. Durerea penisului şi stimularea excesivă a penisului sunt problemele principale ale acestor injecţii. Totuşi, ele funcţionează la aproape toate persoanele cu impotenţă.

Cu *MUSE* (*Sistemul medicamentos uretral pentru erecţie)*, prostaglandin E1 este livrat prin deschiderea din vârful penisului. Durerea penisului, stimularea excesivă a penisului şi ameţeala sunt principalele probleme ale acestei tehnici. Ea funcţionează la aproximativ 50% dintre pacienţii cu impotenţă.

Un implant al penisului ar trebui să fie ultima soluţie. El implică operaţie, ceea ce are propriile sale complicaţii.

CAPITOLUL 26

SLABA CIRCULAȚIE LA NIVELUL PICIOARELOR LA DIABETICI

Diabeticii au frecvent o slabă circulație la nivelul picioarelor, care poate duce în cele din urmă la amputare. Simptomul tipic al circulației slabe este durerea în picioare, în special în timpul mersului, care dispare la repaus. În câteva cazuri, această durere este prezentă şi la repaus.

Slaba circulație se dezvoltă din cauza îngustării vaselor de sânge arteriale, o complicație a Sindromului rezistenței la insulină. Îngustarea vaselor de sânge este un proces generalizat care afectează toate vasele de sânge arteriale din corp. Dacă aveți blocaje ale arterelor coronare ale inimii, ați putea să aveți şi blocaje ale vaselor de sânge arteriale din picioare, creier şi intestine.

Văd deseori pacienți care au suferit angioplastie ale arterelor inimii, dar sunt complet neconştienți că pot avea şi o slabă circulație în picioare.

Testarea de diagnostic pentru slaba circulație la nivelul picioarelor

Ar trebui să faceți un test Doppler cu ultrasunete a arterelor picioarelor dacă aveți simptome ale slabei circulații. Acesta este un test simplu, neinvaziv, ambulatoriu, care poate diagnostica cu uşurință boala periferică arterială de la nivelul picioarelor.

La majoritatea pacienților, tratamentul este cu medicamente şi niciun alt test nu este necesar. La pacienții cu boală periferică arterială severă, uneori este necesară angioplastia sau operaţia. La aceşti pacienţi, o angiogramă a arterelor picioarelor este făcută înaintea unei angioplastii sau operaţii.

Tratament

Prevenirea este cel mai bun tratament. Un diagnostic timpuriu şi un tratament potrivit al diabetului poate preveni această complicaţie devastatoare a diabetului. Cu abordarea mea de tratament în cinci paşi a diabetului, am reuşit să previn amputarea piciorului la marea majoritate a pacienţilor mei.

După ce aţi dezvoltat o slabă circulaţie la nivelul picioarelor, un control agresiv al diabetului şi a altor componente a Sindromului Rezistenţei la Insulină cu medicamentele potrivite pot preveni continuarea progresiei acestei boli şi vă poate salva membrele.

Pacienţii care fumează ţigări pun gaz pe foc. Fumătorii trebuie să renunţe la fumat pentru a preveni amputarea piciorului.

Anumite medicamente precum Trental (pentoxifilina) şi Pletal (cilostrazol) pot ajuta oarecum în tratarea slabei circulaţii.

CAPITOLUL 27

BOLILE DE OCHI LA DIABETICI

Diabetul afectează treptat ochii după câţiva ani. Afectează membrana internă a ochiului, cunoscută ca retină. Prin urmare, afecţiunea este cunoscută ca retinopatie diabetică.

Diabetul este principala cauză de orbire în SUA. Din fericire, această afecţiune poate fi prevenită cu un tratament agresiv al diabetului încă de la început.

La Centrul Medical de diabet şi endocrinologie Jamila, am reuşit să previn retinopatia diabetică la marea majoritate a pacienţilor mei.

Schiţa abordării mele pentru a preveni/trata retinopatia diabetică include:

1. Control agresiv al glucozei din sânge la majoritatea pacienţilor diabetici de tip 2, dar fără risc de hipoglicemie.

Prin urmare, evit insulina la diabeticii mei de tip 2, care este cea mai frecventă cauză de hipoglicemie.

Folosind abordarea mea în 5 paşi, ţintesc spre o HbA1c mai mică de 6.0%.

2. Control agresiv al hipertensiunii arteriale

Hipertensiunea apare mult mai frecvent la pacienţii cu diabet. Hipertensiunea în sine poate provoca probleme la ochi. Prin urmare, combinaţia dintre hipertensiune şi diabet este foarte dăunătoare pentru ochi. Tensiunea arterială ar trebui să fie mai mică de 130/85 mm Hg la un pacient diabetic.

CAPITOLUL 28

FICATUL GRAS LA DIABETICI

Diabetul necontrolat poate să vă afecteze şi ficatul. Această afecţiune este cunoscută ca ficat gras. În termeni medicali, ea se numeşte NAFLD (Boala nealcoolică a ficatului gras), care înseamnă pur şi simplu o depunere ridicată de grăsime în ficatul dumneavoastră. Uneori, această afecţiune poate duce la inflamarea celulelor ficatului, numită NASH (Steato-hepatită nealcoolică). Deseori, nu aveţi niciun simptom datorat acestei afecţiuni. Totuşi, în unele cazuri poate duce la ciroza ficatului care este o boală serioasă ce poate fi fatală.

La majoritatea pacienţilor, NAFLD/NASH rezultă din metabolismul grăsimilor anormale din ficat datorită rezistenţei la insulină. Obezitatea şi obezitatea anormală, în special, se pare că joacă un rol central în provocarea NAFLD/NASH. Rezistenţa la insulină în celulele adipoase duce la acizi graşi liberi în ficat. Un nivel ridicat de insulină care este prezent la aceşti pacienţi cu rezistenţa la insulină, promovează o sinteză crescută a grăsimii din acizii graşi liberi din ficat. Ca rezultat, există o acumulare mare de grăsime în celulele ficatului.

În plus, stresul oxidativ, care este comun în prezenţa rezistenţei la insulină, poate iniţia moartea celulelor şi cicatrizarea interiorului ficatului. Prin urmare, la orice persoană cu caracteristici clinice ale sindromului rezistenţei la insulină şi cu test de funcţionare anormală a ficatului, NASH ar trebui să fie în fruntea listei a posibilelor diagnostice.

Diagnosticul ficatului gras

Nu există standarde stabilite pentru studii de scanare imagistică pentru NAFLD/NASH.

Ultrasunetele pot detecta acumularea de grăsime moderată sau severă în ficat, dar nu reuşesc să detecteze ficatul gras, dacă acumularea de grăsime este mai mică de 18%. Scanarea cu ultrasenete a ficatului poate fi dificilă la aceşti pacienţi care sunt deseori obezi. De asemenea, nu poate să distingă între ficatul gras simplu (NAFLD) şi NASH. În acelaşi mod, scanarea CT poate diagnostica acumularea de grăsime moderată până la severă în ficat, dar scanarea poate fi normală la cazurile uşoare.

O nouă tehnologie numită spectroscopie MR (Spectroscopie Magnetică de Rezonanţă) pare să fie o modalitate de imagistică promiţătoare, dar este disponibilă doar la unele instituţii academice şi este scumpă. Biopsia ficatului se pare că este metoda standard, dar este invazivă, costisitoare şi nepractică considerând un număr vast de pacienţi afectaţi de NAFLD. Chiar şi atunci când biopsia ficatului este efectuată, o singură biopsie de bază are un randament mai mic de diagnostic comparativ cu multiple biopsii de bază.

Abordarea mea practică pentru a diagnostica NASH

Din 2000, am instrumentat enzime anormale ale ficatului la pacienţi cu oricare 2 dintre următoarele caracteristici ale Sindromului rezistenţei la insulină:

- Obezitate anormală (IMC >25)
- Hipertensiune (BP > 130/85 mm Hg)
- Trigliceride serice crescute > 150 mg/dl.

- HDL scăzut (< 40 mg/dl la bărbați, < 50 mg/dl la femei)
- Prediabet (glucoza din sânge înainte de masă 100-125 mg/dl (IFG) sau glucoza din sânge la două ore > 140 mg/dl la 2 ore OGTT.
- Diabetul de tip 2, glucoza din sânge înainte de masă egală sau mai mare de 126 mg/dl.

<u>Criteriile de diagnostic ale NASH:</u>

La pacienții cu Sindromul rezistenței la insulină, am decis să folosim următorii parametri clinici pentru a identifica pacienții cu NASH.

- Prezența a cel puțin 2 dintre caracteristicile Sindromului rezistenței la insulină
- ALT ridicat mai mare decât 45 U/L
- Consumul de alcool nu mai mare de 2 băuturi (aproximativ 20 g) pe zi
- Serologie negativă pentru hepatita A, B și C
- Absența unui medicament cunoscut că ar provoca răni ale ficatului

ALT (alanin aminotransferază), AST (aspartat aminotransferază), bilirubina și albumina sunt teste de sânge pentru funcția ficatului și sunt incluse în majoritatea tabelelor chimice ale sângelui. Nivelul ridicat în ALT și AST este de obicei primul indiciu a bolii renale inclusiv a ficatului gras. În cazuri mult mai avansate ale bolii renale, bilirubina serică devine ridicată și albumina serică scade.

Cele mai frecvente cauze pentru funcționarea anormală a ficatului includ ficat gras, medicamente, alcoolism și hepatită. Medicul dumneavoastră trebuie să privească atent la aceste cauze ale funcţionării anormale a ficatului.

Tratamentul ficatului gras (NAFLD şi NASH)

Tratamentul NASH se află în etape rudimentare.

Cred că tratamentul pentru NASH ar trebui să se concentreze pe tratarea cauzei sale, rezistenţa la insulină, care cere o abordare cuprinzătoare. Rezistenţa la insulină este provocată de cinci factori: genetica, îmbătrânirea, obezitatea abdominală, stil de viaţă sedentar şi stresul.

Prin urmare, eu folosesc abordarea mea în 5-paşi, descrisă mai devreme, pentru a trata rezistenţa la insulină la pacienţii mei diabetici de tip 2 cu ficat gras. Cu această abordare, am văzut rezultate bune la pacienţii mei cu boala ficatului gras.

Într-un studiu de control placebo (1), Actos (pioglitazonă) s-a dovedit a fi eficient şi sigur în tratarea pacienţilor NASH cu biopsie-dovedită care aveau şi prediabet sau diabet de tip 2.

Metformin a fost studiat mai ales în studii mici necontrolate. Într-un studiu mic (2), cercetătorii au observat unele efecte benefice ale metformin asupra bolii ficatului gras.

Referinţe

1. Belfort R[1], Harrison SA, Brown K, Darland C, Finch J, Hardies J, Balas B, Gastaldelli A, Tio F, Pulcini J, Berria R, Ma JZ, Dwivedi S, Havranek R, Fincke C, DeFronzo R, Bannayan GA, Schenker S, Cusi K. A placebo-controlled trial of pioglitazone in subjects with nonalcoholic steatohepatitis. N Engl J Med. 2006 Nov 30;355(22):2297-307.

2. Marchesini G, Brizi M, Bianchi G, Tomassetti S, Zoli M, Melchionda N. Metformin in non-alcoholic steatohepatitis. Lancet. 2001 Sep 15;358(9285):893-4.

CAPITOLUL 29

SCĂDEREA IMUNITĂȚII ÎMPOTRIVA INFECȚIILOR LA DIABETICI

Diabeticii sunt mai predispuşi la infecţii. Infecţiile pielii sunt cele mai frecvente printre diabetici şi durează mai mult până se vindecă. Alte infecţii includ infecţii ale tractului urinar, infecţii ale aparatului respirator şi pneumonii.

Dacă diabetul dumneavoastră este necontrolat, sistemul dumneavoastră imunitar nu poate lupta eficient împotriva infecţiilor. Glucoza crescută din sânge slăbeşte sistemul imunitar. În plus, diabetul necontrolat duce frecvent la slabă circulaţie, în special în picioare. Din cauza slabei circulaţii, celulele imune au dificultăţi în a ajunge în zona infectată a pielii. De aceea o rană a pielii, care ar trebui să se vindece la un pacient non-diabetic fără nicio problemă, poate deveni o rană care nu se vindecă la o persoană diabetică şi se ajunge uneori la amputarea unui deget sau chiar picior.

În plus, diabeticii au în special un nivel scăzut de vitamina D. Cercetarea modernă a stabilit clar că vitamina D joacă un rol vital în funcţionarea normală a Sistemului Imunitar. Ca răspuns la un patogen invadator precum un virus sau o bacterie, vitamina D ajută celulele imunitare să producă un număr de produşi chimici antimicrobieni, în special un produs chimic numit peptid cathelicidin antimicrobian (CAMP), care funcţionează ca un antibiotic, dar fără efectele secundare asociate cu antibioticele. Prin urmare, dacă aveţi un nivel scăzut de vitamina D, aveţi o susceptibilitate crescută la tot felul de infecţii.

Diabeticii au şi un nivel scăzut de zinc, aşa cum am menționat mai devreme în carte, care este un mineral important ce ne ajută să luptăm împotriva infecţiilor.

Iată câteva idei ajutătoare pentru a lupta împotriva infecțiilor

- Mențineți o nutriție bună, aşa cum am subliniat mai devreme în carte.
- Luați vitamina D în mod regulat. Verificați-vă nivelul de vitamina D la fiecare 3-4 luni pentru a vă asigura că aveți un nivel bun de vitamina D. Dacă dezvoltați orice infecție, dublați doza de vitamina D până când infecţia este curată.
- Aveți mare grijă de diabetul dumneavoastră. Aveți ca scop un bun control a glicemiei, fiind atent să evitați hipoglicemia. Un bun control al glucozei din sânge vă ajută la îmbunătățirea funcției imunitare.
- Stresul face ravagii în sistemul imunitar. Managementul stresului ar trebui să fie parte din rutina dumneavoastră zilnică. Vă rog consultați capitolul despre managementul stresului.
- Luați măsuri de precauție pentru a evita infecțiile. De exemplu, nu mergeți niciodată desculț. Aceasta poate preveni ca orice obiect mic, murdar, ascuțit să intre în talpa piciorului. Asta ar putea să vă salveze membrul.
- Luați în serios orice infecție. Anunțați-vă doctorul prompt şi mergeți la control.
- Pentru plăgi superficiale, localizate ale pielii, eu folosesc Peroxid de hidrogen şi/sau Betadine pentru îngrijirea locală a rănii la pacienții mei diabetici de tip 2.

- Pentru o infecţie în curs de desfăşurare aveţi nevoie de antibiotic.

REȚETE

Această secțiune conține o serie din rețetele mele originale. Sună șocant! Un doctor vorbind despre rețete. Vă înțeleg șocul.

Dați-mi voie să vă împărtășesc călătoria mea privind gătitul. Până la vârsta de 35 de ani, nu știam mare lucru despre gătit. Abilitățile mele de gătit erau limitate la făcut o ceașcă de cafea, o omletă și pâine prăjită. Apoi, mama mea a venit să locuiască cu mine, deoarece a devenit infirmă după un accident vascular cerebral. Pe atunci, nu era niciun restaurant indian în orașul meu. Ca o necesitate am început să gătesc acasă, deoarece ei nu-i păsa de mâncarea americană obișnuită. În timp ce găteam, era și mama mea în bucătărie în scaunul ei cu rotile, dându-mi instrucțiuni, pas cu pas. Rezultatele erau destul de bune. Mă încuraja și a început să-mi placă să gătesc.

Ca medic endocrinolog, mi-am dat seama de rolul important pe care îl joacă mâncarea în sănătatea noastră. Văd foarte clar că suntem ceea ce mâncăm. Treptat, m-am implicat din ce în ce mai mult în gătit. Nu am urmat nicio carte de bucate. Am urmat pur și simplu principiile de bază ale gătitului indian, pe care le-am învățat de la mama mea și am improvizat propriile mele rețete.

Acum, iubesc să gătesc. Cu ajutorul iubitei mele soții, chiar ne creștem propriile noastre legume, ierburi și fructe. Avem chiar și propriile noastre găini. Sunt animale grozave deoarece fac ouă, fertilizează grădina, mănâncă melci, iar copiii le iubesc. Nu trebuie să aveți un cocoș pentru ca găinile să facă ouă, un aspect pe care mulţi oameni nu îl ştiu.

Este aşa o plăcere să merg pur şi simplu în grădină şi să culeg legume şi ierburi proaspete. În timp ce pregătesc micul dejun, mă scald în soarele dimineţii, în timp ce fac yoga şi meditaţie în acelaşi timp. De fapt, gătitul vă menţine în Acum şi oricând sunteţi în Acum, meditaţi. Scopul meditaţiei este să vă schimbaţi atenţia în Acum.

Fiecare reţetă prezentată a fost supusă papilelor gustative ale soţiei mele şi ale unor prieteni. Sper să vă placă şi dumneavoastră. Poftă bună!

SUGESTII PENTRU MICUL DEJUN

Iaurt

Puneţi 3-4 linguri de iaurt simplu, normal într-un bol. Adăugaţi o mână de afine, mure, zmeură sau nuci, nuci pecan, migdale tocate sau seminţe de pin. Amestecaţi bine. Puteţi să adăugaţi şi 1-2 linguri de miere dacă vă place dulce.

Brânză feta

Luaţi 2-3 linguri de brânză feta. Adăugaţi măsline negre şi seminţe de pin, nuci sau nuci pecan. Opţional: puteţi adăuga frunze de mentă sau frunze de busuioc.

Ouă fierte tari

Curăţaţi de coajă şi feliaţi două ouă fierte tari şi un avocado. Puteţi presăra sare, piper negru sau piper cayenne, după gustul dumneavoastră.

Sfat: Puteţi să pregătiţi înainte câteva „ouă fierte tari” şi să le ţineţi la frigider pentru o gustare rapidă, sănătoasă.

Atenţie: Folosiţi ouăle fierte tari în câteva zile, cu siguranţă în maxim o săptămână sau se vor strica.

Omlete

Omletă simplă

Timp de preparare= aproximativ 10 minute

Ingrediente:
Ouă = 2
Ceapă verde = 2 (puteţi folosi ½ ceapă albă normală în loc de ceapă verde), tocată
Ulei de măsline = 2 linguri
Sare = ½ linguriţă
Adăugaţi ulei şi ceapă tocată într-o tigaie medie sau mare. Puneţi-o pe aragaz la foc mic. Gătiţi timp de câteva minute până ce ceapa s-a înmuiat şi a devenit gălbuie.
Între timp, spargeţi 2 ouă într-un bol. Folosind o lingură, scoateţi un gălbenuş şi aruncaţi-l. Lăsaţi doar un gălbenuş. Bateţi-l împreună cu cele două albuşuri. Adăugaţi ouăle în tigaie imediat ce ceapa este făcută.
Presăraţi sare. În câteva minute, ouăle vor începe să arate ca o omletă. Cu o spatulă, întoarceţi omleta. Nu vă faceţi griji dacă se rupe. Doar întoarceţi bucăţile. Gătiţi timp de câteva minute şi omleta dumneavoastră delicioasă este gata.

Omletă cu ciuperci

Urmaţi reţeta omletei simple, dar folosiţi o mână de ciuperci după ce ceapa este făcută.

Omletă cu spanac

Urmaţi reţeta omletei simple. Adăugaţi o mână de frunze spălate de spanac imediat după ce turnaţi ouăle bătute în tigaie. Gătiţi timp de câteva minute. Apoi împăturiţi-o, în loc de a o întoarce, astfel încât tot spanacul este în interior. Lăsaţi să se răcească pentru 2-3 minute, apoi mâncaţi-o.

Omletă cu ardei gras

Urmaţi reţeta omletei simple. Mărunţiţi ½ ardei gras (orice culoare) şi adăugaţi în acelaşi timp cu ceapa. Dacă vă place picantă, puteţi adăuga ½ linguriţă de seminţe de chimen şi ¼ până la ½ linguriţă de piper cayenne sau piper negru imediat după ce turnaţi ouăle.

Adăugați câteva frunze proaspete de coriandru sau pătrunjel. Apoi împăturiți-o, astfel încât ardeiul gras să rămână în interior. Lăsați să se răcească 2-3 minute, înainte de a mânca.

Omletă cu avocado

Decojiți un avocado și tăiați-l bucățele. Odată ce omleta simplă e gata, adăugați bucățile de avocado. Adăugați câteva frunze proaspete de coriandru sau pătrunjel. Apoi, împăturiți-o, astfel încât bucățile de avocado să rămână toate în interior. Lăsați să se răcească 2-3 minute, înainte de a mânca. Dacă vă place avocado, va fi o bucurie de dimineață pentru dumneavoastră. Avocado ajută la creșterea colesterolului bun (HDL) și este o bună sursă de proteine.

Omletă picantă

Urmați rețeta de omletă simplă. Imediat după ce adăugați ouăle în tigaie, adăugați ¼ sau ½ linguriță de piper cayenne. Adăugați și ½ semințe de chimion. Puneți și câteva frunze de coriandru sau pătrunjel. Puteți folosi și ½ de ardei iute în loc de piper cayenne.

Clătite sănătoase

Timp de preparare= aproximativ 3-5 minute pentru o clătită

Rețeta este pentru 4 clătite

Ingrediente:
Făină Mong Daal = 2 linguri
Besan = 2 linguri
Făină de migdale = 2 linguri
Ou = 1
Sare de Himalaya sau sare de mare = ½ linguriță
Opțional:
Semințe (sau pudră) de chimen = ½ linguriță
Piper negru sau piper cayenne = ½ linguriță
Usturoi = 1 cățel, tăiat în felii subțiri
Într-un bol, amestecați făina Mong daal, besan și făina de migdale, adăugați o cantitate mică de apă (aproximativ ½ ceașcă). Amestecați bine. Apoi spargeți un ou în bol.

Amestecați bine. S-ar putea să fie nevoie să mai adăugați puțină apă, până când consistența de aluat curge. Puneți o tigaie la foc mic. Așteptați câteva minute până când tigaia este fierbite. Turnați aproximativ ¼ din compoziție în tigaie. Mișcați tigaia dintr-o parte în alta, astfel încât aluatul să se întindă uniform. Lăsați să se gătească până când pare uscată și marginile au culoarea maronie și se dezlipesc. Durează câteva minute. Cu o spatulă întoarceți clătita pe cealaltă parte. Lăsați să se facă timp de alte câteva minute. Scoateți clătita din tigaie pe o farfurie. Lăsați să se răcească aproximativ un minut, apoi rulați-o. Puteți adăuga orice umplutură doriți.
Opțional:
La început adăugați chimion (sau semințe de chimen), piper negru sau piper cayenne și usturoi în bol.
Umpluturi pentru clătite:
1.Tăiați avocado în bucăți mici. Adăugați piper negru, sare și piper cayenne (opțional). Adăugați câteva frunze de coriandru. Stoarceți o lime sau o lămâie.
2.Ouă fierte tari, felii
3.Brânză
4.Salată
5.Bucăți mici de pui, fierte (a se vedea mai târziu în rețetele din carte)
6.Carne tocată de pui/vită/curcan, gătită (a se vedea mai târziu în rețetele din carte)

Ouă scrob – Ciuperci

Timp de preparare= aproximativ 10 minute
Ingrediente:
Ouă = 1-2
Ciuperci = 4, cuburi
Ceapă verde = 2 sau o ceapă simplă mică, tocată
Usturoi = 1 cățel, tocat
Ulei de măsline = 2 linguri
Sare = ½ linguriță
Opțional:

Seminţe de schinduf = ½ linguriţă
Seminţe de chimen = ½ linguriţă
Turmeric = ½ linguriţă
Cuişoare = ¼ linguriţă
Piper cayenne = ½ linguriţă SAU ½ ardei iute, feliat
Muştar, galben sau Dijon = ½ linguriţă
Într-o tigaie, adăugaţi ulei de măsline, ceapă, usturoi şi sare. Încălziţi aragazul la foc mic şi lăsaţi să se gătească timp de aproximativ 5 minute, amestecând în continuu. Apoi, adăugaţi ciupercile şi lăsaţi iar la gătit câteva minute.
Într-un bol, spargeţi 1-2 ouă, bateţi bine şi adăugaţi-le în tigaie. Lăsaţi la gătit încă câteva minute, amestecând frecvent. Răciţi scrobul câteva minute înainte de servire.
Opţional:
La început adăugaţi turmeric, seminţe de schinduf, seminţe de chimion, cuişoare şi ceapă. La sfârşit, puteţi adăuga câteva roşii cherry, coriandru proaspăt sau frunze de pătrunjel, frunze de mentă proaspătă sau frunze proaspete de busuioc.

Picant: La început, adăugaţi ¼ până la ½ linguriţă de piper cayenne sau ½ ardei iute în locul piperului cayenne.

Ouă scrob – spanac
Timp de preparare= aproximativ 10 minute
Ingrediente:
Ouă = 1-2
Spanac = aproximativ ½ ceaşcă
Ceapă verde = 2 sau o ceapă simplă mică, tocată
Usturoi = 1 căţel, tocat
Ulei de măsline = 2 linguri
Sare = ½ linguriţă
Opţional:
Afine, proaspete sau uscate = o mână
Seminţe de schinduf = ½ linguriţă
Seminţe de chimen = ½ linguriţă
Turmeric = ½ linguriţă
Cuişoare = ¼ linguriţă

Piper cayenne = ½ linguriță sau ½ ardei iute în locul piperului cayenne
Muştar, galben sau Dijon = ½ linguriță

Într-o tigaie, adăugați ulei de măsline, ceapă, usturoi şi sare. Încălziți aragazul la foc mic şi gătiți aproximativ 5 minute, amestecând frecvent. Apoi adăugați spanac şi mai gătiți câteva minute. Într-un bol, spargeți 1-2 ouă, bateți bine şi adăugați în tigaie. Lăsați la gătit încă câteva minute, amestecând frecvent. Lăsați la răcit câteva minute înainte de servire.

Opțional:
La început adăugați câteva afine, turmeric, semințe de schinduf, semințe de chimion, cuişoare şi ceapă. La sfârşit, puteți adăuga câteva roşii cherry, coriandru proaspăt sau frunze de pătrunjel, frunze de mentă proaspătă sau frunze proaspete de busuioc.

Picant: La început, adăugați ¼ până la ½ linguriță de piper cayenne sau ½ ardei iute.

Ouă scrob – spanac – vinete – ardei gras

Timp de preparare= aproximativ 15 minute
Ingrediente:
Ouă = 1-2
Spanac = aproximativ 1 ceaşcă
Vinete = 1, de preferat japoneză sau chinezească, tocată
Ardei gras = 1, orice culoare, de preferat roşu, tăiat cubulețe
Roşii = 2 cherry, înjumătățite sau 1 roşie normală, tăiată cubulețe
Ceapă verde = 2 sau o ceapă mică normală, tocată
Usturoi = 1 cățel, tocat
Muştar, galben sau Dijon = 1 lingură
Oțet de mere = 1 linguriță
Ulei de măsline = 2 linguri
Sare = ½ linguriță

Opţional:
Seminţe de pin = o mână
Seminţe de schinduf = ½ linguriţă
Seminţe de chimen = ½ linguriţă
Turmeric = ½ linguriţă
Piper cayenne = ½ linguriţă SAU ½ ardei iute
Adăugaţi într-o tigaie ulei de măsline, ceapă, usturoi şi sare. Încălziţi aragazul şi adăugaţi vinetele. Turnaţi muştar şi oţet peste cuburile de vinete. Gătiţi aproximativ 5 minute, amestecând frecvent. Într-un bol, spargeţi 1-2 ouă, bateţi bine şi adăugaţi-le în tigaie. Lăsaţi la gătit la foc mic pentru câteva minute, amestecând frecvent. Odată ce ouăle s-au făcut, adăugaţi spanac, roşii şi ardei gras. Gătiţi timp de 3-5 minute la foc mic.

Opţional:
La început adăugaţi turmeric, seminţe de schinduf, seminţe de chimen împreună cu ceapa. La sfârşit, puteţi adăuga seminţe de pin, coriandru proaspăt sau frunze de pătrunjel, frunze de mentă proaspătă sau frunze proaspete de busuioc.
Picant: La început, adăugaţi ¼ până la ½ linguriţă de piper cayenne sau ½ ardei iute împreună cu ceapa.

Ouă scrob – broccoli – vinete
Timp de preparare= aproximativ 15 minute
Ingrediente
Ouă = 1-2
Broccoli = aproximativ 1 ceaşcă
Vinete = 1, de preferat japoneză sau chinezească, tocată
Ceapă = 1, mică, normală, tocată
Usturoi = 1 căţel, tocat
Ulei de măsline = 2 linguri

Opţional:
Seminţe de in = o mână
Seminţe de schinduf = ½ linguriţă
Seminţe de chimen = ½ linguriţă
Turmeric = ½ linguriţă

Piper cayenne = ½ linguriță SAU ½ ardei iute

Adăugați o cană cu apă într-o tigaie. Încălziți aragazul la foc mic și adăugați broccoli, vinetele, ceapa și usturoiul. Acoperiți și gătiți aproximativ 5 minute, până când aproape toată apa s-a evaporat.

Într-un bol, spargeți 1-2 ouă, bateți-le bine și adăugați-le în tigaie. Lăsați la gătit câteva minute, amestecând încontinuu. Odată ce ouăle sunt gata, adăugați ulei de măsline. Gătiți timp de 1-2 minute la foc mic.

Opțional:

La început adăugați turmeric, semințe de schinduf, semințe de chimen împreună cu ceapa. La sfârșit, puteți adăuga semințe de pin, coriandru proaspăt sau frunze de pătrunjel, frunze de mentă proaspătă sau frunze proaspete de busuioc.

Picant: La început, adăugați ¼ până la ½ linguriță de piper cayenne sau ½ ardei iute împreună cu ceapa.

Ouă scrob – ardei gras – dovlecel

Timp de preparare= aproximativ 15 minute

Ingrediente:

Ouă = 1-2

Ardei gras = ½ cuburi

Dovlecel = ½ mic, tocat

Roșie = 1, cuburi

Ceapă verde = 2 sau o ceapă normală, mică, tocată

Usturoi = 1 cățel, tocat

Ulei de măsline = 2 linguri

Sare = 1/1 linguriță

Opțional:

Smochină = 1, coaptă

Semințe de schinduf = ½ linguriță

Semințe de chimen = ½ linguriță

Turmeric = ½ linguriță

Cuișoare = ½ linguriță

Piper cayenne = ½ linguriță SAU ½ ardei iute, feliat

Muştar, galben sau Dijon = ½ linguriţă

Într-o tigaie adăugaţi ulei de măsline, dovlecel, ceapă, usturoi şi sare. Încingeţi aragazul la foc mic şi gătiţi aproximativ 5 minute, amestecând frecvent. Apoi, adăugaţi ardeiul gras şi mai gătiţi câteva minute.

Într-un bol, spargeţi 1-2 ouă, bateţi bine şi adăugaţi-le în tigaie. Gătiţi pentru câteva minute, amestecând frecvent. Răciţi câteva minute înainte de servire.

Opţional:

La început adăugaţi turmeric, seminţe de schinduf, seminţe de chimen şi cuişoare împreună cu ceapa. La sfârşit, puteţi adăuga câteva roşii cherry, coriandru proaspăt sau frunze de pătrunjel, frunze de mentă proaspătă.

Picant: La început, adăugaţi ¼ până la ½ linguriţă de piper cayenne sau ½ ardei iute şi adăugaţi aproximativ ½ linguriţă de muştar galben.

Dulce: la sfârşit, adăugaţi o smochină coaptă şi frunze proaspete de busuioc.

Ouă scrob – ardei gras – conopidă

Timp de preparare= aproximativ 20 de minute

Ingrediente:

Ouă = 1-2

Ardei gras = ½ ardei gras de mărime medie, orice culoare. Tăiaţi-l în câteva bucăţi

Conopidă = 1/8 din căpăţâna întreagă de conopidă, tocată în 4-6 bucăţi mici

Ceapa = ½ dintr-o ceapă de mărime medie, tocată

Usturoi = 1 căţel, tocat

Ulei de măsline = 3 linguri

Oţet = ½ linguriţă

Lămâie proaspătă = tăiată în jumătate

Muştar Dijon (normal sau galben) = o cantitate mică

Sare = ½ linguriţă

Opţional:

Seminţe de pin = o mână
Seminţe (sau pudră) de chimen = ½ linguriţă
Pudră de turmeric = ½ linguriţă
Pudră de cuişoare = ¼ linguriţă
Piper negru SAU piper cayenne = ½ linguriţă
Frunze de coriandru, de busuioc sau de mentă = 8-10
Într-o tigaie normală, turnaţi 1 ceaşcă cu apă. Adăugaţi muştar şi sare. Stoarceţi sucul de la ½ lămâie. Amestecaţi. Puneţi-o pe aragaz la foc mediu. Adăugaţi conopida şi acoperiţi. Lăsaţi să se gătească timp de 10 minute. Verificaţi doar o dată sau de două ori să vă asiguraţi că apa nu s-a evaporat de tot. Evitaţi să luaţi capacul prea des. Va reduce cantitatea de aburi, care găteşte conopida. Daţi capacul deoparte, reduceţi căldura. Adăugaţi ulei de măsline, ceapă şi usturoi. Amestecaţi frecvent. NU ACOPERIŢI. În aproximativ 3-5 minute, când a mai rămas puţină apă, adăugaţi 1-2 ouă bătute. Amestecaţi cu o spatulă. Lăsaţi să se gătească aproximativ 3-5 minute, până când ouăle sunt gata. Amestecaţi frecvent.
Adăugaţi ardei gras şi gătiţi încă 3-5 minute. La final, puneţi oţet, o mână de seminţe de pin şi frunze de coriandru, busuioc sau mentă. Amestecaţi bine.

Opţional: la început, adăugaţi pudră de cuişoare, pudră de turmeric, chimen, piper negru SAU piper cayenne.

Ouă scrob – ciuperci – bame – linte

Timp de preparare= aproximativ 20 de minute
Ingrediente:
Ouă = 1-2
Ciuperci, shiitake = 2, fiecare tăiată în bucăţi medii
Bame = 8-10, fiecare feliată în 2-3 bucăţi
Linte = 2 linguri
Ceapă = ½ dintr-o ceapă de mărime medie, tocată
Usturoi = 1 căţel, feliat
Ulei de măsline = 3 linguri
Oţet balsamic = ½ linguriţă
Lămâie proaspătă = tăiată în jumătate

Sare = ½ linguriță
Semințe (sau pudră) de chimen = ½ linguriță
Pudră de turmeric = ½ linguriță
Frunze de busuioc = 8-10 proaspete sau 1 lingură de frunze uscate

Opțional:
Piper negru SAU piper cayenne = ½ linguriță
Pudră de cuişoare = ¼ linguriță
Într-o tigaie normală, adăugați 2 linguri de ulei de măsline, ceapă şi usturoi. Gătiți la foc mic până când ceapa devine aurie şi moale, ceea ce durează aproximativ 5 minute.
Turnați 1 ceaşcă de apă în tigaie. Adăugați semințe de chimen, turmeric şi sare. Stoarceți şi adăugați sucul de la ½ lămâie. Adăugați bame şi linte. Amestecați şi acoperiți. Lăsați la gătit aproximativ 10 minute la foc mic. Verificați doar o dată sau de două ori să vă asigurați că apa nu s-a evaporat de tot. Evitați să luați capacul prea des. Va reduce cantitatea de aburi care găteşte bamele şi lintea.
Adăugați 1-2 ouă bătute. Amestecați cu spatula. Lăsați la gătit aproximativ 3-5 minute, până când ouăle sunt făcute. Amestecați frecvent.
Adăugați ciuperci, măsline şi frunze de busuioc. Puneți o lingură de ulei de măsline şi ½ linguriță de oțet balsamic. Amestecați bine. Gătiți încă 1-2 minute.

Opțional : La început, adăugați pudră de cuişoare, piper negru SAU piper cayenne.

Ouă scrob – ardei gras – fasole verde

Timp de gătit = aproximativ 15 minute
Ingrediente:
Ouă = 1-2
Ardei gras = 1 cuburi
Fasole verde = 10
Roşie = 1, cuburi
Ceapă verde = 2 sau o ceapă mică, normală, tocată

Usturoi = 1 cățel, tocat
Ulei de măsline = 2 linguri
Oțet alb = ½ linguriță

Opțional:
Afine, proaspete sau uscate = o mână
Semințe de schinduf = ½ linguriță
Semințe de chimen = ½ linguriță
Turmeric = ½ linguriță
Piper cayenne = ½ linguriță SAU ½ ardei iute.
Într-o tigaie, adăugați o cantitate mică de apă și ulei de măsline. Adăugați fasole verde, ceai și usturoi. Aprindeți aragazul la foc mediu și lăsați la gătit aproximativ 5 minute, amestecând frecvent. Nu acoperiți. Apoi, adăugați roșiile, ardeiul gras și oțetul alb. Lăsați la gătit câteva minute.
Într-un bol, spargeți 1-2 ouă, bateți bine și adăugați-le în tigaie. Lăsați la gătit câteva minute, amestecați frecvent. Lăsați la răcit câteva minute înainte de servire.

Opțional:
La început, adăugați afine, turmeric, semințe de schinduf și semințe de chimen împreună cu ceapa. La final, puteți adăuga oregano proaspăt sau frunze de cimbru.

Picant: La început, adăugați ¼ până la ½ linguriță de piper cayenne SAU ½ ardei iute.

Ouă scrob – vinete – fasole verde

Timp de gătit = aproximativ 15 minute

Ingrediente:
Ou = 1
Fasole verde = 10
Vinete = 1, feliată
Ceapă = o ceapă mică, normală, tocată
Usturoi = 1 cățel, tocat
Măsline, negre, fără sâmburi = 6, feliate
Ulei de măsline = 1 lingură

Frunze de busuioc = 6 proaspete sau 1 lingură de frunze uscate
Opţional:
Seminţe de schinduf = ½ linguriţă
Seminţe de chimen = ½ linguriţă
Turmeric = ½ linguriţă
Piper cayenne = ½ linguriţă, pudră SAU ½ piper cayenne proaspăt sau ardei iute
Într-o tigaie, adăugaţi ½ ceaşcă de apă şi ulei de măsline. Puneţi apoi vânătă, fasole verde, ceapă şi usturoi. Aprindeţi aragazul la foc mic şi gătiţi aproximativ 5 minute, amestecând frecvent. Într-un bol, spargeţi 1 ou, bateţi bine şi puneţi în tigaie. Gătiţi totul timp de câteva minute, neacoperit, amestecând frecvent. Adăugaţi frunze de busuioc şi măsline feliate. Lăsaţi la răcit câteva minute înainte de a servi.

Opţional:
La început, adăugaţi turmeric, seminţe de schinduf şi seminţe de chimen împreună cu ceapa.
Picant: La început, adăugaţi ¼ până la ½ linguriţă de piper cayenne pudră SAU ½ ardei iute proaspăt sau piper cayenne, tăiat în bucăţi mici.

Ouă scrob picante – fasole verde – vinete

Timp de preparare= aproximativ 20 de minute
Ingrediente:
Ouă = 1-2
Fasole verde = 15
Vinete = ½, de preferat japoneze sau chinezeşti
Scorţişoară = 1 baton
Roşie = 1, mărime medie
Iaurt = simplu, 2-3 linguri
Usturoi = 1 căţel, feliat
Ulei de măsline = 3 linguri
Lămâie proaspătă = tăiată în două jumătăţi
Muştar Dijon (normal sau galben) = cantitate mică
Sare = ½ linguriţă

Opțional:
Semințe de pin = o mână
Frunze de dafin = 1
Semințe (sau pudră) de chimen = ½ linguriță
Turmeric pudră = ½ linguriță
Pudră de cuișoare = ¼ linguriță
Piper negru SAU piper cayenne = ½ linguriță
Frunze de coriandru sau busuioc sau mentă = 8-10
Într-o tigaie normală, turnați ½ ceașcă cu apă. Adăugați muștar și sare. Stoarceți ½ lămâie. Puneți fasole verde, vânătă, baton de scorțișoară și frunză de dafin. NU ACOPERIȚI. Lăsați la gătit aproximativ 5 minute. Amestecați din când în când. Reduceți focul. Adăugați ulei de măsline, usturoi, iaurt și roșie. Amestecați frecvent. NU ACOPERIȚI. În aproximativ 10 minute, adăugați 1 sau 2 ouă bătute. Amestecați cu o spatulă. Lăsați să se gătească încă 3-5 minute, până când ouăle sunt făcute. Amestecați frecvent. La final, adăugați o mână de semințe de pin și frunze de coriandru (sau frunze de busuioc sau mentă).

Opțional:
La început, adăugați frunza de dafin, pudră de cuișoare, pudră de turmeric, chimen, piper negru pudră (sau piper cayenne pudră).

Ouă scrob – ardei gras – dovlecel – ridiche albă

Timp de gătit = aproximativ 15 minute
Ingrediente:
Ouă = 1-2
Ardei gras = ½, cuburi
Dovlecel = ½ feliat
Ridiche albă = o bucată de 10 cm, curățată și tăiată în bucăți mici
Ceapă verde = 2 sau o ceapă normală, mică, tocată
Usturoi = 1 cățel, tocat
Ulei de măsline = 2 linguri
Sare = ½ linguriță

Opţional:
Seminţe de pin = o mână
Seminţe de schinduf = ½ linguriţă
Seminţe de chimen = ½ linguriţă
Turmeric = ½ linguriţă
Cuişoare = ¼ linguriţă
Piper cayenne = ½ linguriţă SAU ½ ardei iute, feliat
Muştar, galben sau Dijon = ½ linguriţă
Roşii cherry = 5-8
Frunze proaspete de coriandru, mentă sau busuioc = 8-10
Smochine = 2, coapte
Într-o tigaie, adăugaţi ulei de măsline, dovlecel, ridiche albă şi ceapă. Puneţi tigaia pe aragaz la foc mic.

Opţional: Adăugaţi usturoi, turmeric, seminţe de schinduf, seminţe de chimen şi cuişoare.
Presăraţi sare. Lăsaţi la gătit aproximativ 5 minute, amestecaţi frecvent. Apoi, adăugaţi ardei gras şi lăsaţi la gătit alte câteva minute.
Într-un bol, bateţi 1-2 ouă şi apoi adăugaţi-le în tigaie. Lăsaţi să se gătească câteva minute, amestecând frecvent. Lăsaţi la răcit câteva minute, înainte de servire.

Opţional:
La final, adăugaţi câteva roşii cherry, seminţe de pin, frunze proaspete de coriandru, mentă sau busuioc.
Picant: La început, adăugaţi piper cayenne SAU ardei iute şi puneţi şi muştar.
Dulce: adăugaţi 2 smochine coapte, tocate şi câteva frunze proaspete de mentă

Ouă scrob – dovleac
Timp de preparare= aproximativ 15 minute
Ingrediente:
Ouă = 1-2
Dovleac proaspăt = 10 felii mici, aproximativ 0,25 cm grosime, 5 cm lăţime şi 5 cm lungime, curăţate
Tulpină de ţelină = 1, tăiată în bucăţi mici

Ulei de măsline = 2 linguri
Oţet = ½ linguriţă
Lămâie proaspătă = tăiată în jumătate
Muştar, normal galben = o cantitate mică
Sare = 1 linguriţă
Seminţe (sau pudră) de chimen = 1 linguriţă
Usturoi = 1 căţel, feliat
Opţional: Piper negru SAU piper cayenne = 1 linguriţă
Un wok funcţionează mai bine, dar puteţi folosi şi o tigaie normală.
Adăugaţi ulei de măsline, dovleac şi tulpini de ţelină în wok. Puneţi-l pe aragaz la foc mediu. Amestecaţi frecvent. NU ACOPERIŢI. În aproximativ 10 minute, feliile de dovleac vor fi gata: înmuiate, dar nu făcute terci.
Reduceţi focul. Adăugaţi muştar şi stoarceţi sucul de la ½ lămâie, direct pe feliile de dovleac. Adăugaţi oţet, usturoi, seminţe de chimen şi sare. Lăsaţi la gătit încă 2-3 minute, amestecând frecvent.
Adăugaţi ouăle bătute în wok. După câteva minute, amestecaţi. Mai gătiţi timp de 2-3 minute.

Opţional: Foarte picant: La început, adăugaţi piper cayenne SAU negru pe feliile de dovleac.

Ouă scrob – fasole verde – ardei gras – roşii – nap

Timp de preparare= aproximativ 15 minute
Ingrediente:
Ouă = 1-2
Fasole verde = 4-6
Ardei gras = ½ cuburi
Roşii = 1-2 cuburi
Nap = ½, decojiţi şi tăiaţi în cuburi
Ceapă verde = 2 sau o ceapă normală, mică, tocată
Usturoi = 1 căţel, tocat
Ulei de măsline = 2 linguri
Sare = ½ linguriţă
Lămâie = tăiată în jumătate

Opţional:
Seminţe de schinduf = ½ linguriţă
Seminţe de chimen = ½ linguriţă
Turmeric = ½ linguriţă
Piper cayenne = ½ linguriţă SAU ½ ardei iute, feliat
Muştar, galben sau Dijon = ½ linguriţă
Frunze proaspete de coriandru = 8-10
Într-o tigaie, adăugaţi ulei de măsline, ½ ceaşcă cu apă, nap, ceapă, usturoi şi sare. Stoarceţi o lămâie direct în tigaie.

Opţional: Adăugaţi seminţe de schinduf, seminţe de chimen, turmeric, piper cayenne şi muştar.
Acoperiţi şi gătiţi la foc mic pentru aproximativ 10 minute, amestecând din când în când pentru a vă asigura că mai există apă. Apoi, adăugaţi ardei gras, fasole verde şi roşii. Lăsaţi la gătit câteva minute, neacoperit. Adăugaţi ouăle bătute în tigaie. După un minut, amestecaţi şi mai gătiţi 1-2 minute. La final, puneţi frunze de coriandru.

PRÂNZ SAU CINĂ

Puteţi folosi oricare dintre reţetele cu ouă scrob pentru prânz sau cină.

PREPARATE VEGETARIENE

Pachete din salată verde: brânză – avocado – ouă
Ingrediente:
Salată verde = 1 căpăţână de salată iceberg
Brânză, feta sau simplă = o cantitate mică
Avocado = 1, decojit, feliat
Ouă = 2, fierte, decojite, feliate
Migdale, feliate = 2 linguri
Sare = o cantitate foarte mică
Desfaceţi cu grijă o frunză de salată. Puneţi brânza, felii de avocado şi felii de ouă în centrul frunzei de salată. Aşezaţi deasupra migdale feliate. Presăraţi o cantitate mică de sare. Rulaţi frunza de salată în forma unui pacheţel. Puteţi face aproximativ 4 pacheţele cu această reţetă.

SALATE

Salată de castraveţi – roşii – iaurt
Ingrediente:
Iaurt, simplu = 4 linguri
Roşii cherry = 6-10
Castravete = 1 de mărime medie, tăiat în bucăţi
Ceapă verde = 1, feliată. Folosiţi şi partea verde
Sare = ½ linguriţă
Seminţe de chimen = ½ linguriţă
Frunze de mentă sau frunze de busuioc (de preferat proaspete) = câteva
Adăugaţi iaurt într-un bol de mărime medie. Diluaţi-l cu 2 linguri de apă şi amestecaţi. Apoi, adăugaţi ceapă, castravete, seminţe de chimen, sare şi amestecaţi bine. Apoi puneţi roşiile şi frunzele de mentă. Salata este gata.

Salată de castraveţi – roşii – avocado – nuci
Ingrediente:
Salată verde = câteva frunze, tocate
Castravete = ½, feliat
Roşie = 1 medie, tăiată în bucăţi mari SAU aproximativ 10 roşii cherry, întregi
Avocado = 1, curăţat, feliat
Ceapă = de preferat roşie, ½, curăţată, tăiată în felii
Nuci = o mână
Oţet balsamic = o cantitate mică
Lime sau lămâie = 1, tăiată în jumătate
Sare = o cantitate mică
Într-un bol de mărime medie, adăugaţi salata tocată. Apoi, adăugaţi ceapa feliată, roşiile şi avocado. Amestecaţi bine. Adăugaţi nuci. Presăraţi sare şi o catitate mică de oţet balsamic. La final, stoarceţi lămâie. Amestecaţi bine.

Salată de măsline – seminţe de pin – avocado
Ingrediente:
Măsline, negre sau verzi = 8-10
Seminţe de pin = o mână

Avocado = 1, curățat, feliat
Salată verde = câteva frunze, tocate
Roşii = 1 medie, tăiată în bucăți mari SAU aproximativ 10 roşii cherry, întregi
Oțet balsamic = o cantitate foarte mică
Lime sau lămâie = tăiată în jumătate
Sare = o cantitate mică
Într-un bol, adăugați salata verde tocată. Stoarceți sucul de lămâie şi presărați sare şi o cantitate mică de oțet balsamic. Apoi adăugați semințe de pin, măsline, roşii şi avocado. Amestecați bine.

Salată de papaya – spanac – migdale
Ingrediente:
Salată romană = jumătate de ceaşcă, tocată
Rucola = jumătate de ceaşcă, tocată
Baby spanac = jumătate de ceaşcă
Castravete = ½, feliat
Papaya = 1, mică, curățată, semințele îndepărtate şi tăiată în bucăți
Roşie = 1 medie, tăiată în bucăți mari SAU aproximativ 10 roşii cherry, întregi
Migdale, feliate = 2 linguri
Oțet balsamic = o cantitate mică
Lime sau lămâie = 1, tăiată în jumătate
Într-un bol, adăugați spanac, salată şi rucola tocate. Stoarceți sucul de lămâie şi adăugați o cantitate foarte mică de oțet balsamic. Apoi, puneți castravete, migdale feliate şi roşii. La final, adăugați papaya. Amestecați cu grijă.

Pesto
Ingrediente:
Frunze proaspete de busuioc = 1 ceaşcă
Baby spanac = ½ ceaşcă
Frunze proaspete de pătrunjel/coriandru = ¼ ceaşcă
Lămâie = 3, tăiate în jumătate
Ceapă roşie = ½, tăiată în bucățele

Usturoi = 2 căţei, tăiaţi în bucăţele
Brânză parmezan = ½ ceaşcă
Sare de Himalaya = 1 linguriţă
Ulei de măsline = 2-3 linguri
Puneţi toate ingredientele, exceptând lămâia, într-un blender. Apoi stoarceţi jumătăţile de lămâie. Amestecaţi în blender câteva minute până când se formează o pastă groasă.

Opţional: adăugaţi o mână de seminţe de pin.
Notă: Puteţi folosi pesto ca dressing pentru salată. În plus, puneţi o lingură în orice reţetă din această carte. Încercaţi şi gustaţi. Fiţi aventuroşi!

Reţete din spaghete cu dovleac

Spaghetele din dovleac sunt un înlocuitor excelent pentru paste, orez şi quinoa, în special pentru diabetici. Problema este că mulţi oameni nu ştiu exact cum se gătesc. În plus, există o problemă şi mai mare: au gust fad.
În această secţiune, veţi învăţa cum să depăşiţi cele două probleme. Apoi, veţi avea reţete delicioase, sănătoase cu spaghete din dovleac.

Cum se gătesc spaghetele din dovleac

Mai întâi încălziţi cuptorul: se coace la 375 F. Între timp, tăiaţi dovleacul în două jumătăţi, pe lung. Scoateţi seminţele şi pulpa din interior.
Puneţi ambele bucăţi în cuptorul încălzit, cu partea cu crustă în sus. Coaceţi aproximativ 40-45 minute.
Scoateţi jumătăţile de dovleac din cuptor, folosind mănuşi pentru cuptor, deoarece devin foarte fierbinţi. Lăsaţi să se răcească aproximativ 5 minute. Apoi, luaţi câte o bucată pe rând şi puneţi-le într-o farfurie. Treceţi cu o furculiţă prin miez, pe lungime. Miezul se va desface în fâşii, ca şi cum ar fi spaghete, de aici venind şi numele de spaghete din dovleac.

Cum să faceţi spaghetele din dovleac sa fie gustoase

Iată câteva modalităţi pentru a le face delicioase.

1. Stoarceţi sucul de la o lămâie peste dovleac. Adăugaţi o cantitate mică de sare de Himalaya sau sare de mare

şi oţet balsamic sau cidru de mere peste dovleac şi amestecaţi bine. Ornaţi cu frunze proaspete de mentă sau de busuioc. Puteţi adăuga şi o mână de seminţe de pin, migdale feliate sau nuci.

2. Adăugaţi ceapă roşie, tocată în bucăţi mici, câteva capere, măsline negre, roşii cherry şi frunze proaspete de mentă peste dovleac. Adăugaţi şi o cantitate mică de sare de Himalaya sau sare de mare, oţet balsamic sau cidru de mere peste dovleac şi amestecaţi bine. Puteţi adăuga şi o mână de seminţe de pin, migdale feliate sau nuci.
3. Pregătiţi următorul sos şi puneţi-l peste dovleac. Amestecaţi bine.
   Într-o oală mică, adăugaţi 2 linguri de linte (întregi, cu coajă), ½ ceaşcă cu apă, o cantitate mică de sare, turmeric, seminţe de chimen, piper negru (sau roşu) şi pudră de coriandru. Adăugaţi ½ ceapă tocată şi un căţel de usturoi tocat. Lăsaţi să se gătească la foc mic aproximativ 30 minute, acoperit, până când lintea s-a înmuiat şi nu a mai rămas apă. Adăugaţi 1 lingură de ulei de măsline. Ornaţi cu câteva frunze proaspete de busuioc sau mentă.
4. Adăugaţi oricare dintre reţetele cu ouă scrob sau cu carne din această carte, peste dovleac. Amestecaţi bine.

Dovleac prăjit

Timp de preparare= aproximativ 15 minute

Ingrediente:

Dovleac, proaspăt = tăiat sub formă de cartofi pai, aproximativ 20-25, unii curăţaţi de coajă, alţii necurăţaţi de coajă

Ulei de măsline = 2 linguri

Brânză Cheddar, dată pe răzătoare = o mână

Muştar Dijon = 3 linguriţe

Oţet = ½ linguriţă

Opțional:
Pudră de usturoi = 1 linguriță
Sare = ½ linguriță
Semințe (sau pudră) de chimen = 1 linguriță
Piper negru = 1 linguriță SAU piper cayenne = ½ linguriță
Puneți o tigaie la foc mediu. Încălziți uleiul de măsline și apoi, adăugați dovleacul pai. Adăugați muștar Dijon direct pe dovleacul pai.

Opțional:
Adăugați oțet, usturoi, semințe de chimen, sare, piper negru SAU piper cayenne.
Gătiți timp de aproximativ 10 minute. NU ACOPERIȚI. Întoarceți docleacul pai de câteva ori, ca să nu se ardă. Scădeți focul la mic. Presărați o mână plină de brânză Cheddar rasă. Se va topi în câteva minute. Puneți docleacul pai pe un prosop de hârtie pentru a absorbi uleiul în exces.

Dovleac pai – scrob de ouă – vinete
Timp de preparare= aproximativ 15 minute
Ingrediente:
Ouă = 2
Dovleac proaspăt = tăiat de mărimea cartofilor pai, aproximativ 20-25, unii curățați de coajă, alții necurățați de coajă
Vinete = 1 japoneză sau chinezească sau 2 mici rotunde, feliate
Ulei de măsline = 3 linguri
Brânză Cheddar, dată pe răzătoare = o mână
Muștar Dijon = 3 lingurițe
Oțet = ½ linguriță
Opțional:
Pudră de usturoi = 1 linguriță
Sare = ½ linguriță
Semințe (sau pudră) de chimen = 1 linguriță
Ceapă verde = 2, tocate (puteți folosi și o ceapă normală mică în schimb)

Piper negru = 1 linguriță SAU piper cayenne = ½ linguriță
Cimbru, oregano, mentă, proaspete sau uscate SAU frunze de busuioc
Într-o tigaie, adăugați ulei de măsline, dovleacul pai și feliile de vinete. Adăugați muștar direct pe dovleacul pai.

Opțional:
Adăugați oțet, usturoi, semințe de chimen, sare și piper negru sau cayenne.
Gătiți aproximativ 10 minute la foc mediu. NU ACOPERIȚI.
Întoarceți dovleacul pai și feliile de vinete de câteva ori ca să nu se ardă. Apoi, dați focul la mic. Presărați o mână de brânză cheddar rasă. În câteva minute, adăugați ceapa și ouăle bătute în tigaie. Lăsați să se gătească aproximativ 1 minut, apoi amestecați ouăle cu o spatulă. Mai gătiți încă 2-3 minute, amestecând frecvent. La final, adăugați oregano, cimbru, mentă, proaspete sau uscate sau frunze de busuioc.

Dovlecel pai – avocado
Timp de preparare= aproximativ 15 minute
Ingrediente:
Dovlecel proaspăt = nedecojit, tăiat în forma cartofilor pai, aproximativ 20-25
Avocado = 1, curățat, feliat
Roșii cherry = aproximativ 10
Ulei de măsline = 3 linguri
Brânză Cheddar, răzuită = o mână
Muștar Dijon = 4-5 lingurițe
Pudră de usturoi = 1 linguriță
Ceapă verde = 2, tocate (puteți folosi și o ceapă mică normală în schimb)

Opțional:
Sare = ½ linguriță
Pudră de cuișoare = ½ linguriță
Semințe (sau pudră) de chimen = 1 linguriță
Piper negru = 1 linguriță SAU piper cayenne = ½ linguriță

Frunze de coriandru = 8-10 proaspete sau uscate = 1 linguriță
Într-o tigaie normală, adăugați ulei de măsline și dovleceii pai. Presărați pudra de usturoi și adăugați muștarul direct peste dovleceii pai.

Opțional:
Adăugați pudră de cuișoare, semințe de chimen, sare și piper negru sau piper cayenne direct peste dovleceii pai.
Gătiți timp de aproximativ 5 minute la foc mediu. NU ACOPERIȚI. Întoarceți dovleceii pai de câteva ori ca să nu se ardă. Presărați o mână de brânză Cheddar rasă direct peste dovleceii pai. Odată ce brânza s-a topit, scoateți dovleceii pai pe o farfurie. Puneți pe deasupra sare, roșii cherry, felii de avocado și frunze de coriandru.

Dovleac prăjit rapid
Timp de preparare= aproximativ 15 minute
Ingrediente:
Dovleac proaspăt = 10 felii mici, de aproximativ 0,25 cm grosime, 5 cm lățime și 5 cm lungime, curățate
Tulpini de țelină = 1, tăiată în bucăți mici
Ulei de măsline = 2 linguri
Oțet = ½ linguriță
Lămâie proaspătă = tăiată în jumătate
Muștar normal, galben = o cantitate mică
Sare = 1 linguriță
Semințe (sau pudră) de chimen = 1 linguriță
Usturoi = 1 cățel, feliat
Piper negru = 1 linguriță SAU piper cayenne = ½ linguriță
Opțional:
Felii de avocado
Frunze de mentă sau busuioc = 8-10
Un wok funcționează mai bine, dar puteți folosi și o tigaie normală pentru prăjit. Încălziți uleiul de măsline la foc mediu. Adăugați feliile de dovleac și feliile de țelină. Amestecați frecvent. NU ACOPERIȚI. În aproximativ 10 minute, feliile de dovleac vor fi gata: înmuiate, dar nu foarte moi. Dați focul

la mic. Adăugați muștar și ½ suc de lămâie direct pe feliile de dovleac. Adăugați muștar, usturoi, semințe de chimen, sare și piper cayenne (sau piper negru) în wok. Lăsați la gătit încă 2-3 minute, amestecând frecvent.
Opțional:
Pentru varietate, adăugați felii de avocado la final. Lăsați la gătit încă 2-3 minute, amestecând frecvent. La final, adăugați câteva frunze de mentă sau busuioc.

Încântare cu dovlecei – vinete – avocado
Timp de preparare= aproximativ 15 minute
Ingrediente:
Dovlecei = 1 de mărime medie, nedecojit, feliat
Vinete = 1 mică, de preferat japoneză sau chinezească, feliată
Avocado = 1, decojit, feliat
Iaurt = simplu, 2 linguri
Roșii = 1 de mărime medie, feliată
Ceapă = ½ mărime medie
Ulei de măsline = 3 linguri

Opțional:
Nuci sau nuci pecan = o mână
Cuișoare, pudră = un vârf de cuțit
Usturoi = 1 cățel, feliat
Semințe (sau pudră) de chimen = ½ lingurițe
Turmeric pudră = ½ linguriță
Piper negru SAU piper cayenne = ½ linguriță
Frunze de oregano, cimbru sau rozmarin = aproximativ 1 linguriță
Într-o tigaie normală pusă pe aragaz la foc mediu, adăugați ulei de măsline și ceapă tocată. Amestecați frecvent. În aproximativ 3-5 minute, ceapa va deveni gălbuie.
Dați focul la mic. Adăugați feliile de dovlecei și de vinete. După aproximativ 2-3 minute, adăugați iaurt. Lăsați să se gătească aproximativ 10 minute la foc mic. NU ACOPERIȚI. Amestecați frecvent.
Adăugați feliile de avocado și de roșii. Mai gătiți câteva

minute. La final, adăugați nuci și oregano sau cimbru sau frunze de rozmarin.

Opțional: La început, adăugați cuișoare pudră, turmeric pudră, chimen, piper negru, piper cayenne.

Dovlecei – ardei gras – fasole verde – ciuperci
Timp de preparare= aproximativ 15 minute
Ingrediente:
Dovlecei = 1, mic, nedecojit, feliat
Ardei gras, roșu = 1, tăiat bucăți
Fasole verde = mică, 8-10
Ciuperci = albe, 5, tăiate în jumătăți
Roșii = 1, medie, feliată
Ceapă = 1 mică, tocată
Ulei de măsline = 1 lingură
Muștar – galben sau Dijon = o cantitate mică
Oțet balsamic = o cantitate mică

Opțional:
Semințe (sau pudră) de chimen = ½ linguriță
Turmeric pudră = ½ linguriță
Piper negru SAU piper cayenne = ½ linguriță
Frunze de busuioc sau oregano = 8-10
Într-o tigaie normală, adăugați ½ ceașcă cu apă, ulei de măsline, ceapă și muștar. Puneți la foc mic, acoperiți și amestecați doar câteva minute. În aproximativ 5 minute, luați capacul și adăugați fasole verde, dovlecel și roșii. Gătiți aproximativ 5 minute la foc mediu. NU ACOPERIȚI. Amestecați frecvent.
Apoi, adăugați ardei gras și ciuperci. Gătiți aproximativ 2-3 minute. La final, adăugați frunze de busuioc sau frunze de cimbru și presărați cu o cantitate mică de oțet.

Opțional:
La început, adăugați chimen, piper negru SAU piper cayenne.

Conopidă – dovleac – nap-călite rapid
Timp de preparare= aproximativ 15 minute

Ingrediente:

Dovleac proaspăt = 15 felii de aproximativ 0,25 cm grosime, 5 cm lățime și 5 cm lungime, curățate
Conopidă = 3-5 buchețele
Nap = ½ curățat și tăiat în felii mici
Tulpină de țelină = 1, tăiată în felii mici
Ulei de măsline = 2 linguri
Oțet = ½ linguriță
Lămâie proaspătă = tăiată în jumătate
Muștar, normal, galben = cantitate mică
Sare = 1 linguriță
Semințe (sau pudră) de chimen = 1 linguriță
Usturoi = 1 cățel, felii
Frunze de mentă sau frunze de busuioc, proaspete = 8-10 SAU uscate = 1 linguriță

Opțional
Piper negru = 1 linguriță SAU piper cayenne = ½ linguriță
Un wok funcționează mai bine, dar puteți folosi și o tigaie normală. Puneți wok-ul la foc mediu. Adăugați ulei de măsline, felii de dovleac, felii de nap, buchețele de conopidă și felii de țelină în wok. Amestecați frecvent. NU ACOPERIȚI. În aproximativ 10 minute, feliile de dovleac vor fi gata: înmuiate, dar nu foarte moi.
Reduceți focul. Adăugați muștar și ½ sucul de la o lămâie direct pe feliile de dovleac. Adăugați oțet, usturoi, semințe de chimen și sare.
Opțional: Adăugați piper cayenne SAU piper negru în wok. Lăsați la gătit încă 2-3 minute, amestecând frecvent.

Vinete – ardei gras – ridiche albă
Timp de gătit= aproximativ 15 minute
Ingrediente:
Vinete = 1 mică, de preferat japoneză sau chinezească, feliată
Ardei gras = ½, tăiat în bucăți
Ridiche albă = aproximativ o bucată de 8 cm, curățată și tăiată în bucăți

Iaurt = simplu, 2 linguri
Roșii = 1 de mărime medie, feliată
Ulei de măsline = 3 linguri
Muștar – galben sau Dijon = o cantitate mică

Opțional:
Semințe (sau pudră) de chimen = ½ linguriță
Turmeric pudră = ½ linguriță
Piper negru SAU piper cayenne = ½ linguriță
Frunze de busuioc sau de cimbru = 8-10
Într-o tigaie simplă, adăugați ½ ceașcă cu apă, ulei de măsline, vinete și ridiche. Puneți la foc mic, acoperiți și amestecați doar de câteva ori. În aproximativ 5 minute, luați capacul și adăugați iaurt și roșii.

Opțional: Adăugați chimen, piper negru SAU piper cayenne.
Gătiți aproximativ 5 minute la foc mic. NU ACOPERIȚI. Amestecați frecvent.
Adăugați ardei gras și gătiți încă 2-3 minute. Adăugați o cantitate mică de muștar și mai gătiți 2-3 minute. La final, adăugați frunze de busuioc sau frunze de cimbru.

Conopidă, ardei gras, fasole verde, roșii cherry și struguri verzi
Timp de preparare= aproximativ 15 minute
Ingrediente:
Conopidă = 1/8 dintr-o căpățână mare, tăiată în 4-6 bucăți mici
Ardei gras = ½ ardei gras de mărime medie, orice culoare. Tăiat în 4-5 bucăți
Vinete = ½ vânătă chinezească sau japoneză, tăiată în bucăți
Struguri verzi = aproximativ 20
Fasole verde, mică = 5-10
Roșii cherry = 5-10
Ceapă = ½ ceapă de mărime normală
Usturoi = 1 cățel, feliat
Ulei de măsline = 3 linguri
Muștar Dijon (sau normal, galben) = o cantitate mică

Sare = ½ linguriță
Semințe de pin = o mână
Frunze de coriandru sau de busuioc = ½ linguriță

Opțional:
Semințe (sau pudră) de chimen = ½ linguriță
Turmeric pudră = ½ linguriță
Piper negru SAU piper cayenne = ½ linguriță
Într-o tigaie normală pusă pe foc mic adăugați ulei de măsline și ½ ceașcă cu apă. Adăugați muștar, sare, conopidă, vinete și acoperiți. Lăsați să se gătească aproximativ 10 minute. Verificați doar o dată sau de 2 ori dacă mai este apă. Dați capacul deoparte și dați focul la mediu. Adăugați usturoi, ceapă, roșii cherry, fasole verde și struguri. Amestecați frecvent. NU ACOPERIȚI. Adăugați o mână de semințe de pin și frunze de busuioc SAU coriandru.

Opțional: La început, adăugați semințe de chimen, turmeric, piper negru SAU piper cayenne.

Nopal (cactus) – vinete – linte
Timp de preparare– aproximativ 15 minute
Ingrediente:
Nopal = tăiat în bucăți mici, aproximativ ½ ceașcă. Puteți să îl cumpărați de la un magazin alimentar mexican
Vinete = 1 mică, de preferat japoneză sau chinezească, feliată
Linte (cu coajă), numită și Masoor în magazinele alimentare indiene/pakistaneze = 2 linguri
Usturoi = 1 cățel, feliat
Semințe (sau pudră) de chimen = ½ linguriță
Turmeric pudră = ½ linguriță
Piper negru SAU piper cayenne = ½ linguriță
Sare = ½ linguriță
Ceapă roșie = ¼ dintr-o ceapă de mărime medie, tăiată mărunt
Ulei de măsline = 2 linguri
Oțet balsamic sau cidru de mere = 1 linguriță
Lime sau lămâie = 1, feliată în 2
Migdale feliate sau semințe de pin = o mână

Frunze proaspete de busuioc sau mentă = câteva. Alternativ, folosiți 1 linguriță de frunze uscate.
Într-o tigaie normală la foc mic, adăugați ½ ceașcă cu apă, nopal, vinete, linte și toate condimentele: usturoi, chimen, turmeric, piper negru (sau roșu) și sare. Lăsați la gătit aproximativ 10 minute, acoperit, până ce lintea s-a înmuiat și nu mai este apă. Amestecați din când în când.
Dați capacul deoparte. Adăugați ulei de măsline, oțet, ceapă, migdale feliate (sau semințe de pin) și frunze de busuioc (sau mentă) în tigaie. Stoarceți lămâia (sau lime) peste felul de mâncare. Amestecați bine.

Pepene amar – vinete – chana daal – ouă
Timp de preparare= aproximativ 20 minute
Ingrediente:
Pepene amar = ¼ pepene, feliat. Puteți să îl cumpărați de la un magazin alimentar indian-pakistanez-asiatic
Chana daal = 2 linguri. Puteți să cumpărați de la un magazin alimentar indian-pakistanez
Vinete = 1 mică, de preferat japoneză sau chinezească, feliată
Ouă = 2
Usturoi = 1 cățel, feliat
Semințe (sau pudră) de chimen = ½ linguriță
Turmeric pudră = ½ linguriță
Piper negru SAU piper cayenne = ½ linguriță
Sare = ½ linguriță
Ceapă roșie = ¼ dintr-o ceapă roșie de mărime medie, tăiată în bucăți mici
Ulei de măsline = 2 linguri
Oțet balsamic sau cidru de mere = 1 linguriță
Lime sau lămâie = 1, feliată în 2
Migdale feliate sau semințe de pin = o mână
Frunze proaspete de mentă sau de busuioc = câteva. Ca o alternativă, folosiți 1 linguriță de frunze uscate.
Într-o tigaie normală la foc mic, adăugați 1 ceașcă cu apă, pepene amar, vinete, chana daal și toate condimentele: usturoi, chimen, turmeric, piper negru (sau roșu) și sare.

Lăsaţi la gătit aproximativ 15 minute, acoperit, până ce chana daal s-a înmuiat şi nu a mai rămas apă. Amestecaţi din când în când.
Daţi capacul deoparte. Adăugaţi ouăle bătute, uleiul de măsline, ceapa, migdalele feliate (sau seminţe de pin) şi frunze de mentă (sau de busuioc) în tigaie. Lăsaţi la gătit încă aproximativ 2-3 minute, până când ouăle s-au făcut. Amestecaţi bine. Adăugaţi oţet şi stoarceţi lămâie (sau lime) peste felul de mâncare. Amestecaţi bine.

Pepene amar – Chana daal – spanac – ardei gras
Timp de preparare= aproximativ 20 minute
Ingrediente:
Pepene amar = ¼ bucată pepene amar, feliat.
Chana daal = 2 linguri.
Spanac = o mână, tocat
Ardei gras = 1, de preferat roşu, tocat
Usturoi = 1 căţel, feliat
Seminţe (sau pudră) de chimen = ½ linguriţă
Turmeric pudră = ½ linguriţă
Piper negru SAU piper cayenne = ½ linguriţă
Sare = ½ linguriţă
Ceapă roşie = ¼ dintr-o ceapă medie, tocată mărunt
Ulei de măsline = 2 linguri
Migdale feliate sau nuci = o mână
Frunze proaspete de mentă sau de busuioc = câteva. Ca o alternativă, puteţi folosi 1 linguriţă de frunze uscate.
Pesto (din reţeta deja menţionată mai sus) = 1 linguriţă
Într-o tigaie normală la foc mic adăugaţi 1 ceaşcă cu apă, pepene amar, chana daal şi toate condimentele: usturoi, turmeric, chimen, piper negru (sau roşu) şi sare. Lăsaţi la gătit aproximativ 15 minute, acoperit, până ce chana daal s-a înmuiat şi nu a mai rămas deloc apă. Amestecaţi din când în când.
Daţi capacul deoparte. Adăugaţi spanac, ardei gras, ulei de măsline, ceapă, migdale feliate (sau nuci) şi frunze de mentă (sau de busuioc) în tigaie. Lăsaţi la gătit încă 2-3 minute.

Amestecaţi bine. Adăugaţi pesto peste felul de mâncare. Amestecaţi bine.

Saag din 5 plante cu frunze
Timp de preparare= aproximativ 60 de minute
Ingrediente:
Baby spanac = 4 ceşti, tocat
Frunze de muştar = 6 ceşti, tocate
Frunze de ridiche albă = 3 ceşti, tocate
Rucola = 1 ceaşcă, tocată
Frunze de nap = 1 ceaşcă, tocată
Ridiche albă = 1, curăţată, tocată
Ulei de măsline = 1 linguri
Unt = 1 lingură
Ceapă = 2 de mărime medie, tocate
Usturoi = 2 căţei, feliaţi
Oţet = de orice fel, preferabil balsamic, 1 linguriţă
Sare = 1 linguriţă
Turmeric pudră = ½ linguriţă
Frunze de coriandru = câteva
Lime sau lămâie = 1, tăiată în jumătate

Opţional:
Seminţe de chimen = 1 linguriţă
Pudră de cuişoare = ½ linguriţă
Piper negru = 2 linguriţe SAU piper cayenne = 1 linguriţă
Într-o oală mare, adăugaţi ulei de măsline. Apoi, adăugaţi două cepe tocate, usturoi şi sare. Căliţi la foc mic aproximativ 5 minute, amestecând frecvent, până când ceapa a devenit galben-maronie.
Adăugaţi spanac, frunze de muştar, ridiche albă şi frunze de ridiche albă, frunze de nap, rucola, pudră de turmeric, sare şi oţet.
Gătiţi aproximativ 45 de minute la foc mic, fără capac, amestecând frecvent până când are o consistenţă groasă. Apoi, turnaţi totul într-un blender şi amestecaţi până când frunzele sunt tocate de tot. Turnaţi înapoi în oala mare.

Adăugați unt și mai gătiți alte 15-20 minute la foc mic, fără capac, până când vedeți că uleiul iese la suprafață.
La final, adăugați coriandru. Stoarceți și adăugați sucul de la un lime sau de la o lămâie. Amestecați bine. Lăsați să se odihnească timp de aproximativ 15 minute înainte de servire.

Opțional:
La început, adăugați piper negru SAU piper cayenne și pudra de cuișoare împreună cu semințele de chimen.

PREPARATE DIN CARNE DE PASĂRE

Nuggets de pui

(Copiii și adolescenții le iubesc)
Timp de preparare= aproximativ 30-40 minute
Ingrediente:
Pui = fără oase, de preferat piept, aproximativ 500 de grame, tăiat în bucăți de aproximativ 5 x 2, 5 cm
Iaurt = 3 linguri
Ulei de măsline = 2 linguri
Lime sau lămâie = 1, tăiată în jumătate
Oțet de mere = 1 linguriță
Muștar Dijon = 1 linguriță
Pudră de usturoi = 1 lingură
Sare de mare = 1 linguriță

Opțional:
Piper cayenne sau piper negru = ½ linguriță
Într-o tigaie mare adăugați ulei de măsline, iaurt, oțet de mere, muștar Dijon, pudră de usturoi și sare. Stoarceți sucul de la un lime sau de la o lămâie înăuntru. Adăugați 3 linguri de apă. Amestecați bine.

Opțional: Presărați piper cayenne sau piper negru și amestecați bine.
Marinați nuggets de pui în tigaie aproximativ 15-30 minute.
Puneți tigaia la foc mediu. Amestecați frecvent. Gătiți nuggets la foc mediu aproximativ 5-10 minute, până când tot iaurtul este absorbit de pui. Reduceți căldura și mai gătiți alte 5 minute, până când puiul a devenit auriu pe părți.

Pui – ardei gras
Timp de preparare= aproximativ 15 minute
Ingrediente:
Pui = 2 bucăţi piept de pui, tăiate în bucăţi sau 4 copănele
Ardei gras = 2 de mărime medie, orice culoare, de preferat roşu, tăiat în bucăţele
Ulei de măsline = 4 linguri
Ţelină = 1 tulpină, tăiată în bucăţi mici
Ceapă = 2 de mărime medie, tocată
Usturoi = 2 căţei, feliaţi
Roşii = 4, tocate
Muştar Dijon (sau galben) = o cantitate mică
Oţet = de orice fel, preferabil balsamic, 1 linguriţă
Frunze de coriandru, busuioc sau mentă

Opţional:
Sare de mare = 1 linguriţă
Seminţe (sau pudră) de chimen = ½ linguriţă
Pudră de turmeric = ½ linguriţă
Piper negru = 1 linguriţă SAU piper cayenne = ½ linguriţă
Adăugaţi ulei de măsline, ceapă, usturoi şi ţelină într-o oală mare şi puneţi pe aragaz la foc mic. Gătiţi aproximativ 5 minute, amestecaţi frecvent, până când ceapa a devenit galben-maronie.
Apoi, adăugaţi bucăţile de pui, muştar şi roşii. Reduceţi focul la mediu şi mai gătiţi 5 minute, amestecând frecvent. Reduceţi focul la mic. Adăugaţi ardei gras. Gătiţi fără capac aproximativ 3-5 minute. Adăugaţi frunze de coriandru, busuioc sau mentă.

Opţional:
La început, adăugaţi sare, pudră de turmeric, chimen, piper negru SAU piper cayenne.

Carne tocată de curcan sau de pui – ardei gras
Timp de preparare= aproximativ 25 minute
Ingrediente:
Carne tocată de curcan (sau de pui) = 500 grame

Ardei gras = 2 de mărime medie, orice culoare, de preferat roşu, tăiat în cuburi
Ulei de măsline = 2 linguri
Ceapă = 1 de mărime medie, tocată
Usturoi = 2 sau 3 căţei, feliaţi
Roşii = 2 de mărime medie, tocate
Sare de mare = ½ linguriţă (după gust)
Turmeric pudră = ¼ linguriţă
Frunze de busuioc, de preferat proaspete = 8-10 SAU 1 linguriţă de frunze uscate

Opţional:
Chimen = ½ linguriţă
Piper cayenne sau piper negru = ½ linguriţă
Folosiţi o oală de mărime medie. Sotaţi ceapa şi usturoiul în ulei de măsline până devin translucide. Adăugaţi ¼ ceaşcă cu apă, turmeric pudră şi roşii şi acoperiţi. Gătiţi aproximativ 5 minute la foc mic.
Apoi, adăugaţi carnea tocată de curcan sau de pui. Desfaceţi carnea în bucăţele mici. Gătiţi până când culoarea roz a dispărut, ceea ce durează aproximativ 5-10 minute.
Adăugaţi ardei gras. Gătiţi la foc mic, fără capac, aproximativ 3-5 minute. Adăugaţi frunze de busuioc la final.

Opţional:
La început, puneţi chimen, piper negru SAU piper cayenne după ce adăugaţi apa.

Carne tocată de curcan sau de pui – dovlecei
Timp de preparare= aproximativ 25 minute
Ingrediente:
Carne tocată de curcan (sau de pui) = 500 grame
Dovlecel = 2 de mărime medie, curăţaţi, feliaţi
Ulei de măsline = 2 linguri
Ceapă = 1 de mărime medie, tocată
Usturoi = 2 sau 3 căţei, feliaţi
Roşii = 2 de mărime medie, tocate

Pudră de cuişoare = ½ linguriţă
Turmeric pudră = ¼ linguriţă
Sare de mare = ½ linguriţă (după gust)
Frunze de busuioc SAU de oregano, de preferat proaspete = 8-10 SAU 1 linguriţă de frunze uscate

Opţional:
Chimen = ½ linguriţă
Piper cayenne sau piper negru = ½ linguriţă
Folosiţi o oală de mărime medie. Sotaţi ceapa şi usturoiul în ulei de măsline până devin translucide. Adăugaţi ¼ ceaşcă cu apă, turmeric pudră şi roşii şi acoperiţi. Gătiţi aproximativ 5 minute la foc mic.
Apoi, adăugaţi carnea tocată de curcan sau de pui. Desfaceţi carnea în bucăţele mici. Gătiţi până când culoarea roz a dispărut, ceea ce durează aproximativ 5-10 minute.
Adăugaţi dovlecel şi cuişoare. Gătiţi la foc mic, fără capac, aproximativ 3-5 minute. Adăugaţi frunze de busuioc sau de oregano.
Opţional:
La început, adăugaţi chimen, piper negru SAU piper cayenne după ce adăugaţi apa.

Carne tocată de curcan sau de pui – fasole verde
Timp de preparare= aproximativ 25 minute
Ingrediente:
Carne tocată de curcan (sau de pui) = 500 grame
Fasole verde = 20
Ulei de măsline = 2 linguri
Ceapă = 1 de mărime medie, tocată
Usturoi = 2 sau 3 căţei, feliaţi
Roşii = 2 de mărime medie, tocate
Muştar Dijon = 1 lingură
Turmeric pudră = ¼ linguriţă
Sare de mare = ½ linguriţă (după gust)
Frunze de coriandru, busuioc sau oregano, proaspete = 8-10 SAU 1 linguriţă de frunze uscate

Opțional:
Chimen = ½ linguriță
Piper cayenne sau piper negru = ½ linguriță
Folosiți o oală de mărime medie. Sotați ceapa şi usturoiul în ulei de măsline până devin translucide. Adăugați ¼ ceaşcă cu apă, turmeric pudră şi roşii şi acoperiți. Gătiți aproximativ 5 minute la foc mic.
Apoi, adăugați carnea tocată de curcan sau de pui. Desfaceți carnea în bucățele mici. Gătiți până când culoarea roz a dispărut, ceea ce durează aproximativ 5-10 minute. Adăugați fasole verde şi muştar Dijon. Gătiți la foc mic, fără capac, aproximativ 5-10 minute. La final, adăugați frunze de coriandru, busuioc sau oregano.

Opțional:
La început, puneți chimen, piper negru SAU piper cayenne după ce adăugați apa.

Carne tocată de curcan sau carne tocată de pui – vinete
Timp de preparare= aproximativ 25 minute
Ingrediente:
Carne tocată de curcan (sau de pui) = 500 grame
Vinete = 2, de preferat japoneze sau chinezeşti, feliate
Iaurt = 2 linguri
Ulei de măsline = 2 linguri
Ceapă = 1 de mărime medie, tocată
Usturoi = 2 sau 3 căței, feliați
Roşii = 2 de mărime medie, tocate
Turmeric pudră = ¼ linguriță
Sare de mare = ½ linguriță (după gust)
Frunze de busuioc, de preferat proaspete = 8-10 SAU uscate =1 linguriță
Semințe de pin = o mână

Opțional:
Chimen = ½ linguriță
Piper cayenne sau piper negru = ½ linguriță
Folosiți o oală de mărime medie. Sotați ceapa şi usturoiul în

ulei de măsline până devin translucide. Adăugați ¼ ceaşcă cu apă, turmeric pudră şi roşii şi acoperiți. Gătiți aproximativ 5 minute la foc mic.
Apoi, adăugați carnea tocată de curcan sau de pui. Desfaceți carnea în bucățele mici. Gătiți până când culoarea roz a dispărut, ceea ce durează aproximativ 5-10 minute. Adăugați vinete şi iaurt. Gătiți la foc mic, acoperit, aproximativ 10 minute. La final, adăugați frunze de busuioc şi semințe de pin.

Opțional:
La început, puneți chimen, piper negru SAU piper cayenne după ce adăugați apa.

Carne tocată de curcan sau carne tocată de pui – spanac
Timp de preparare= aproximativ 25 minute
Ingrediente:
Carne tocată de curcan (sau de pui) = 500 grame
Spanac = 4-5 mâini
Iaurt = 2 linguri
Ulei de măsline = 2 linguri
Ceapă = 1 de mărime medie, tocată
Usturoi = 2 sau 3 căței, feliați
Roșii = 2 de mărime medie, tocate
Turmeric pudră = ¼ linguriță
Sare de mare = ½ linguriță (după gust)
Frunze de coriandru sau de oregano = de preferat proaspete 8-10 SAU uscate =1 linguriță
Opțional:
Chimen = ½ linguriță
Piper cayenne sau piper negru = ½ linguriță
Folosiți o oală de mărime medie. Sotați ceapa și usturoiul în ulei de măsline până devin translucide. Adăugați ¼ ceașcă cu apă, turmeric pudră și roșii și acoperiți. Gătiți aproximativ 5 minute la foc mic.
Apoi, adăugați carnea tocată de curcan sau de pui. Desfaceți carnea în bucățele mici. Gătiți până când culoarea roz a dispărut, ceea ce durează aproximativ 5-10 minute. Adăugați spanac și iaurt. Gătiți la foc mic, fără capac, aproximativ 10 minute. La final, adăugați frunze de coriandru sau oregano.

Opțional:
La început, adăugați chimen, piper negru SAU piper cayenne după ce adăugați apa.

Carne tocată de curcan sau carne tocată de pui – morcovi
Timp de preparare= aproximativ 25 de minute

Ingrediente:
Carne tocată de curcan (sau de pui) = 500 grame
Morcovi = 3 de mărime medie, curăţaţi, tocaţi
Ţelină = o tulpină, tocată
Ulei de măsline = 2 linguri
Ceapă = 1 de mărime medie, tocată
Usturoi = 2 sau 3 căţei, feliaţi
Roşii = 2 de mărime medie, tocate
Sare de mare = ½ linguriţă (după gust)
Scorţişoară = ¼ linguriţă
Frunze de busuioc = de preferat proaspete SAU 1 linguriţă uscate

Opţional:
Chimen = ½ linguriţă
Piper cayenne sau piper negru = ½ linguriţă
Folosiţi o oală de mărime medie. Sotaţi ceapa şi usturoiul în ulei de măsline până devin translucide. Adăugaţi ¼ ceaşcă cu apă, turmeric pudră şi roşii şi acoperiţi. Gătiţi aproximativ 5 minute la foc mic.
Apoi, adăugaţi carnea tocată de curcan sau de pui. Desfaceţi carnea în bucăţele mici. Gătiţi până când culoarea roz a dispărut, ceea ce durează aproximativ 5-10 minute. Adăugaţi morcovi. Gătiţi la foc mic, fără capac, aproximativ 3-5 minute. La final, adăugaţi frunze de busuioc.

Opţional:
La început, adăugaţi chimen, piper negru SAU piper cayenne după ce adăugaţi apa.

Carne tocată de curcan sau de pui – mazăre dulce
Timp de preparare= aproximativ 25 minute
Ingrediente:
Carne tocată de curcan (sau de pui) = 500 grame
Mazăre dulce = 1 ceaşcă
Ulei de măsline = 2 linguri

Ceapă = 1 de mărime medie, tocată
Usturoi = 2 sau 3 căței, feliați
Roşii = 2, feliate
Turmeric pudră = ¼ linguriță
Sare de mare = ½ linguriță (după gust)
Frunze de busuioc sau de oregano = de preferat proaspete 8-10 SAU uscate =1 linguriță

Opțional:
Chimen = ½ linguriță
Piper cayenne sau piper negru = ½ linguriță
Folosiți o oală de mărime medie. Sotați ceapa şi usturoiul în ulei de măsline până devin translucide. Adăugați ¼ ceaşcă cu apă, turmeric pudră şi roşii şi acoperiți. Gătiți aproximativ 5 minute la foc mic.
Apoi, adăugați carnea tocată de curcan sau de pui. Desfaceți carnea în bucățele mici. Gătiți până când culoarea roz a dispărut, ceea ce durează aproximativ 5-10 minute. Adăugați mazăre dulce. Gătiți la foc mic, fără capac, aproximativ 3-5 minute. La final, adăugați frunze de busuioc sau oregano.

Opțional:
La început, puneți chimen, piper negru SAU piper cayenne după ce adăugați apa.

Carne tocată de curcan sau de pui – conopidă
Timp de preparare= aproximativ 25 minute
Ingrediente:
Carne tocată de curcan (sau de pui) = 500 grame
Conopidă = o căpățână de conopidă, tăiată în 10-12 bucăți mici
Rădăcină de ghimbir = o bucată de 5 cm x 2,5 cm. Curățată de coajă şi feliată.
Iaurt = 2 linguri
Țelină = 1 tulpină, tocată
Ulei de măsline = 2 linguri
Ceapă = 1 de mărime medie, tocată
Usturoi = 2 sau 3 căței, feliați

Roşii = 2, feliate
Turmeric pudră = ¼ linguriţă
Sare de mare = ½ linguriţă (după gust)
Frunze de coriandru, busuioc sau mentă = de preferat proaspete 8-10 SAU uscate =1 linguriţă

Opţional:
Chimen = ½ linguriţă
Piper cayenne sau piper negru = ½ linguriţă
Folosiţi o oală de mărime medie. Sotaţi ceapa şi usturoiul în ulei de măsline până devin translucide. Adăugaţi ¼ ceaşcă cu apă, turmeric pudră, ghimbir, ţelină şi roşii şi acoperiţi. Gătiţi aproximativ 5 minute la foc mic.
Apoi, adăugaţi carnea tocată de curcan sau de pui. Desfaceţi carnea în bucăţele mici. Gătiţi până când culoarea roz a dispărut, ceea ce durează aproximativ 5-10 minute. Adăugaţi conopida şi iaurt. Gătiţi la foc mic, acoperit, aproximativ 15 minute, amestecând cu moderaţie. La final, adăugaţi frunze de coriandru, busuioc sau mentă

Opţional:
La început, puneţi chimen, piper negru SAU piper cayenne după ce adăugaţi apa.

Carne tocată de vită – mazăre dulce – morcovi – măsline
Timp de preparare= aproximativ 25 de minute
Ingrediente:
Carne tocată de vită = 500 grame
Mazăre dulce = 1 ceaşcă
Morcovi = 3 de mărime medie, curăţaţi, tocaţi
Muştar Dijon = ½ linguriţă
Măsline negre = 15, tăiate în jumătate
Ţelină = 1 tulpină, tocată
Rădăcină de ghimbir = o bucată de 5 cm x 2,5 cm. Curăţată de coajă şi feliată
Ulei de măsline = 3 linguri
Ceapă = 1 de mărime medie, tocată
Usturoi = 2 sau 3 căţei, feliaţi

Sare de mare = ½ linguriță (după gust)
Frunze de coriandru sau de busuioc = de preferat proaspete 8-10 SAU uscate, 1 linguriță
Iaurt = 2 linguri

Opțional:
Piper cayenne sau piper negru = ½ linguriță
Turmeric = ¼ linguriță
Coriandru pisat = 1 linguriță
Chimen pudră = 1 linguriță
Adăugați ulei de măsline, ceapă, țelină, ghimbir și usturoi într-o oală de mărime medie. Gătiți la foc mediu aproximativ 5-10 minute, până când ceapa devine translucidă și gălbuie. Amestecați frecvent.
Adăugați carnea tocată de vită. Desfaceți carnea în bucățele mai mici. Gătiți până când nu mai are culoare roz, ceea ce se întâmplă cam în 5 minute. Adăugați iaurt și muștar Dijon și mai gătiți câteva minute. Reduceți focul și adăugați mazărea dulce și morcovii.
Gătiți la foc mic, fără capac, aproximativ 5-10 minute, amestecând frecvent, până când toată apa s-a evaporat. La final, adăugați măsline negre, frunze de coriandru sau de busuioc.

Opțional: Adăugați piper cayenne sau piper negru, turmeric, coriandru și chimen la început.
Idee: Puteți face pachețele din frunze de salată cu această compoziție.

Carne tocată de vită – pepene amar – Chana Daal
Timp de preparare= aproximativ 30 de minute
Ingrediente:
Carne tocată de vită = 500 de grame
Pepene amar ¼ dintr-un pepene, feliat. Puteți să îl cumpărați de la un magazin alimentar indian – pakistanez – asiatic.
Chana Daal = 3 linguri. Puteți să cumpărați de la un magazin alimentar indian – pakistanez
Muștar Dijon = ½ linguriță

Țelină = 1 medie, tocată
Rădăcină de ghimbir = o bucată de 5 cm x 2,5 cm. Curățată de coajă și feliată
Ulei de măsline = 3 linguri
Ceapă = 1 de mărime medie, tocată
Usturoi = 2 sau 3 căței de usturoi, feliați
Turmeric = ¼ linguriță
Sare de mare = ½ linguriță (după gust)
Frunze de coriandru sau mentă = de preferat proaspete 8-10 SAU uscate, 1 linguriță
Iaurt = 2 linguri

Opțional:
Piper cayenne sau piper negru = ½ linguriță
Chimen pudră = 1 linguriță
Adăugați ulei de măsline, ceapă, țelină, ghimbir și usturoi într-o oală de mărime medie. Gătiți la foc mediu pentru aproximativ 5-10 minute, până când ceapa a devenit translucidă și gălbuie. Amestecați frecvent.
Adăugați carne tocată de vită. Desfaceți carnea în bucățele mai mici. Gătiți până când nu mai are culoare roz, ceea ce se întâmplă cam în 5 minute. Adăugați ½ ceașcă cu apă, Chana Daal, pepene amar, turmeric, iaurt și muștar Dijon.

Opțional: Adăugați chimen, coriandru și piper negru SAU piper cayenne.
Acoperiți și gătiți la foc mic aproximativ 15 minute până când Chana Daal s-a înmuiat și nu mai este apă în oală. Amestecați din când în când. La final, puteți adăuga frunze de coriandru sau de mentă.

Idee: Puteți face pachețele din frunze de salată cu această compoziție.

Carne de vită sau de miel – conopidă – ardei gras
Timp de preparare = aproximativ 35 de minute
Ingrediente:
Carne de vită sau de miel pentru tocană = 500 grame, tăiate în

bucățele

Conopidă = o căpățână întreagă, desfăcută în 10-12 bucăți mici

Ardei gras = 2 de mărime medie, orice culoare, de preferat roșu, tăiați în cuburi

Iaurt = 2 linguri

Ulei de măsline = 6 linguri

Țelină = 1 tulpină, feliată în bucăți mici

Ceapă = 1 de mărime medie, tocată

Usturoi = 2 căței, feliați

Rădăcină de ghimbir = o bucată de 5 cm x 2,5 cm. Curățată de coajă și feliată

Muștar Dijon (sau normal, galben) = o cantitate mică

Oțet = orice tip, de preferat balsamic = 1 linguriță

Sare de mare = 1 linguriță

Semințe (sau pudră) de chimen = ½ linguriță

Turmeric pudră = ½ linguriță

Frunze de coriandru SAU de busuioc SAU de mentă = proaspete 8-10 SAU uscate, 1 linguriță

Opțional:

Piper negru = 1 linguriță SAU piper cayenne = ½ linguriță

Într-o oală mare la foc mic, adăugați ulei de măsline și încălziți. Puneți apoi ceapă, ghimbir, semințe de chimen și sare. Gătiți aproximativ 5 minute, amestecând frecvent, până când ceapa a devenit galben-maronie. Adăugați bucățile de carne de vită, muștar, turmeric pudră, oțet și iaurt.

Opțional: Adăugați piper negru SAU piper cayenne.

Dați focul la mediu și gătiți aproximativ 5 minute, amestecând frecvent.

Dați focul la mic. Adăugați conopidă, roșii, usturoi și țelină. Acoperiți și lăsați la foc mic aproximativ 30 de minute. Verificați doar o dată sau de două ori dacă mai este apă. Evitați să luați capacul prea des. Va reduce din cantitatea de vapori care gătesc carnea de vită și conopida.

Dați capacul deoparte. Adăugați ardei gras. Gătiți fără capac aproximativ 5 minute. Puteţi găti mai mult dacă vreţi mai scăzut. La final, adăugaţi frunze de coriandru, mentă sau busuioc. Amestecaţi bine.

Carne de vită sau carne de miel – spanac
Timp de preparare = aproximativ 45 de minute
Ingrediente:
Carne de vită sau de miel pentru tocană = 500 grame, tăiate în bucăţele
Spanac = aproximativ 4 mâini
Iaurt = 2 linguri
Ulei de măsline = 8-10 linguri
Unt = o bucată mică
Ţelină = 1 tulpină, feliată în bucăţi mici
Ceapă = 2 de mărime medie, tocate
Usturoi = 2 căţei, feliaţi
Rădăcină de ghimbir = o bucată de 5 cm x 2,5 cm. Curăţată de coajă şi feliată.
Muştar Dijon (sau normal, galben) = o cantitate mică
Oţet = orice tip, de preferat balsamic = 1 linguriţă
Sare de mare = 1 linguriţă
Turmeric pudră = ½ linguriţă
Frunze de coriandru SAU de busuioc SAU de mentă = proaspete 8-10 SAU uscate, 1 linguriţă

Opţional:
Frunze de muştar = 4 mâini, tocate
Frunze de varză collard = 2 mâini
Piper negru = 1 linguriţă SAU piper cayenne = ½ linguriţă
Într-o oală de mărime medie pusă pe foc mic, adăugaţi 4 linguri de ulei de măsline, o ceapă tocată, ghimbir şi sare. Gătiţi aproximativ 5 minute, amestecând frecvent până când ceapa a devenit galben-maronie. Adăugaţi bucăţile de vită sau de miel, muştar, turmeric pudră, oţet şi iaurt.

Opţional: Adăugaţi piper negru SAU piper cayenne.
Daţi focul la mediu şi mai gătiţi 5 minute, amestecând frecvent.

Într-o oală separată, adăugați 4-6 linguri de ulei de măsline, usturoi, o ceapă tocată şi spanac.

Opțional: Adăugați frunze de muştar şi frunze de varză collard.
Acoperiți şi gătiți încă 30 minute. Apoi, turnați totul într-un blender şi tocați până ce frunzele sunt bine mărunțite. Turnați înapoi în oala mare.
Goliți amestecul de bucăți de miel sau vită în această oală mare. Amestecați bine. Adăugați unt. Mai gătiți aproximativ 15-20 de minute la foc mic, fără capac, până când tocana nu mai este apoasă.
La final, adăugați frunze de coriandru, mentă sau busuioc.

Friptură suculentă
Ingrediente:
Carne = două bucăți de aproximativ 350 grame, New York sau Filer Mignon
Iaurt = 3 linguri
Ulei de măsline = 6 linguri
Ardei gras = ½, de preferat roşu, tocat
Oțet = 1 lingură
Muştar Dijon = 2 linguri
Usturoi pudră = 1 lingură
Usturoi proaspăt = 1 cățel, curățat şi feliat
Lime (sau lămâie) = 1, în jumătate
Sare de mare sau sare de Himalaya = 1 linguriță
Ceapă = 1 mică, tocată
Roşii = 2 de mărime medie, tocate
Frunze proaspete de busuioc = 1 ceaşcă
Măsline negre = 19, tăiate în jumătate
Capere = 2 linguri
Ciuperci = 4-5 ciuperci albe, feliate
Merişoare = o mână

Opțional:
Semințe de pin = o mână
Piper negru = 1 linguriță sau piper cayenne = ½ linguriță

Pasul 1
Marinați carnea într-o tigaie : Adăugați 1 lingură ulei de măsline, 1 lingură iaurt, 1 lingură muştar Dijon, oțet, usturoi pudră şi 1 linguriță de sare. Stoarceți şi adăugați zeama de la un lime (sau lămâie).
Opțional: Adăugați piper negru sau piper cayenne. Amestecați bine. Puneți carnea în acest amestec de marinată. Acoperiți bine cu amestecul întorcându-le de mai multe ori. Lăsați să stea timp de 30-60 de minute.

Pasul 2
Faceți pesto: Adăugați frunze de busuioc, 2 linguri cu apă, 2 linguri cu ulei de măsline, ardei gras roşu, 2 linguriță cu sare şi usturoi pudră într-un blender.
Opțional: Adăugați o mână de semințe de pin.
Porniți blenderul timp de 1 minut, până când toate frunzele de busuioc s-au transformat într-o pastă. Goliți sosul pesto într-un recipient.

Pasul 3
Faceți sosul: Într-o tigaie mică, la foc mic, adăugați 3 linguri de ulei de măsline, ceapă şi usturoi feliat. Gătiți aproximativ 5 minute. Amestecați frecvent. Ceapa ar trebui să fie translucidă, gălbuie, dar nu maro. Apoi, adăugați ½ ceaşcă cu apă, 2 linguri iaurt, 1 lingură muştar Dijon, roşii şi 1 lingură de sos pesto făcut în casă. Amestecați bine. Gătiți la foc mic aproximativ 25-30 minute, amestecând frecvent, până capătă consistența unei paste. La final, adăugați merişoare, capere, măsline negre şi ciuperci. Sosul este acum gata.

Pasul 4
Frigeți carnea în cuptor timp de 5-10 minute fiecare parte, depinde de gustul fiecăruia : în sânge, mediu, bine făcut.

Pasul 5
Transferați carnea pe o farfurie. Acoperiți cu sosul pregătit. Lăsați să stea aproximativ 5 minute înainte de servire.
Idee: Serviți cu salata nr. 2 sau 3. Grozav pentru prânz sau cină.

Cotlete suculente de miel
Ingrediente:
Cotlete de miel = 8
Iaurt = 4 linguri
Ulei de măsline = 2 linguri
Usturoi pudră = 1 linguriță
Ghimbir pudră = 1 linguriță
Chimen pudră = ½ linguriță
Coriandru pudră = ½ linguriță
Cuişoare pudră = ½ linguriță
Frunze uscate de busuioc = 1 linguriță
Frunze uscate de oregano = 1 linguriță
Muştar Dijon sau muştar galben simplu = o cantitate mică
Oțet de mere = 1 linguriță

Opțional:
Piper negru = 1 linguriță SAU piper cayenne = ½ linguriță
Într-o tigaie mare, adăugați ulei de măsline, iaurt, pudra de ghimbir, usturoi, chimen, coriandru, cuişoare, frunze de busuioc, oregano, muştar Dijon şi oțet. Adăugați şi câteva linguri de apă. Amestecați bine pentru a forma o pastă.

Opțional: Adăugați piper negru SAU piper cayenne.
Puneți cotletele de miel într-o tigaie. Ținându-le de os, amestecați bine carnea cu pastă pe fiecare parte. Acoperiți şi lăsați la marinat 1-2 ore.
Puneți tigaia pe aragaz, neacoperită, la foc mediu spre tare, timp de 5 minute. Apoi, reduceți focul şi mai gătiți 5-10 minute, depinde de gustul dumneavoastră – în sânge, mediu sau bine făcut.
Idee: Folosiți ca garnitură una dintre salatele din carte.

Cotlete suculente de miel – broccoli – conopidă – vinete
Ingrediente:
Cotlete de miel, gătite exact ca în rețeta anterioară
Broccoli = 4-6 buchețele
Conopidă = 4-6 buchețele
Vinete = 2, de preferat japoneze sau chinezeşti, feliate

Ulei de măsline = 2 linguri
Ceapă = 1 de mărime medie, tocată
Muştar Dijon = 1 lingură
Roşii = 2, tocate
Seminţe de chimion = ½ linguriţă
Turmeric = ¼ linguriţă

Opţional:
Piper cayenne sau piper negru = ½ linguriţă
Într-o tigaie mare, adăugaţi ulei de măsline şi ½ ceaşcă cu apă. Adăugaţi broccoli, conopidă, vinete, seminţe de chimen, turmeric şi muştar Dijon.

Opţional: Adăugaţi piper negru SAU piper cayenne.
Acoperiţi şi gătiţi la foc mediu. Lăsaţi la gătit aproximativ 10 minute. Verificaţi doar o dată sau de două ori pentru a vedea dacă mai este apă. Evitaţi descoperirea frecventă. Va reduce cantitatea de aburi, care găteşte legumele.
Adăugaţi ceapă şi roşii. Daţi focul la mic şi gătiţi aproximativ 5 minute, amestecând frecvent. La final, adăugaţi cotletele de miel gătite înainte. Acoperiţi şi lăsaţi la foc mic încă 2-3 minute.

Carne de vită suculentă prăjită rapid
Timp de preparare = aproximativ 15 minute
Ingrediente:
Carne de vită = 200 până la 350 grame, tăiată în bucăţi
Iaurt = 2 linguri
Ţelină = 1 tulpină, feliată mărunt
Dovlecel = 1, mărime medie, curăţat şi feliat
Morcov = 2, mici, curăţaţi şi tocaţi mărunt
Ardei gras = 1, de mărime medie, tocat mărunt
Roşie = 1, de mărime medie, tocată
Frunze de busuioc = 5 proaspete sau ½ linguriţă de frunze uscate
Ceapă = 1, de mărime medie, tocată
Ghimbir = proaspăt, o bucată de 5 cm x 2,5 cm, curăţată de coajă şi feliată sau ½ linguriţă de ghimbir pudră

Usturoi = 1 căţel, curăţat şi feliat
Muştar galben = ½ lingură
Sare de mare = ½ linguriţă
Oţet balsamic = ¼ linguriţă
Ulei de măsline = 2 linguri

Opţional:
Iaurt = 2 linguri
Piper cayenne sau piper negru = ½ linguriţă
Turmeric = ¼ linguriţă
Coriandru, tocat = 1 linguriţă
Chimen pudră = 1 linguriţă
Cuişoare întregi = 5
Într-un wok încălzit la foc mediu, adăugaţi ulei de măsline, ceapă, ţelină, dovlecel şi iaurt. După câteva minute, adăugaţi carnea de vită. Amestecaţi încontinuu. După câteva minute, adăugaţi sare, usturoi, ghimbir, oţet şi muştar.

Opţional: Adăugaţi coriandru, chimen, turmeric, cuişoare şi piper cayenne. Continuaţi să amestecaţi.
După aproximativ 5 minute, adăugaţi ½ ceaşcă cu apă. Adăugaţi morcovi şi acoperiţi. Reduceţi focul şi lăsaţi la gătit aproximativ 5 minute. Amestecaţi din când în când.
Apoi, adăugaţi ardei graşi, roşii şi frunze de busuioc. Mai gătiţi 2-3 minute. Lăsaţi la răcit câteva minute înainte de a servi.

SUPE / TOCANE

Supă de pui şi legume

Timp de preparare = aproximativ 30 de minute
Ingrediente:
Piept de pui = 500 de grame, tăiat în bucăţele
Spanac = 1 legătură (aproximativ 1 ceaşcă), spălat
Mazăre dulce = ½ ceaşcă
Dovlecel = 1, feliat
Tulpină de ţelină = 2, tăiate în bucăţi mici
Iaurt simplu = 1 lingură
Ulei de măsline = 2 linguri

Oţet balsamic = ½ linguriţă
Turmeric = ½ linguriţă
Piper negru măcinat = ½ linguriţă
Sare de mare = ½ linguriţă (sau sare normală)
Scorţişoară = 1 baton
Usturoi = 2 căţei, feliaţi
Ceapă = 1 de mărime medie, tocată
Rădăcină proaspătă de ghimbir = aproximativ 4 cm, tocată

Opţional:
Piper cayenne = ½ linguriţă
Paprika = ½ până la 2 linguriţe după gust
Rucola = ½ ceaşcă
Varză collard = tocată, ½ ceaşcă
Frunze de nap = tocate, ½ ceaşcă
Într-o oală mare, adăugaţi ulei de măsline, ceapă, ţelină, sare, usturoi, ghimbir, baton de scorţişoară şi daţi focul la mare. Amestecaţi frecvent.
După aproximativ 5 minute, adăugaţi pui, iaurt, turmeric, oţet balsamic şi piper negru.
Opţional: Adăugaţi piper cayenne SAU paprika
Amestecaţi bine. Lăsaţi la gătit aproximativ 5-10 minute, amestecând frecvent până ce puiul a devenit alb.
Apoi, adăugaţi 4 ceşti cu apă. De asemenea, adăugaţi spanac şi mazăre dulce.
Opţional: Adăugaţi alte frunze (rucola, varză collard sau frunze de nap)
Acoperiţi şi lăsaţi la gătit alte 15 minute, la foc mic.
Adăugaţi dovlecel şi mai lăsaţi pe foc 2-3 minute.

Tocană de vită 1
Timp de preparare = aproximativ 100 de minute
Ingrediente:
Carne de vită pentru tocană = 500 de grame, tăiată în bucăţi
Iaurt simplu = 3 linguri
Morcovi = 2, de mărime medie, curăţaţi şi tăiaţi în bucăţi
Nap = 1, curăţat, tocat în bucăţi mici

Țelină = 1 tulpină, tăiată în bucăți mici
Ceapă = 1, de mărime medie, curățată, tocată
Usturoi = 2 căței, curățați și tăiați în bucăți mici
Ghimbir rădăcină = proaspăt, o bucată de 5 cm x 2,5 cm, curățată de coajă și tocată în bucăți mici
Turmeric pudră = ¼ linguriță
Coriandru pudră = ¼ linguriță
Pudră de chimen = ¼ linguriță
Paprika = ¼ linguriță
Sare de mare = ½ linguriță
Oțet balsamic = ¼ linguriță
Clătiți bucățile de carne de vită și așezați-le într-o oală mare. Adăugați iaurt, ceapă, țelină, nap, usturoi, ghimbir, turmeric, coriandru, chimen, paprika, sare și aproximativ 3 linguri de apă. Amestecați bine și marinați aproximativ 5 minute.
Apoi, gătiți la foc mare. Amestecați frecvent până când carnea a devenit maronie, aproximativ 5 minute.
Adăugați 3 cești cu apă fierbinte. Acoperiți și reduceți focul la mic. Lăsați să se gătească aproximativ 30 de minute, amestecând din când în când.
Adăugați morcovi și mai lăsați pe foc, acoperit, încă 60 de minute, amestecând din când în când. Adăugați oțet balsamic. Amestecați și lăsați la răcit aproximativ 5 minute înainte de servire.

Tocană de vită 2
Timp de preparare = aproximativ 45 de minute
Ingrediente:
Bucăți de carne de vită = 250 – 500 grame
Ardei gras = 1-2, tăiați în bucăți
Spanac = 1 legătură (aproximativ 2 cești), spălat
Tulpină de țelină = 2, tăiate în bucăți mici
Roșii = 4-6 medii, tăiate în cuburi
Iaurt simplu = 4 linguri
Cuișoare întregi = 4
Ulei de măsline = 2 linguri
Turmeric = ½ linguriță

Sare de mare = ½ linguriţă
Scorţişoară = 1 baton
Seminţe de chimen (sau pudră) = 1 linguriţă
Coriandru măcinat = 1 linguriţă
Usturoi = 2 căţei, feliaţi
Ceapă = 2 de mărime medie, tocate
Rădăcină de ghimbir proaspăt = aproximativ 4 cm, tocată

Opţional:
Piper cayenne = ½ până la 1 linguriţă, după gust
Paprika = 1 până la 2 linguriţe, după gust
Într-o oală mare, adăugaţi 2-3 linguri cu apă, ulei de măsline, ceapă, ţelină, sare, usturoi, ghimbir, turmeric, baton de scorţişoară, cuişoare, seminţe de chimen şi pudră de coriandru şi daţi focul la mediu. Amestecaţi frecvent.
Opţional:
Adăugaţi piper cayenne SAU paprika.
După aproximativ 5 minute, adăugaţi carnea de vită şi iaurt. Amestecaţi bine. Ajustaţi focul la mic şi acoperiţi. Lăsaţi la foc aproximativ 30 de minute, amestecând frecvent.
Apoi, puneţi spanac şi ardei gras. Acoperiţi şi lăsaţi la gătit încă 10 minute, amestecând frecvent.
Adăugaţi roşii, acoperiţi şi mai gătiţi cam 5 minute, amestecând frecvent.
Puteţi folosi piper cayenne dacă vă place foarte picant SAU paprika care este mai moderată. Puteţi adăuga şi ardei cayenne uscaţi întregi dacă vă place extra picant.

Supă mixtă de linte
Timp de preparare = aproximativ 60 de minute
Ingrediente:
Linte Urud (de preferat întreagă, cu tot cu păstăi) = 1 ceaşcă
Linte Moong (de preferat întreagă, cu tot cu păstăi) = 1 ceaşcă
(Ar fi nevoie să mergeţi la un magazin alimentar indian-pakistanez pentru a obţine aceste tipuri speciale de linte sau puteţi încerca pe internet)
Baby spanac = 4 ceşti, tocat

Țelină = 1 tulpină, tocată
Ulei de măsline = 10 linguri
Ceapă = 1 medie, tocată
Scorțișoară = 1 baton
Oțet = orice tip, de preferat balsamic, 1 linguriță
Sare = 1 linguriță
Turmeric pudră = ½ linguriță
Semințe de schinduf (sau methi) = ½ linguriță
Frunze de coriandru, oregano sau busuioc = câteva, de preferat proaspete
Lime sau lămâie = 1, tăiată în jumătate

Opțional:
Pepene amar = folosiți un pepene amar întreg, curățați încet coaja, apoi feliați ca pe castravete. Folosiți doar 2-4 bucăți mici, deoarece este foarte amar. Păstrați restul pentru a-l folosi mai târziu. Puteți lua pepene amar proaspăt de la un magazin alimentar indian-pakistanez sau chinez-japonez.
Ridiche albă = ½, curățată, tocată
Rucola = 1 ceașcă, tocată
Semințe de chimen = 1 linguriță
Pudră de cuișoare = ½ linguriță
Piper negru = 2 lingurițe SAU piper cayenne = 1 linguriță
Într-o oală mare, adăugați 2 linguri de ulei de măsline și 4-5 cești cu apă. Apoi, adăugați ambele tipuri de linte, turmeric, baton de scorțișoară, țelină, semințe de schinduf, bucăți de pepene amar și sare. Gătiți la foc mare aproximativ 45 de minute, amestecând din când în când. Adăugați spanac, ridiche albă, rucola și mai gătiți 10 minute.
Între timp, folosiți o tigaie mică pentru a prepara ceea ce se numește *Tarka* în bucătăria indiană. Adăugați 8 linguri de ulei de măsline, ceapă tocată și usturoi în tigaie. Gătiți la foc mic timp de 10 minute, amestecând frecvent, până când ceapa a devenit maronie. *Tarka* este gata.
Turnați-o în oala cu linte. Amestecați bine.
La final, adăugați câteva frunze de coriandru, oregano sau

busuioc. Stoarceţi sucul de la lime sau lămâie. Adăugaţi oţet. Amestecaţi bine. Lăsaţi la răcit 10-15 minute înainte de servire.

Opţional:
La început, adăugaţi piper negru SAU piper cayenne, pudră de cuişoare, seminţe de schinduf sau seminţe de chimen.
Adăugaţi seminţe de chimen împreună cu ceapa când pregătiţi Tarka.
Idee:
Serviţi cu o salată şi cu iaurt simplu ca garnitură. Evitaţi orezul şi orice fel de pâine.

PEŞTE

Peşte alb – prăjit în tigaie
Timp de pregătire = aproximativ 15 minute
Ingrediente:
Fileuri de peşte alb = 2 (aproximativ 300 de grame)
Ulei de măsline = 1 lingură
Oţet = ½ linguriţă
Muştar galben sau Dijon = o cantitate mică
Lime (sau lămâie) = 1, tăiată în jumătate
Pudră de usturoi = 1 linguriţă
Sare de mare = ½ linguriţă
Frunze de busuioc sau de rozmarin = câteva, de preferat proaspete

Opţional:
Piper negru = 1 linguriţă SAU piper cayenne = ½ linguriţă
Mai întâi marinaţi fileul de peşte: Puneţi ulei de măsline într-o tigaie mare. Puneţi fileurile de peşte în ea, unul lângă altul. Stoarceţi lime (sau lămâie) pe fileuri. Apoi, presăraţi pudră de usturoi.

Opţional: Adăugaţi piper negru SAU piper cayenne.
Apoi, turnaţi muştar direct pe fileuri. Lăsaţi să stea aproximativ 5 minute.
Gătiţi fileurile într-o tigaie la foc mediu aproximativ 5 minute.

Apoi, întoarceţi fileurile şi mai prăjiţi încă 5 minute, în funcţie de cât de groase sunt fileurile.
Stingeţi focul. Presăraţi frunze proaspete de busuioc sau rozmarin peste fileuri.

Păstrăv – Prăjit în tigaie
Timp de preparare = aproximativ 20 de minute
Ingrediente:
Fileuri de păstrăv = 2 (aproximativ 300 de grame)
Ulei de măsline = 6 linguri
Oţet = 1 lingură
Muştar Dijon = 1 lingură
Lime (sau lămâie) = 1, tăiată în jumătate
Pudră de usturoi = 1 linguriţă
Sare de mare = ½ linguriţă
Ceapă = 1 mică, tocată
Roşii cherry = 8-10, tăiate în jumătate
Frunze de busuioc proaspete = 1 ceaşcă
Usturoi proaspăt = 1 căţel, curăţat, tocat
Măsline negre = 10
Capere = 2 linguri

Opţional:
Piper negru = 1 linguriţă SAU piper cayenne = ½ linguriţă
Pasul 1:
Începeţi prin a pregăti propriul sos pesto după cum urmează: Adăugaţi o ceaşcă plină cu frunze de busuioc, 2 linguri de apă, 2 linguri ulei de măsline, măsline negre şi felii de usturoi într-un blender. Mixaţi 1 minut până când frunzele de busuioc devin o pastă. Goliţi pesto într-un recipient.
Pasul 2:
Marinaţi fileul de peşte : Puneţi o lingură de ulei de măsline într-o tigaie mare. Adăugaţi muştar Dijon, oţet, pudră de usturoi şi sare şi stoarceţi o lămâie (sau lime).

Opţional: Adăugaţi piper negru sau piper cayenne. Amestecaţi bine. Puneţi fileurile de peşte în acest amestec. Acoperiţi-le bine cu amestecul de marinată, întorcându-le pe ambele părţi. Lăsaţi la marinat 5 minute.

Pasul 3:

Faceţi sosul propriu: Într-o tigaie mică, adăugaţi 3 linguri de ulei de măsline, ceapă şi roşii şi gătiţi la foc mic timp de 5 minute. Amestecaţi frecvent. Ceapa trebuie să fie galbuie, nu maronie. Apoi, puneţi o lingură din sosul pesto preparat anterior. Amestecaţi bine. Lăsaţi să se gătească alte câteva minute, amestecând frecvent.

Pasul 4:

Puneţi tigaia cu peşte pe aragaz la foc mediu şi gătiţi 1-2 minute. Apoi, întoarceţi fileurile şi mai gătiţi alte 1-2 minute. Întoarceţi din nou câte 1-2 minute şi mai repetaţi o dată. Gătirea totală a peştelui este de aproximativ 6 minute.

Pasul 5:

Puneţi fileurile de peşte pe o farfurie. Acoperiţi-le cu sosul deja gătit. Lăsaţi să se răcească câteva minute înainte de servire.

Idee: Serviţi cu salata nr. 2 sau 3. Grozav pentru o cină uşoară.

Somon – prăjit în tigaie

Timp de preparare = aproximativ 20 de minute

Ingrediente:

Fileuri de somon = 2 (aproximativ 300 de grame)
Iaurt = 2 linguri
Ulei de măsline = 6 linguri
Ardei gras = ½, de preferat roşu, tocat
Oţet = 1 lingură
Muştar Dijon = 2 linguri
Lime (sau lămâie) = 1, tăiată în jumătate
Pudră de usturoi = 1 linguriţă
Usturoi proaspăt = 1 căţel, curăţat şi feliat
Sare de mare = 1 linguriţă
Ceapă = 1 mică, tocată
Roşii cherry = 8-10, tăiate în jumătate
Frunze de busuioc proaspete = 1 ceaşcă

Măsline negre = 10
Capere = 2 linguri

Opţional:
Merişoare = o mână
Seminţe de pin = o mână
Piper negru = 1 linguriţă SAU piper cayenne = ½ linguriţă

Pasul 1:

Începeţi prin a pregăti propriul sos pesto după cum urmează: Adăugaţi o ceaşcă plină cu frunze de busuioc, 2 linguri de apă, 2 linguri ulei de măsline, măsline negre şi felii de usturoi într-un blender.

Opţional: Adăugaţi o mână de seminţe de pin. Mixaţi 1 minut până când frunzele de busuioc devin o pastă. Goliţi sosul pesto într-un recipient.

Pasul 2:

Marinaţi fileul de peşte într-o tigaie: Puneţi o lingură de ulei de măsline,1 lingură muştar Dijon, 1 lingură oţet, 1 lingură pudră de usturoi şi ½ linguriţă de sare. Stoarceţi o lămâie (sau lime).

Opţional : Adăugaţi piper negru sau piper cayenne. Amestecaţi bine. Puneţi fileurile de peşte în acest amestec. Acoperiţi-le bine cu amestecul de marinată, întorcându-le pe ambele părţi. Lăsaţi la marinat 5 minute.

Pasul 3:

Faceţi sosul propriu: Într-o tigaie mică, adăugaţi 3 linguri de ulei de măsline, ceapă, usturoi feliat şi roşii şi gătiţi la foc mic timp de 5 minute. Amestecaţi frecvent. Ceapa trebuie să fie galbuie, nu maronie. Apoi, adăugaţi ½ ceaşcă cu apă, iaurt, 1 lingură muştar Dijon, roşii şi o lingură din sosul pesto preparat anterior. Amestecaţi bine. Lăsaţi să se gătească 25-30 minute, amestecând frecvent, până când devine ca o pastă. La final, adăugaţi capere şi măsline negre. Sosul este gata.

Pasul 4:

Puneţi tigaia cu peşte pe aragaz la foc mediu şi gătiţi 2-3 minute. Apoi, întoarceţi fileurile şi mai gătiţi alte 1-2 minute.

Întoarceți din nou câte 1-2 minute și mai repetați o dată. Gătirea totală a peștelui este de aproximativ 10 minute.

Pasul 5:

Puneți fileurile de pește pe o farfurie. Acoperiți-le cu sosul deja gătit. Lăsați să se răcească câteva minute înainte de servire.

Idee: Serviți cu salata nr. 2 sau 3. Grozav pentru o cină ușoară.

MULȚUMIRI

Le mulțumesc cu bucurie pacienților mei, care sunt deschiși ideilor mele netradiționale despre managementul diabetului. În special, le sunt îndatorat acelor pacienți care mi-au dat permisiunea de a le include studiile de caz în această carte. Toți au dorit să își împărtășească experiența cu alți pacienți diabetici. Fără aceste studii de caz, cartea ar fi fost fără culoare.

Îi mulțumesc cu recunoștință lui Georgie Huntington Zaidi, editorul meu, care a făcut o treabă extraordinară cu editarea acestei cărți medicale complexe. Ca o notă personală, o apreciez în fiecare zi ca fiind sufletul meu pereche. Îi mulțumesc, de asemenea, și fiicei noastre, Zareena, pentru că este conștientă de sănătatea ei la o vârstă atât de fragedă.

În plus, mulțumesc cu sinceritate cercetătorilor care au lucrat strălucit la articolele lor și pentru munca lor de cercetare, oameni devotați domeniului rezistenței la insulină și diabetului.

DESPRE AUTOR

Dr. Sarfraz Zaidi este un important medic endocrinolog din SUA. Este expert medical în tiroidă, diabet, vitamina D şi managementul stresului. Este directorul Centrului Medical de endocrinologie şi diabet Jamila din Thousand Oak, California. Este fost profesor asistent clinician de Medicină la UCLA.

Cărţi şi articole

Dr. Zaidi este autorul acestor cărţi: „Puterea vitaminei D", „Vindecă stresul acum", „Boala Grave şi Hipertiroidismul", „Hipotiroidism şi Tiroida Hashimoto" şi „Managementul stresului pentru adolescenţi, părinţi şi profesori". În plus, el este şi autorul a numeroase articole din jurnale medicale.

Burse

În 1997, Dr. Zaidi a primit o bursă la Colegiul American al Medicilor. În 1999 a fost onorat să devină bursier al Colegiului American de Endocrinologie.

Conferenţiar

Dr. Zaidi a fost conferenţiar invitat la conferinţe medicale şi oferă prelegeri frecvent publicului. A fost intervievat la TV, în ziare şi în reviste naţionale.

Internet

Dr. Zaidi scrie în mod regulat pe site-uri internet: www.OnlineMedinfo.com care oferă cunoştinţe aprofundate despre disfuncţiile endocrine precum tiroidă, vitamina D, paratiroidă, osteoporoză, obezitate, prediabet, sindrom metabolic, menopauză, testosteron scăzut, boli renale, pituitare şi multe altele.
www.DiabetesSpecialist.com care este dedicat pentru a oferi cunoştinţe vaste diabeticilor.

www.InnerPeaceAndLove.com care este un site

inspirațional explorând conexiunea minte-corp.

A realizat și câteva video pe YouTube despre vitamina D la www.youtube.com/user/georgie6988

Și despre rezistența la insulină și boli ale inimii la www.youtube.com/user/TheDiabetesEducation
Site-ul său principal este: www.DoctorZaidi.com

www.ingramcontent.com/pod-product-compliance
Lightning Source LLC
Chambersburg PA
CBHW031458270326
41930CB00006B/139

* 9 7 8 6 0 6 9 3 3 5 0 2 4 *